U0055764

蔡瀾食材100

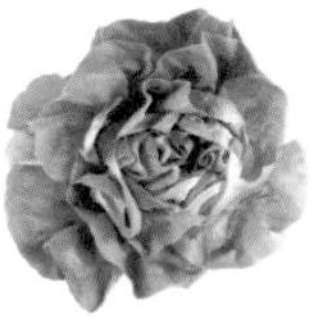

蔬果篇

蔡瀾

目錄

蔬菜類

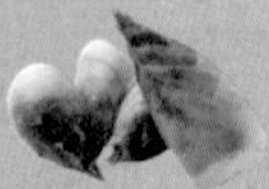

春天蔬菜

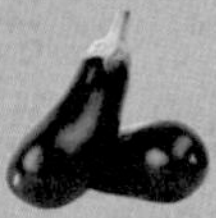

夏天蔬菜

秋天蔬菜

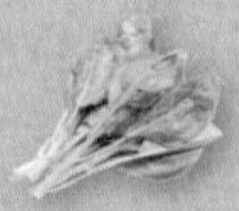

冬天蔬菜

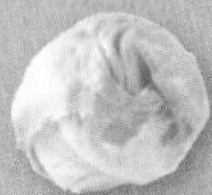

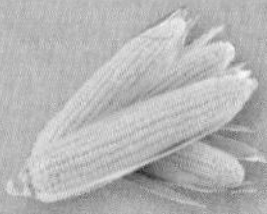

全年蔬菜

醃菜類

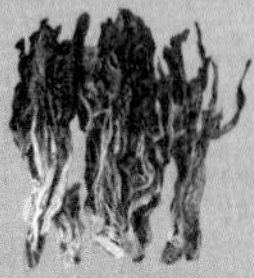

菇菌類

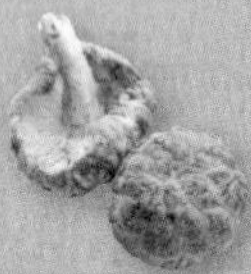

豆類

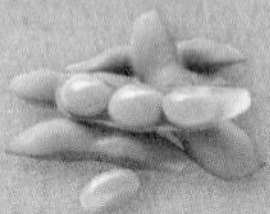

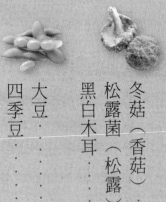

瓜果類

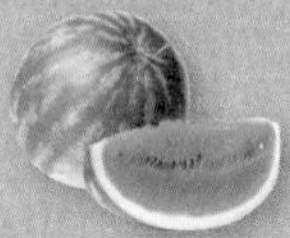

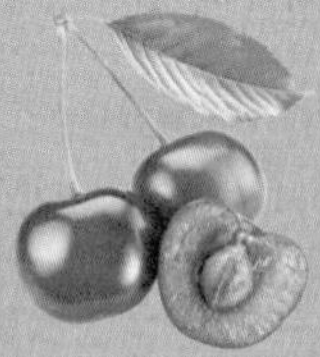

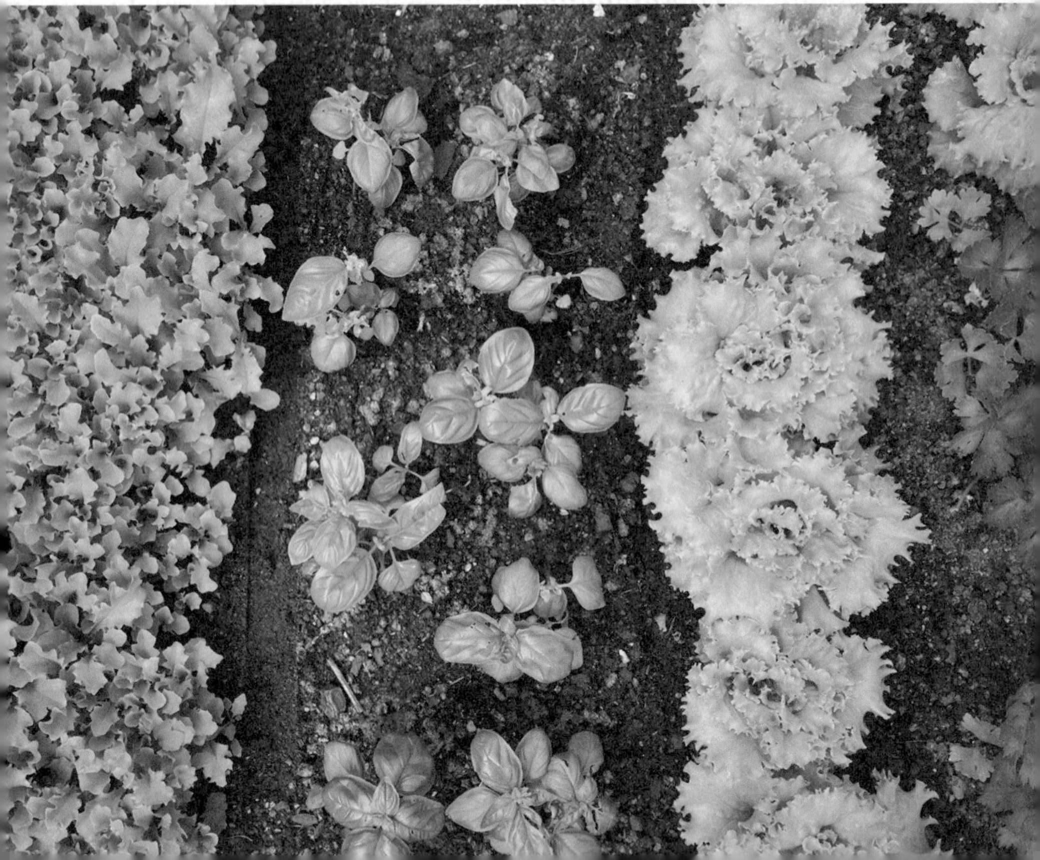

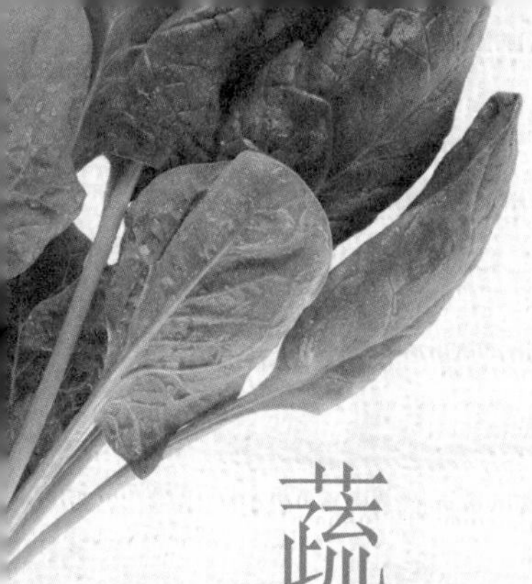

蔬菜類

春天蔬菜
- 筍
- 燈籠椒
- 芹菜
- 菠菜

夏天蔬菜
- 紅棗
- 茄子
- 霸王花
- 蘆筍
- 莧菜
- 蒓菜
- 蕹菜（空心菜）
- 朝鮮薊

秋天蔬菜
- 芋
- 菱角
- 沙葛（豆薯）
- 山藥
- 牛蒡
- 蓮藕
- 芥藍
- 塌科菜
- 紅蘿蔔
- 蘿蔔
- 薯仔（馬鈴薯）
- 番茄
- 荸薺
- 西洋菜
- 甘蔗

冬天蔬菜
- 生菜
- 茼蒿
- 白菜
- 菜心（油菜花）
- 椰菜（高麗菜）
- 椰菜花
- 紅菜頭

全年蔬菜
- 玉蜀黍
- 甘草
- 若芽
- 海帶
- 海雜草
- 紫菜
- 番薯
- 蘆薈

春天蔬菜

筍

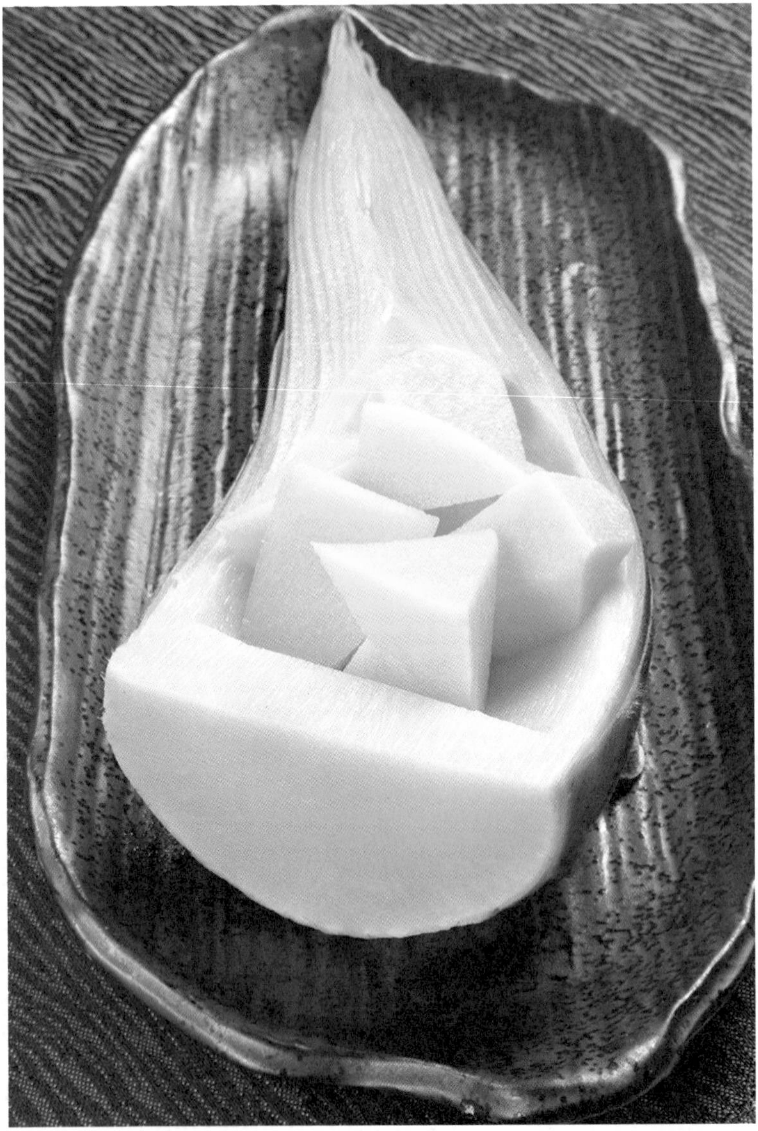

古代文人皆愛筍。文字記載甚多，黃山谷寫的一篇〈苦筍賦〉，書法和內容俱佳。

今人雖非文學家，愛筍的人也頗多，尤其是上海菜，含筍的不少，廣東人對於筍的認識不深，凡是筍都叫冬筍，不管四季。洋人至今還不懂得吃筍，寄予同情。

對於筍的印象，大家都認為帶苦，沒有吃過台灣一種夏天生長的綠竹筍，那簡直是甜得像梨，沾着美乃滋吃固然佳，依足台灣人傳統，點醬油膏，更是天下美味；用豬骨來滾湯，又是另一種吃法。

此筍偶爾在九龍城的「新三陽」可以買到，有些已非台灣產，多數是在福建種的了。

把尖筍醃製成的「篤鮮」，也非常好吃。一小籮一小籮用竹編成來賣。買個一籮，可吃甚久。取它一撮，洗淨後用鹹肉和百結來滾，最好下些豬骨，其湯鮮甜無比，是上海菜中最好吃的一道。

粗大的筍經發酵炮製出的筍乾，帶酸，又有很重的霉味。一般人不敢吃，但愛上後覺得愈臭愈好，還是少不了用肥豬肉來炆。

肥豬肉和筍的結合是完美的，比用梅菜來扣好吃得多。

筍放久了，不單苦味漸增，吃起來滿口是筋，連舌頭也刮傷，一點也不出奇。父母教子女，筍有毒，也是這個印象帶來吧！反正凡是東西不要吃太多，總無礙。

新鮮的筍，講究早上挖當天吃，擺個一兩天也嫌老。那種鮮味真是引死人。在日本京都的菜市場中，一個大筍賣上一兩百塊港幣（約六七百塊台幣）是平常事，有機會到竹園裏去嘗試這種筍，是人生一大味覺的體驗。

其他食材一經人工培植，味道就差了，只有筍是例外，春秋戰國時代已有人種筍了，長大的速度是驚人的。一次去竹園，整晚不眠看筍，好像看到大地動蕩，啪啪有聲，第二天早上已有一個個頭冒了出來。

小時看父親種竹，後院有竹林，生筍的季節來到，家父搬塊雲石桌面壓在泥上，結果出來的筍又扁又平，像一片薄餅，拿去煮了，切開四塊來吃，記憶猶新。

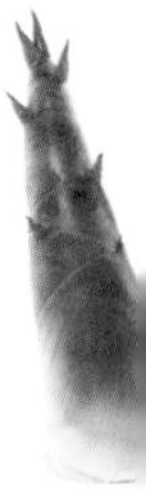

燈籠椒

燈籠椒，英文作 Sweet Pepper，法國名 Poivron，義大利文叫 Peperone，日本人則叫 Piman，從拉丁名 Pigmentum 縮寫。

它已是我們日常的蔬菜之一，中餐以它當食材，屢見不鮮。我們一直以為名字雖然帶個椒字，燈籠椒並不辣，但是我在匈牙利菜市場買了幾個來炒，可真的辣死人。像迷你燈籠椒 Habanero，是全球最辣的。

一般燈籠椒蘋果般大，顏色有綠、黃、紅、紫或白色，像蠟做的，非常漂亮。

在墨爾本的維多利亞菜市場買到一個，小販叫我就那麼吃。我半信半疑，咬了一口，味道甜入心，可當成水果。

經典粵菜的釀青椒，用的是長形的燈籠椒，有些有點辣，有些一點也不辣。辣椒的辣度是不能用儀器來衡量的，只有比較。以一到十度來計算，我們認為很辣的泰國指天椒，辣度是六而已，最辣的是上面提到的 Habanero，辣度是十。而做釀青椒的，辣度是零。

我們通常是炒來吃，像炒咕嚕肉或炒鮮魷等，用的分量很少，當其中一種配菜，其實也不宜多吃。在香港買到的燈籠椒有一種異味，吃時不注意，但留在胃中消化後打起嗝來，就聞得到。此味久久不散，感覺不是太好。

外國人多數是生吃，橫切成一圈圈當沙拉。義大利人拿它在火上烤得略焦，浸在醋和橄欖油中，酸酸軟軟的，也不是我們太能接受的一種吃法。

中東人釀以羊肉碎，又煮又烤地上桌，也沒甚麼吃頭。

我認為燈籠椒最大的用處是拿來做裝飾，把頭部一切，挖掉種子，就能當它是一個小杯子，用來盛冷盤食物像鮮蝦或螃蟹肉等，又特別又美觀。

既然名叫燈籠，可以真的拿它來用，頭切掉，肉雕花紋，再鑽小洞，繼而擺一管小蠟燭，是燭光晚餐的小擺設。

最好是當插花藝術的其中一種材料，顏色變化多，清新可喜。有時不和其他花卉搞在一起，就那麼拿幾個去供養菩薩，亦賞心悅目。

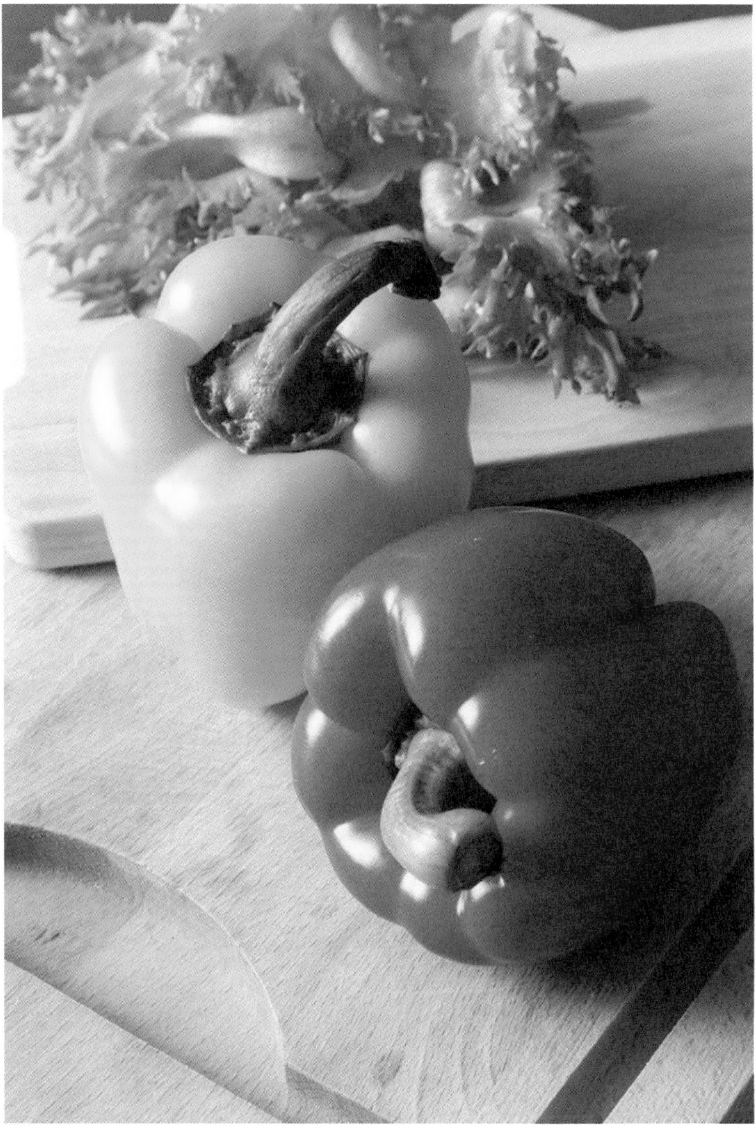

蔬菜類

春天蔬菜

芹菜

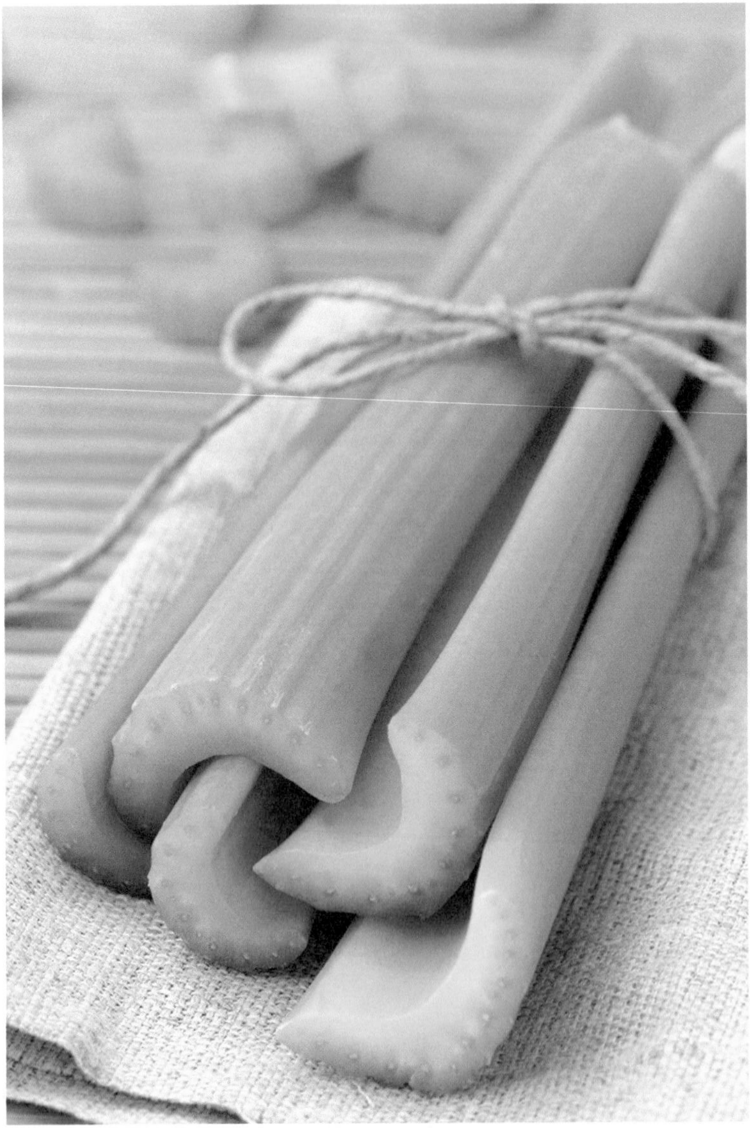

芹菜 Celery 有個家族，首先分中芹和西芹。

前者莖葉瘦小，後者肥大。中芹亦有水芹菜之分，長於濕地，生白色小花，有陣異香，可製香薰油。

種植一兩年後便能收成，芹菜味道有個性，不是人人能接受，愛上了則吃出癮來。

中芹多用做炒菜的配料，亦能當冷盤。

西芹生吃居多，當成沙拉，但也可以用鹽醋漬之，日人將芹菜煮熟後，在上面撒上柴魚片，淋以醬油，是清淡又美味的吃法。

很多人不知道，原來西芹菜的頭也可當菜吃，叫為 Celeriac，它和西芹是同一祖先，後來變種而成，肥大的根部用來煮湯、炆肉、生吃也行，味道相當古怪。

日本喜愛的三葉 Mitsuba 也屬於芹菜家族成員，吃不慣的人說有點肥皂味，通常用來撒於湯上，有時燉蛋亦派上用場，七月吃最合時。

叫為西洋芫荽的 Parsley 又是芹菜親戚，樣子像東方芫荽，但是較為粗壯，味道也不一樣，通常是切為碎片，和牛油白酒一起煮白汁，燒蛤蜆等海鮮最為美味。

義大利的西洋芫荽樣子像東方水芹菜，也似西洋菜，多數是切碎了撒在義大利麵上，有時也用來煲湯。

英國的 Florence Fennel，有洋葱式的頭，長出西芹的莖葉，它也是芹菜的變種，葉可煮魚，莖燒肉，有除腥作用，這種蔬菜並不普遍。

芹菜被佛教徒稱為葷菜，與辣椒和韭菜一樣，但在一般家庭，芹菜已是一種不可缺少的食材，西芹有些帶甜味，更惹人喜歡。

中芹的味道，最適合與牛肉相配，清燉牛腱，最後下中芹，美味無比。

西洋名字，除了 Celery 之外，水芹菜叫為 Water Dropwort，三葉則稱為 Japanese Hornwort。

在義大利點菜，看到 Sepano 的就是西芹。認識多一點，在歐洲旅行時方便得很。

菠菜

菠菜，名副其實地由波斯傳來，古語稱之為「菠菱菜」。

年輕人對它的認識是由大力水手而來，這個卡通人物吃了一個罐頭菠菜，馬上變成大力士，印象中，對健康是有幫助的。事實也如此，菠菜含有大量鐵質。

當今一年四季皆有菠菜吃，是西洋種。葉子圓大，東方的葉子尖，後者有一股幽香和甜味，是西方沒有的。

為什麼東方菠菜比較好吃？原來它有季節性，通常在秋天播種，寒冬收成，天氣愈冷，菜愈甜，道理就是那麼簡單。

菠菜會開黃綠色的小花，貌不驚人，不令人喜愛，花一枯，就長出種子來，西洋的是圓的，可以用機械大量種植，東方的種子像一顆迷你菱角，有兩根尖刺，故要用手播種，顯得更為珍貴。

另一個特徵，是東方菠菜連根拔起時，看到根頭呈現極為鮮豔的粉紅色，

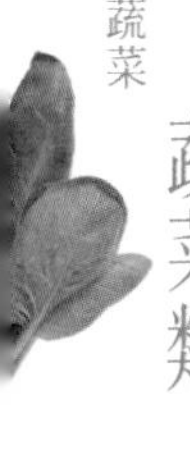

像鸚鵡的嘴，非常漂亮。

利用這種顏色，連根上桌的菜餚不少，用火腿汁灼後，拖粉紅色部分集中在中間，綠葉散開，成為一道又簡單又美麗又好吃的菜。

西洋菠菜則被當為碟上配菜，一塊肉的旁邊總有一些馬鈴薯為黃色，煮熟的大豆加番茄汁為赤色，和用水一滾就上桌的菠菜為綠色，配搭得好，但什麼也不想去吃它。

至於大力水手吃的一罐罐菠菜罐頭，在歐美的超級市場是難找的，通常把新鮮的當沙拉生吃算了。罐頭菠菜只出現在寒冷的俄國，有那麼一罐，大家已當是天下美味。

印度人常把菠菜打得一塌糊塗，加上咖喱當齋菜吃。

日本人則把菠菜在清水中一灼，裝入小缽，撒上一些柴魚，淋點醬油，就那麼吃起來；也有把一堆菠菜，用一張大的紫菜包起來，搓成條，再切成一塊塊壽司吃法，通常是在葬禮中拿來獻客的。

其實菠菜除了春冬之外，並不好吃，它的個性不夠強，味也貧乏。普通菠菜，最好吃法是雞湯或火腿湯灼熟後，澆上一大湯匙豬油，有了豬油，任何劣等蔬菜都能入口。

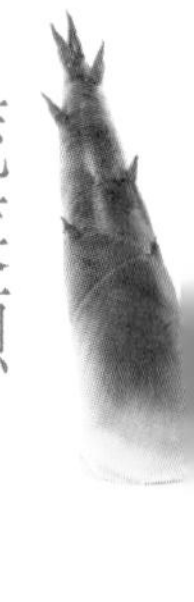

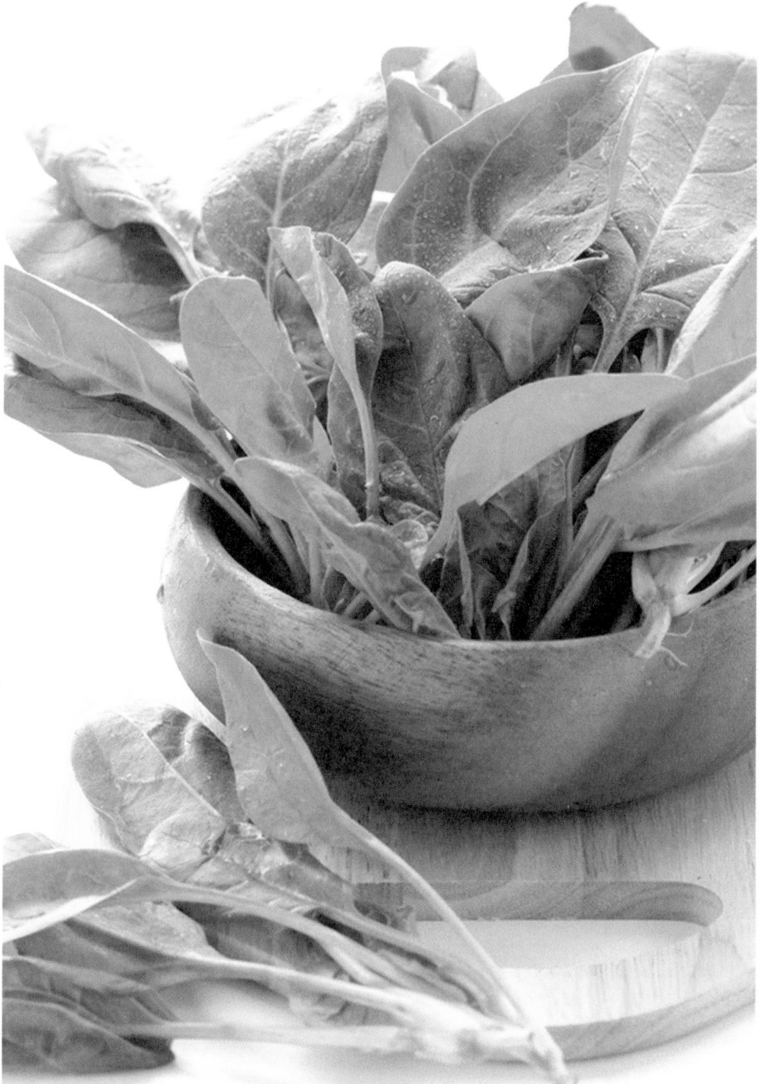

蔬菜類

紅棗

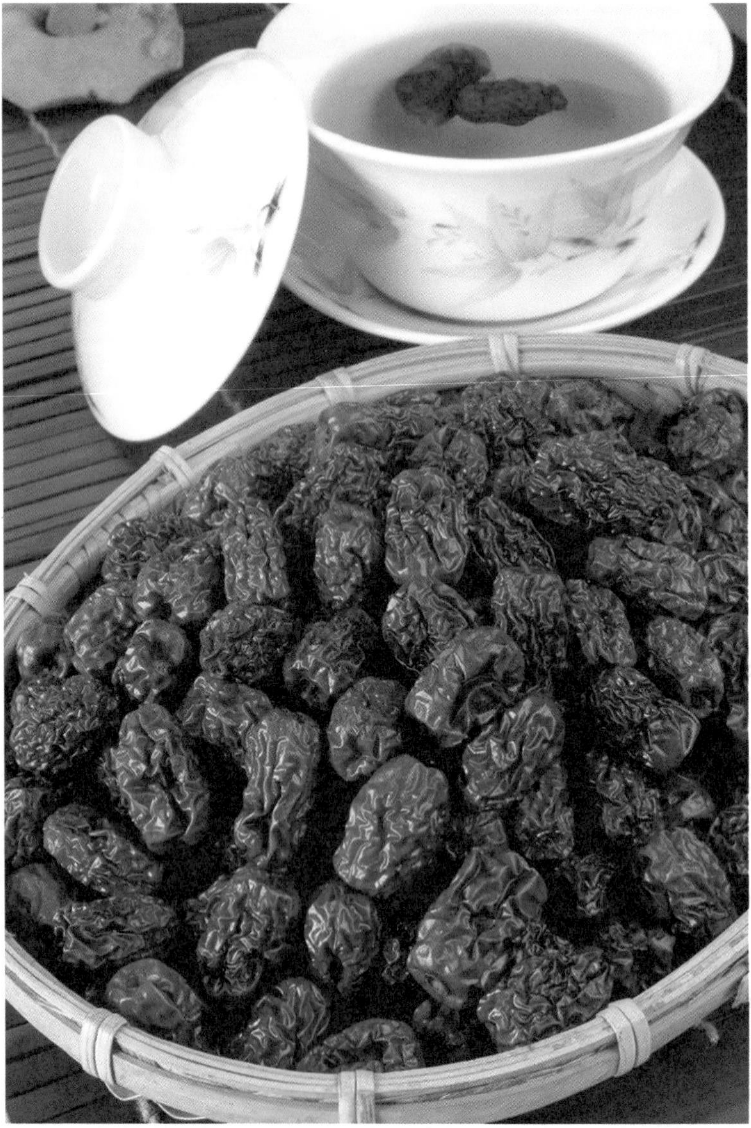

紅棗叫大棗，也叫乾棗，英文為Jujube，因為新鮮果實口感和蜜棗一樣爽脆，英文也叫Chinese Date。

棗樹可長到百呎之高，魯迅先生形容家裡種的，就是這種中國棗，葉子和蜜棗的樣式完全不同，是圓的，頂端成尖形，柄上長滿了乒乓球狀的果實，有紅有綠，在山東看到的紅棗，更是巨大。

綠棗當今在台灣大量種植，是春天的主要水果，市場中到處可見，但始終容易碰爛，又很快地長出褐色斑點，運到香港的，日期很短，並不常見。新鮮的紅棗，輸入香港的例子也不算多。紅棗綠棗，汁都很少，也不像蜜棗那麼甜。都以曬乾為主。

《神農本草經》中將乾紅棗列為上品，說久服多食並不傷人。中醫認為人類的脾臟是後天之本，而紅棗則為「脾之果」，可知其健脾的效用。感到疲倦，或食慾減少時，多服紅棗可以益氣補身，因為它赤紅似血之故吧？消化不良者，中醫則勸少食紅棗，如果氣脹的人想吃，配搭生薑，可以緩和。

紅棗茶能活氣化痰，滌垢膩，據稱有減肥用，曾經大受女士歡迎。做法簡單，選紅棗數顆，加紅茶。煮時把棗剝開，去核，釋出的成分較多，煮久一點也不要緊。

拿來煮粥，是一道活力十足的佳餚，做法為米一杯，紅棗十多顆，到藥材店買些茯苓，加雞肉一起煲，起鍋前再下鹽。

燉梨則可補血益氣，亦止咳。把梨和紅棗洗淨，加冰糖，隔水燉之，時間可待久一點，至少要燉上兩小時以上。

當成甜品，紅棗是主要食材之一，韓國人尤其是喜愛。中國人則用百合、雲耳、白果等煲成湯水，冷食熱吃皆宜。

紅棗的糖分並不夠，做成蜜餞，則要加大量白糖來煮。日本人亦種棗樹，叫為「夏芽 Natsume」，因在夏天有嫩芽發出而起，多數糖漬。印度也大量種棗，有綠有褐，帶點酸味，當地人甚少食之。

茄子

茄子不難種，小時候看到花園中長出五角形的紫花，不久，就在七八月長出茄子來，它是夏天的代表性蔬菜之一。

原產於印度，它遍佈世界各地，含有很濃的維他命C、鈣質和食物纖維，是血壓高病人的恩物。

形狀可以說是千變萬化，圓如橘，長似青瓜，肥若雞蛋。顏色以深紫色為主，也有白的、綠的，甚至看過紅色茄子。

吃泰國菜時，常見圓得像綠豆的食材，咬了產出一陣茄味，才知道是茄子的一種。

茄子吃進的感覺很淡，又有一股獨特滋味，很容易分辨喜惡，沒有中間路線。

煮熟或蒸熟後軟綿綿，那種口感也令人愛恨分明。

因為世界各地都有茄子，所以煮法多不勝數，中國菜中代表性的是魚香茄子，其實與魚無關。

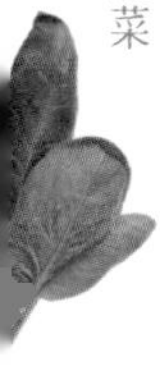

有種秋天的茄，又白又長，很甜，用滾水渌熟，淋上醬油，即食之，美味無窮。

原產地的印度當然會多煮咖喱，也有涼拌着吃的。希臘、中東一帶，浸在醋裡面，酸溜溜的，你認為嚥不下喉，當地人覺得是絕品。

義大利菜中更少不了茄子，尤其是在他們的冷盤中，番茄、茄子佔極重要一席。

把茄子煮熟後剝皮，取出中間柔軟的肉，攪成糊狀，再加甜酸苦辣的配料，又是各種不同的吃法。

日本的茄子又肥又大，像柚子般大的不出奇，多數是紫色的，他們把茄子切半之後，上面鋪了甜麵豉，就那麼烤熟來吃，叫做田菜燒，是最具代表性的做法。

我一向認為茄子本身乏味，如果不是有秋茄那麼好的品種，以素菜的做法就太過單調，一定要加肉炮製才行。

把茄子切片，用油爆至軟熟，加肉碎去炒，是一道很受歡迎的家常菜。

我們廣東人對茄子的印象，總是小時在街邊吃到釀鯪魚的煎茄子，相當難吃，但是長大後想念，又去小販處買一串來懷舊一番。

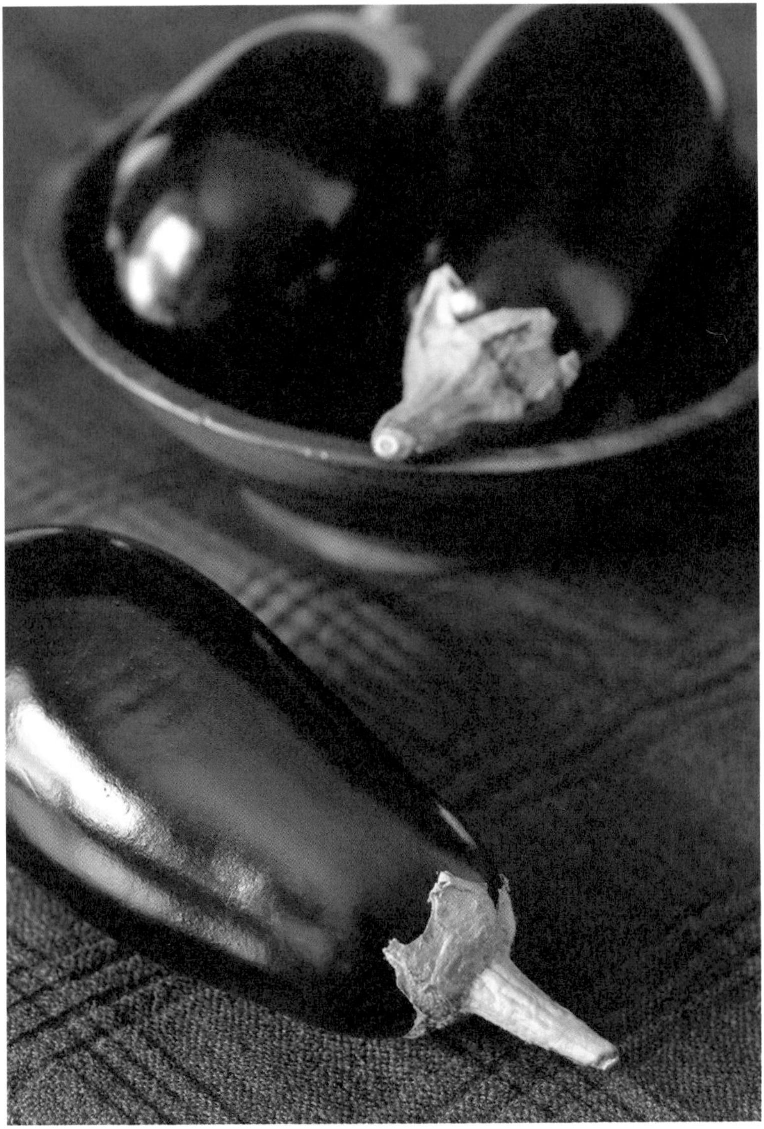

蔬菜類

夏天蔬菜

霸王花

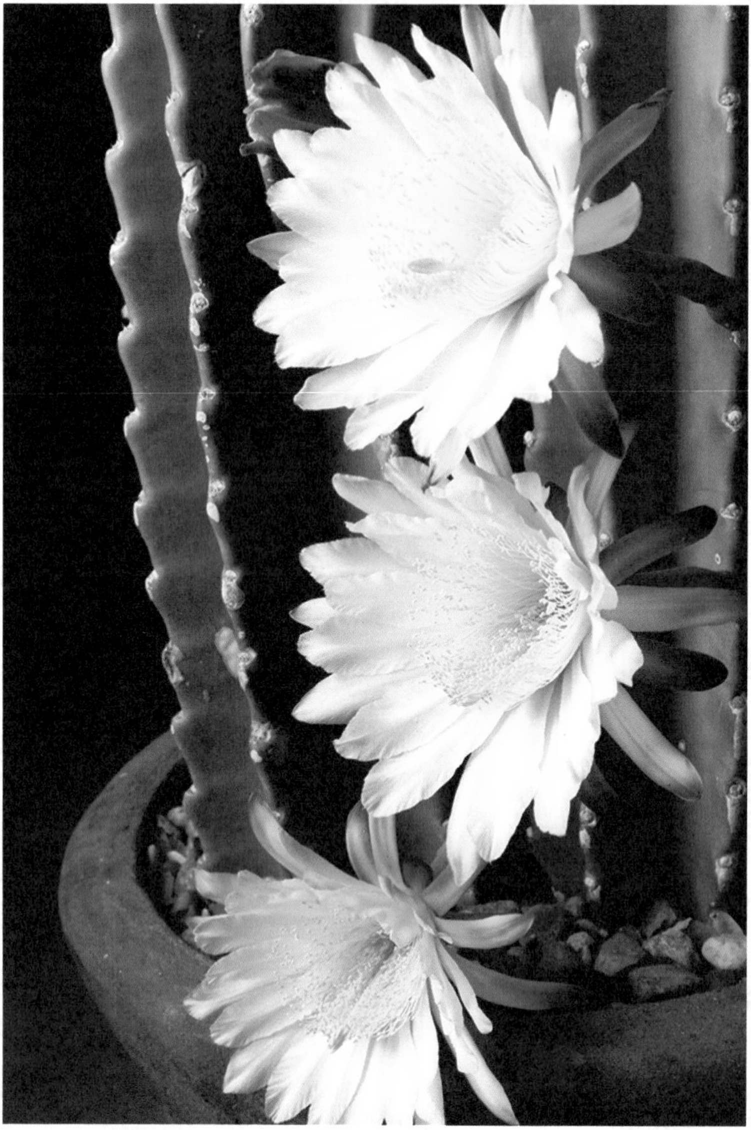

香香公主吃花，但不會嚐到霸王花吧！它屬於亞熱帶，花期是夏日到秋天，屬仙人掌科。晚間開花，早上即合，故英文名叫 Night-Blooming Cereus。

霸王花的樣子有點像曇花，但它是用氣根攀附於其他樹幹，或貼壁蔓延生長的，其莖可達三四十呎，一直往上升，所以也有人叫它為量天尺。

別名霸王鞭、三角火旺、七星劍花，台灣人稱之為番花，因原產於巴西。另有名三角柱仙人掌，是因為莖部的橫切面是三角形。

此樹無葉，莖起稜狀，亦長些小刺。

花由莖部長出，比曇大，有葉瓣的黃色外層。內全白色，一開數十朵，全為雄花，雌的只有一朵，其中有花粉。

在夏天，菜市場中就出現霸王花，全是新鮮的。秋末冬至，則是曬乾的居多。花有如張開雙掌之巨，其重量也可達兩三百克。那麼大的花，可以吃嗎？生吃甚為臭青，大若白菜瓣，煮熟之後，色彩如韭黃，口感帶點潺滑，有一股其他蔬菜所無的味道，但不似芬芳，也無菜香。

吃來幹什麼？廣東人最迷信霸王花能清熱潤肺，多是煲湯。

用南北杏、蜜棗、瘦肉來煲個兩小時左右，即成。其實每一家人都有他們

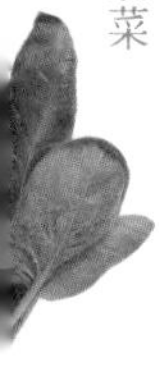

的秘方。這是廣東人的習慣，沒有固定的配料。

除了煲湯，很少入饌。但如果你想像力延伸，白灼霸王花，淋上蠔油，也是一種變化呀。用雞、牛、豬來炒，不是不行的，但要將花先灼一灼熟。

折霸王花瓣來包石榴雞亦可，和其他肉類紅燒也是另一種吃法。

做成甜品，變化更大，試用一個半圓形的玻璃缽，把霸王花用糖水煮過之後放進去，尾向下，花朝上。注入加了蜂蜜的魚膠粉或大菜糕，倒入挖至半空的半邊西瓜之中。上桌時，一定令客人拍爛手掌。

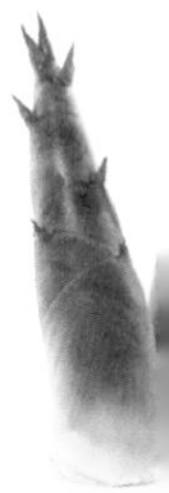

蘆筍

蘆筍賣得比其他蔬菜貴，是有原因的。

第一年和第二年種出來的蘆筍都不成形，要到第三年才像樣，可以拿去賣，但這種情形只能維持到第四、五年，再種的又不行了，一塊地等於只有一半的收成。

當今大陸地廣，大量種植，蘆筍才便宜起來，從前簡直是蔬菜之王，並非每個家庭主婦都買得起。好在不知道從什麼地方傳來，說蘆筍有高的營養成分，吃起來和魷魚一樣，產生很多好的膽固醇，但華人社會中仍不太敢去碰它，在菜市場中賣的，價錢還是公道。

大枝的蘆筍好吃，還是幼細的？我認為中型的最好，像一管老式的 **Mont Blanc** 鋼筆那麼粗的不錯，但吃時要接近浪費地把根部去掉。

一般切段來炒肉類或海鮮，分量用得不多，怎麼吃也吃不出一個癮來，最好是一大把在滾水中灼一灼，加點上等的蠔油來吃，才不會對不起它。低

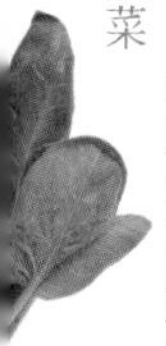

級蠔油一嘴漿糊一口味精，有些還是用孔雀蛤代替生蠔呢！

蘆筍有種很獨特的味道，說是臭青嗎？上等蘆筍有陣幽香，細嚼後才感覺得出。提供一個辦法讓你試試，那就是生吃蘆筍了！只吃它最柔軟細膩的尖端，點一點醬油，就那麼送進口，是天下美味之一。但絕對不能像吃刺身那樣下山葵Wasabi，否則味道都給山葵搶去，不如吃青瓜。

在歐洲，如果自助餐中出現了罐頭的蘆筍，最早被人搶光，罐頭蘆筍的味道和新鮮的完全不同，古怪得很，口感又是軟綿綿的，有點恐怖，一般人是為了價錢而吃它。

罐頭蘆筍也分粗幼，粗的才值錢，多數用白色的，那是種植時把泥土翻開，讓它不露出來，照不到陽光，就變白了。但是罐頭蘆筍的白，多數是漂出來的。

被公認為天下最好的蘆筍長在巴黎附近的一個叫Argenteuil的地區，長出來的又肥又大，能吃到新鮮的就感到幸福到不得了。通常在老饕店買到裝進玻璃瓶的，已心滿意足。但是這地區的蘆筍已在一九九〇年停產，你看到這個牌子的，已是別地方種植，別上當。

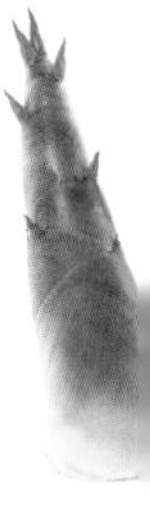

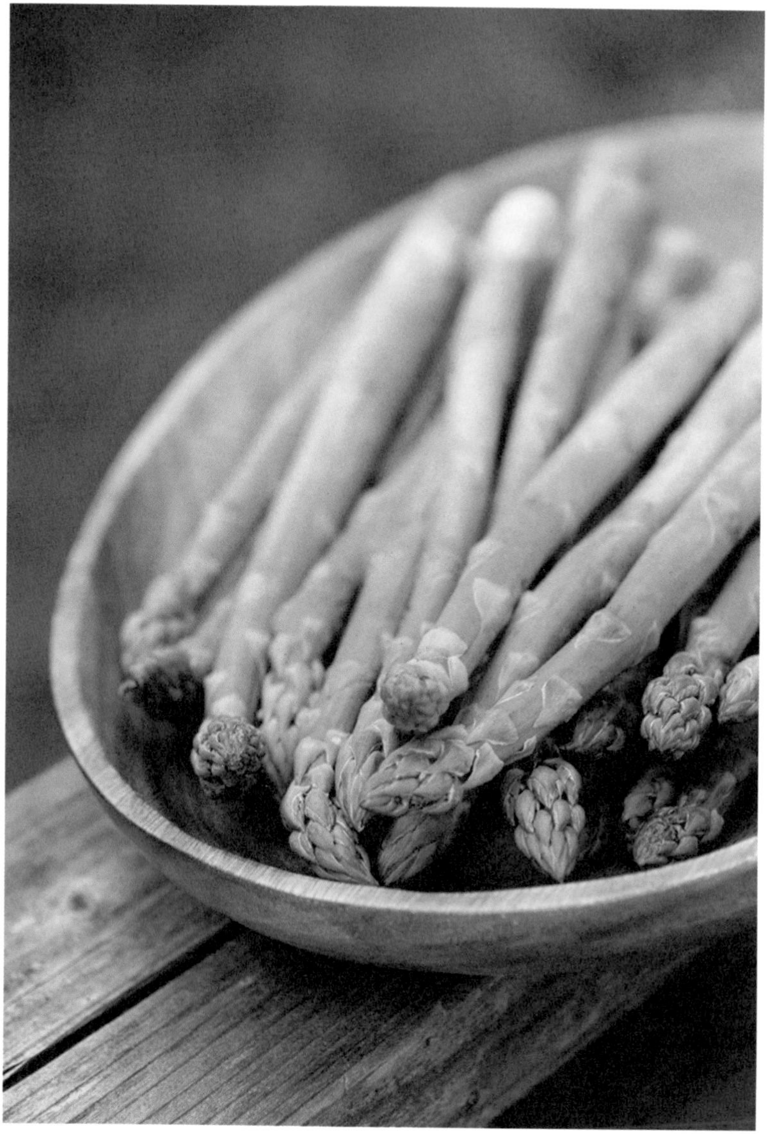

蔬菜類

夏天蔬菜

莧菜

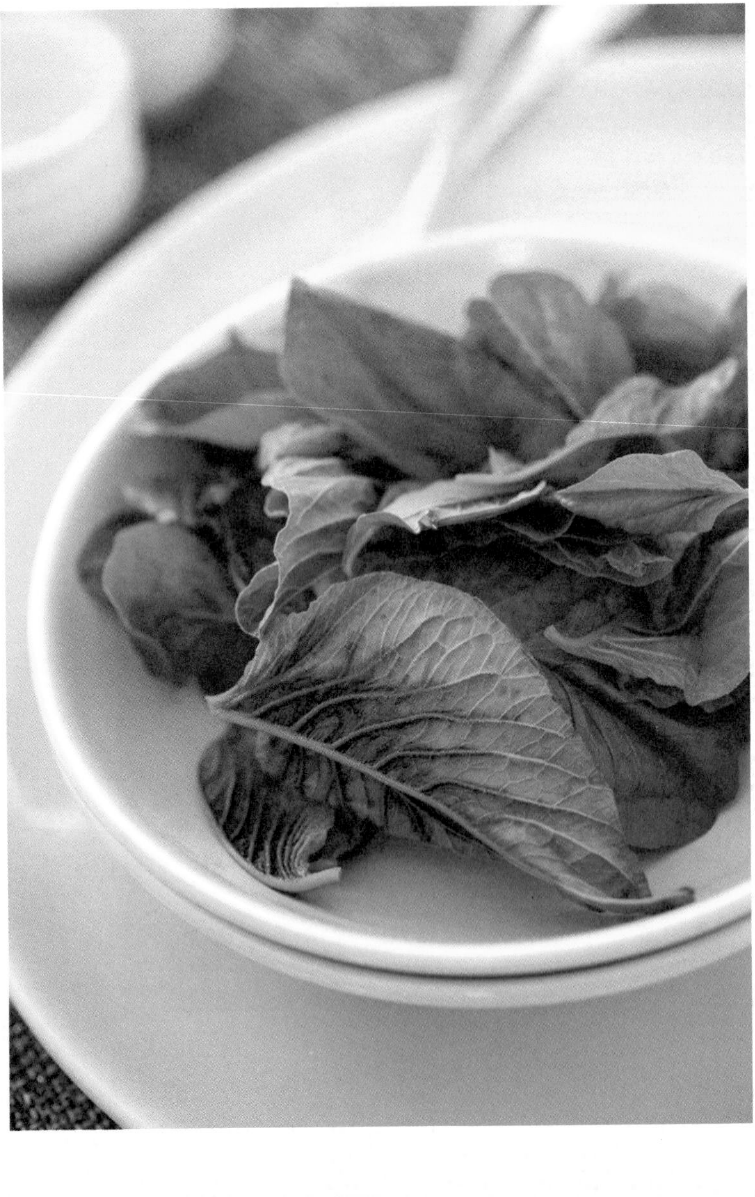

莧菜，只是中國人會吃。

自古以來，文人多歌頌，蘇東坡也說：「赤莧亦謂之花莧，莖葉深赤，根莖亦可糟藏，食之甚美。」

其實在菜市場中看到的莧菜，不只是赤色，也有綠色的，多嬌小纖弱，其狀可憐又美麗。這是錯誤的印象，莧菜可長至三四尺，莖粗如筆桿，葉茂盛，雄赳赳。

莧菜有粉綠色、紅色、暗紫色，或帶斑，所以古人分白莧、赤莧、紫莧等五種。此外，更有馬莧狀葉，便稱為六莧。

《本草綱目》說：「六莧，並利大小腸。治初痢、滑胎。」

《隨息居飲食譜》說：「莧通九竅。其實主青盲明目，而莧字從見。」

它原本是一種野生的植物，從前的人都能在田邊採取，是近這百年才開始種植的。吃過野生莧菜的人都說味道極好。當今已不存在，無從比較，只可道聽塗說了。

莧菜的做法很多，香港人吃來吃去都是那幾味，最流行的是用鹹蛋和皮蛋來煮。又有蒜子莧菜，把整顆蒜頭煎至微焦，滾熱上湯，再放莧菜進去浸熟。

清炒的話，有蒜茸炒莧菜。鍋要熱透，爆香蒜後下莧菜，兜兩下即上桌，不可久炒，否則莧菜會冒出大量的水分，就難吃了。

北方人則注重莧菜的根部，認為很香，夏天涼拌來吃。

又有一種吃法，那是用上湯煨熟乾草菇和鮮草菇，再把莧菜磨成茸與菇一塊煮，慢火埋芡，成為莧菜羹。

把魚塊煎熟，再用莧菜茸去封味，也曾經流行過一陣子，當今已罕見此菜。

莧菜豆腐湯，用的材料是蝦米、豆腐和蒜頭。先發好蝦米，把莧菜灼熟，豆腐切成小塊，蒜剁成泥，所有材料滾熟後才下莧菜。再滾，即可熄火上桌。當然要下點鹽調味，蝦米已甜，可不必加味精了。

蘇東坡講的糟藏根莖，是將粗莖醃製，其臭無比，加以臭豆腐，稱為一道叫臭味相投的菜。莧莖外殼堅硬，吃時吸其中之腐液，嗜之者皆食不厭。

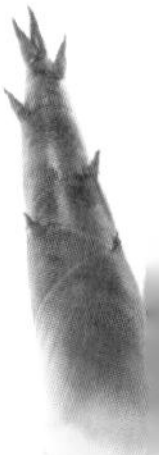

蒓菜

蒓菜，亦名蓴菜，俗稱水葵。

屬於睡蓮科，是水生宿根草本。蒓菜的葉片橢圓形，深綠色，浮於水面，像迷你蓮葉。

夏天開花，花小，暗紅色。

能吃的是它的嫩葉和幼莖，葉未張開，捲起來作針形，背後有膠狀透明物質，食感潺潺滑滑，本身並無味，要靠其他配料才能入饌。

性喜溫暖，水不清長得枯黃。中國長江以南多野生，也有少量人工栽培。春夏食用，到秋節寒冬時葉小而微苦，用來養豬了。

《晉書．張翰傳》記載：「翰因見秋風起，乃思吳中菰菜、蒓羹、鱸魚膾。」後稱思鄉之情為「蒓鱸之思」，但蒓羹並不代表是最美的東西。

蒓菜最適宜用魚來煮，西湖中生大量蒓菜，所以杭州菜中有一道魚丸湯，下的就是蒓菜。魚丸和潮州的不同，不加粉。單純把新鮮魚肉刮下來，混入蛋白做出，質軟，並不像潮州魚丸那麼彈牙，但吃魚丸湯主要是要求蒓菜的口感，滑溜溜的，讓人留下深刻的印象。

除了中國人之外，只有日本人會吃，連韓國人也不懂，東南亞諸國沒機會接觸。在西菜上，找遍他們的食材辭典，也只有拉丁學名 Brasenia Schreberi 出現過。日人不叫蒓，而用蓴，發音為 Junsai，由中國傳去，記載在《古事記》和《萬葉集》之內，古名「奴那波」。當今也在秋田縣培植，昔時多在京都琵琶湖中採取，故關西菜中的「吸物」魚湯中常有蒓菜的出現。當成醒酒菜時，日本人用糖醋漬之。

南貨舖裡可以找到瓶裝的蒓菜，色澤沒有剛採到那麼鮮豔，做起湯來的誘惑性大減。

葉聖陶有篇散文提到蒓菜，讚它的嫩綠顏色富有詩意，無味之味，才足以令人心醉。

有了這樣的好食材，幻想力不必止於魚羹，我認為它除了詩意，還有禪味，用來做齋菜是一流的。包餃子做饅頭，以蒓菜為餡，香菇竹筍等調味，口感突出。

發展來用蒓菜當甜品，也有無限的創造空間；蒓菜糕、蒓菜果凍、蒓菜燉紅棗等，任你想出新花樣，生活才不枯燥。

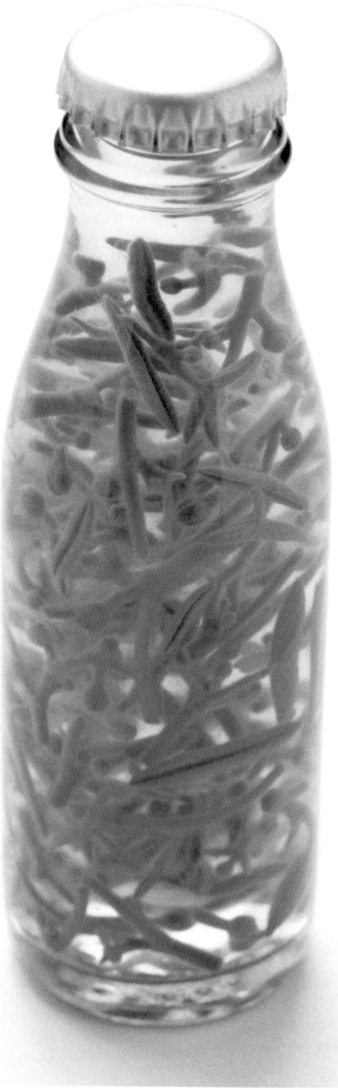

蔬菜類

蕹菜（空心菜）

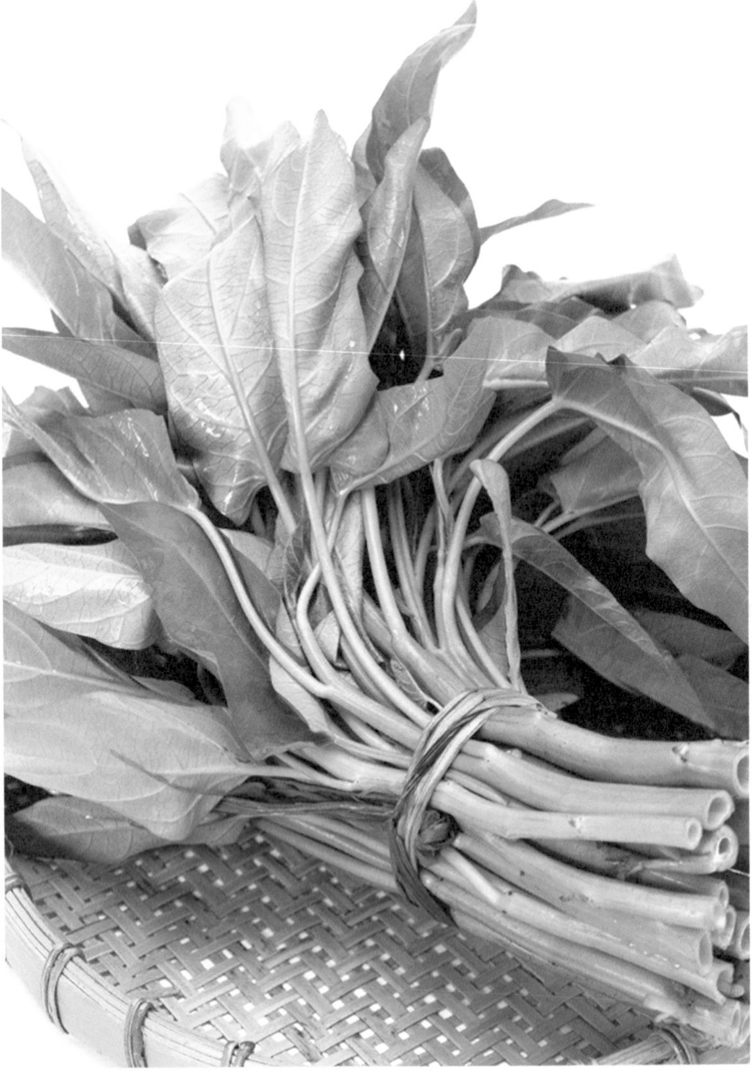

蕹菜又叫空心菜，梗中空之故。分水蕹菜和乾蕹菜，前者粗，後者細。

把水蕹菜用滾水灼熟，淋上腐乳醬和辣椒絲，就那麼拌來吃，已是非常美味的一道菜。在一般的雲吞麵檔就能吃到。如果不愛腐乳，淋上蠔油是最普通的吃法。

我最拿手的一道湯也用蕹菜，買最鮮美的小江魚（最好是馬來西亞產的），本身很乾淨，但也在滾水中泡牠一泡，撈起放進鍋中煮，加大量的生蒜，滾個三四分鐘，江魚和大蒜味都出來時，放進蕹菜，即熄火，餘溫會將蕹菜灼熟。江魚本身有鹹味，嫌不夠鹹再加幾滴魚露，簡單得很。

蕹菜很粗生，尤其適合南洋天氣，大量供應之餘，做法也千變萬化。

魷魚蕹菜是我最愛吃的，小販把發開的魷魚和蕹菜灼熟，放在碟上，淋上沙嗲醬或紅色的甜醬，即能上桌。肚餓時加一撮米粉，米粉被甜醬染得紅紅的，也能飽人，要豪華可加血淋淋的蚶子，百食不厭。

把蝦米舂碎爆香，加辣椒醬和沙嗲醬，就是所謂的馬拉盞。用馬拉盞來炒蕹菜，就叫「馬來風光」。常在星馬被迫吃二三流的粵菜，這時叫一碟「馬來風光」，其他甚麼菜都不碰，亦滿足矣。

泰國人炒的多數是乾蕹菜，用他們獨特小蒜頭爆香後，蕹菜入鑊，猛火兜兩下，放點蝦醬，即能上桌。蕹菜炒後縮成一團，這邊的大排檔師傅用力一扔越過電線，那一邊的侍應用碟子去接，準得出奇，非親眼看過不相信，叫「飛天蕹菜」。

很奇怪，蔬菜用豬油來炒，才更香更好吃。只有蕹菜是例外，蕹菜可以配合玉米油、花生油，一樣那麼好吃。

不過，先把肥腩擠出油來，再爆香乾葱，冷卻後變成一團白色，中間滲着略焦的乾葱；灼熟了蕹菜之後，舀一大湯匙豬油放在熱騰騰的蕹菜上，看着凝固的豬油膏慢慢溶化，滲透蕹菜的每一瓣葉子，這時抬頭叫仙人，他們即刻飛出和你搶着吃，這才是真正的飛天蕹菜。

朝鮮薊

多種嫩莖蔬菜中，我們吃慣的是蘆筍、芹菜等，最不會欣賞的是球狀朝鮮薊 Artichoke！看到了也不知怎麼吃。

義大利名 Carciofo，法國名為 Artichaut，我們有時音譯為雅芝竹，也俗稱做洋百合，又名菊芋，台灣人或者稱雪蓮，大陸有時叫為洋薑。跟法國人一提，巴黎人會說：「啊，那叫 Artichaut de Paris。」里昂人則會說：「啊，那叫 Gros Vert de Lyon。」大家都以為是自己地方的東西。猶太人乾脆佔為己有，叫成耶路撒冷的雅芝竹 Jerusalem artichoke。

朝鮮薊為薊類植物，原產地為北非，周周轉轉，傳到韓國才進入中國，所以有個朝鮮為名，形狀很怪，像一個放大數百倍的韮菜花頭。

本來它是歐洲人在冬天才吃的，當今美國全年供應，美國人以為一吃朝鮮薊就是高人一等的老饕，故十分流行。

我們在歐洲旅行，餐廳裡會把朝鮮薊當為配菜。通常是蒸熟了上桌，味

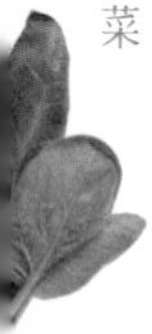

道芳芳香香，不十分突出，也並非難於嚥喉，這完全是記憶的問題，像小時吃開什麼就懷念什麼，我們的媽媽從不以它入饌，不覺珍貴。

在西班牙旅行時，差不多所有的燒烤店一定放幾個朝鮮薊去烘焙，熟後剝掉外層的硬葉，吃花根的部分，就那麼進口還覺得不錯，但西班牙人喜歡將它浸在橄欖油和醋汁裡面，味道會被油醋搶去，沒什麼吃頭，過程倒是很好玩的，只有硬葉的根部才有那麼一點點的肉，其他全是咬不爛的纖維，真不知花那麼多工夫幹些什麼。義大利的俗語有一句 la politica del carciofo，意思是一種逐個擊退對方的政治遊戲。

傳統的吃法將朝鮮薊醃製成泡菜，有時也油炸，花樣不是太多，反而是阿拉伯想出釀朝鮮薊的做法，將它的心挖空後，和羊肉或牛肉一塊剁碎，再釀回整個的朝鮮薊中。

剛剛長成的小朝鮮薊，全身很軟脆，可以就那麼沾醬油和山葵當刺身吃，很創新，它一成熟了花苞部分很像厚厚的花瓣，剝開來點綴其他食物，甚是美觀。

我有時拿來當匙羹舀冰淇淋，樂事也。

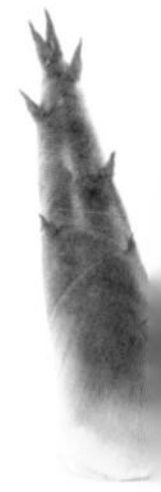

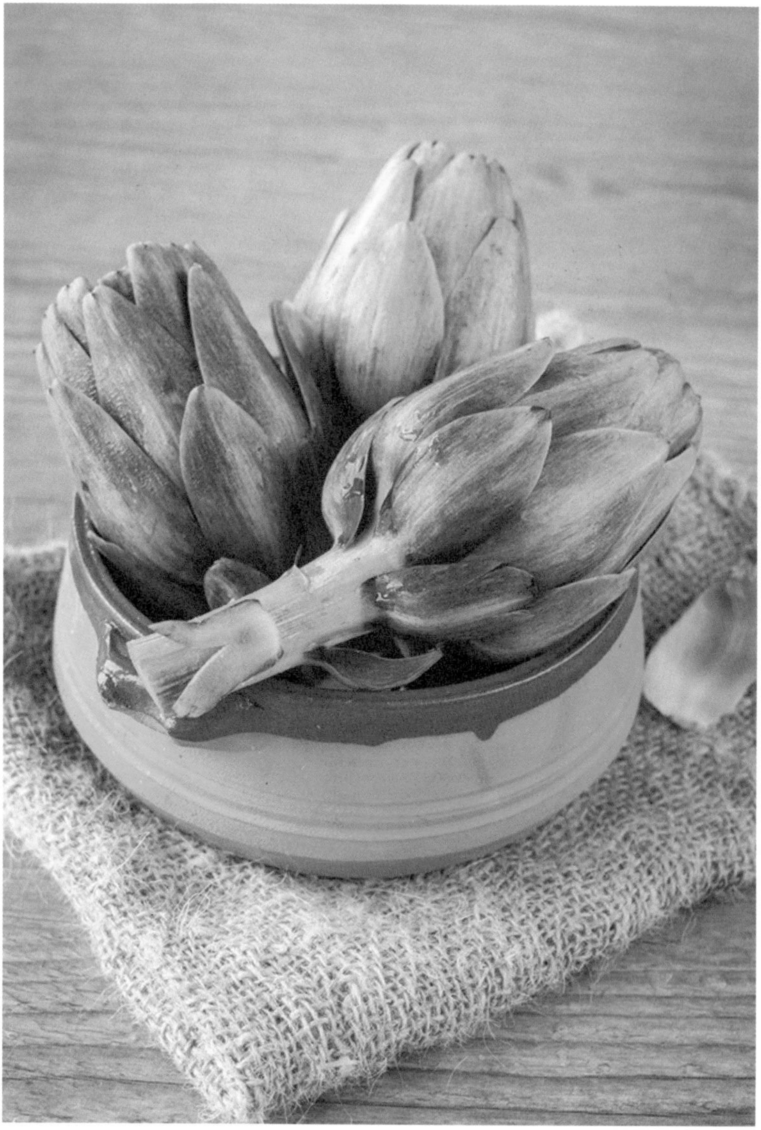

秋天蔬菜

芋

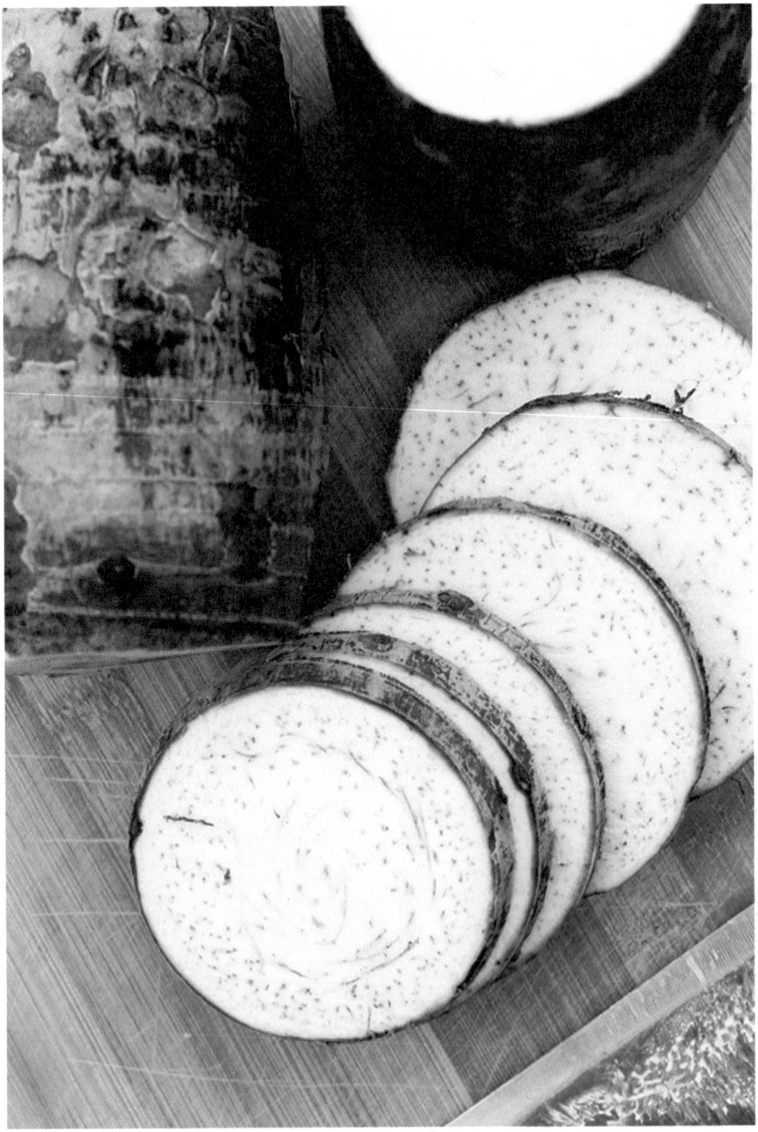

芋是根狀物，小的像菠蘿，大起來有人頭那麼大，圓圓胖胖的，割下莖葉，就有個平頭，樣子很像香港的董特首。

從前是鄉下人的主要糧食，當今來到城市，做法已漸失傳。客家人把它磨成魚丸般的菜，叫為芋丸，已沒多少人吃過。

在廣東還是很流行的砵仔鵝，鵝肉下面一定鋪著芋頭片，芋頭比鵝還香。其實烹調為其次，芋頭本身好壞有天淵之別。最好的吃起來口感如絲，香噴噴地細磨在舌頭上。差的芋頭不粉不沙，硬繃繃的像在嚼塑膠。

香港能吃到的最好芋頭，是從廣西運來的，至於好壞怎麼選，單看外表很難識別，只有向相熟的小販請教。

芋很粗生，世界各地皆有，菲律賓人尤其嗜食。第一次吃到芋頭雪糕，就是在馬尼拉，洋人倒是少食之。

把芋做得出神入化的是潮州人，他們的芋泥聞名於世，百食不厭。

一般家庭很少做芋泥，一來這種甜品太甜太膩，吃得不多。另外是以為做起來麻煩，很費工夫。

大家的印象中，做芋泥時將芋蒸熟，放在細孔的筲箕上碾壓，讓軟綿的芋泥從箕孔中壓出來，才大功告成。

其實不是這樣的，你我也可以在家中很簡單地做芋泥，要是喜歡吃的話。

請小販選上好芋頭，多貴也不要緊，反正吃的並不多。將芋頭橫切，切成圓圓一塊塊，再蒸個半小時左右。

拿出來，很容易地剝掉皮。把芋片放在砧板上，用那把長方形的菜刀橫擺在芋片上，大力一壓一搓，即成芋泥。

鑊下油，放芋泥下去翻炒。微火，不怕熱的話用手搓之。加甜，再炒再搓，什麼時候夠熟，看芋頭是否呈泥狀就知道了。

上桌之前，爆香紅葱頭，放在芋泥上，吃時攪拌著，更香。但是要做好的芋泥，有條不變的規律，那就是要用豬油。沒有豬油，免談。

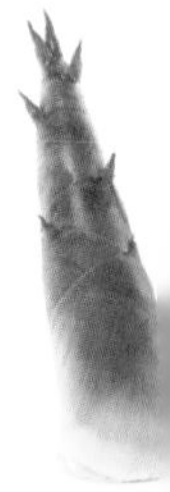

菱角

菱角，有很多人還以為蓮花的一部分，雖然都是水性植物，但兩者搭不上關係，菱角屬於菱科或千層菜科，是中國傳統的食物。

在攝氏二十五度左右的池塘和沼澤就能生長，農夫把稻米收割後就種菱角的幼苗，它很粗生，一下子蔓延。

葉片為墨綠色，葉柄中空，浮於水上，開紅色的小花，仔細觀察，可知它和向日葵一樣，隨着陽光而轉動。

花落結果，小菱角初為綠色，後變成黑。樣子像水牛的角，通常在秋天收成，到了中秋節，中國人有吃菱角的習俗，在周朝時已有記載。

除了又尖又硬的黑色菱角之外，也有外殼很軟的種類，角不尖，顏色有紅有綠，故有〈採紅菱〉的民歌，這種菱角可以生吃，帶甜，爽爽脆脆，口感像馬蹄。

黑菱角多數要煮熟了才能吃，味道像栗子和芋頭，又名水栗或沙角，重

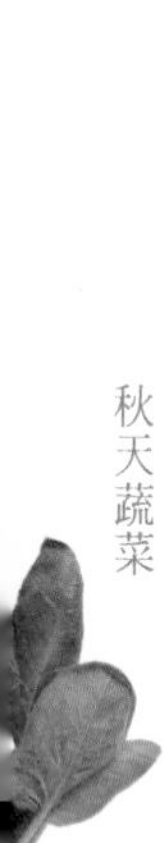

澱粉質，含葡萄糖和蛋白質和維他命。《本草綱目》說「補中、延壽」，評價甚高。生吃寒涼，熟食又易飽脹，小量欣賞，總是好事。

菱角可直接當零食或點心，也能入饌，炸、蒸、炒、煨皆佳，又是很好的齋菜食材。

水煮菱角，放水入鍋，煮至沸，加鹽，約半小時即成，去殼後就那麼吃，有人拿去點糖，或者點蒜茸醬油。菱角炆排骨，或者紅燒半肥瘦的豬肉，都是送酒的好菜。

當成甜品，可照芋頭的做法，磨成菱角泥，也有人做菱角月餅，更可做菱角雪糕。

只要把想像力擴充，菱角也能做為糕點。剝殼取仁，把長方形刀放平，用力一壓，直拖，很容易做成泥狀，再摻以蝦米、臘腸等，放入平底鍋蒸之，就是很美味的菱角糕，比蘿蔔糕更香。

別以為只是中國人吃菱角，英文名 Water Chestnut，也有人叫為 Caltrop。Caltrop 是種擱路鈎，像鐵蒺藜，歐洲的菱角有四個角，因此得名。在公元一世紀已有食用的記載，今日的義大利和法國還有人吃兩角的黑菱角。他們說菱角的味道像栗子，也像味道不強的起司，印度和埃及有人食之。

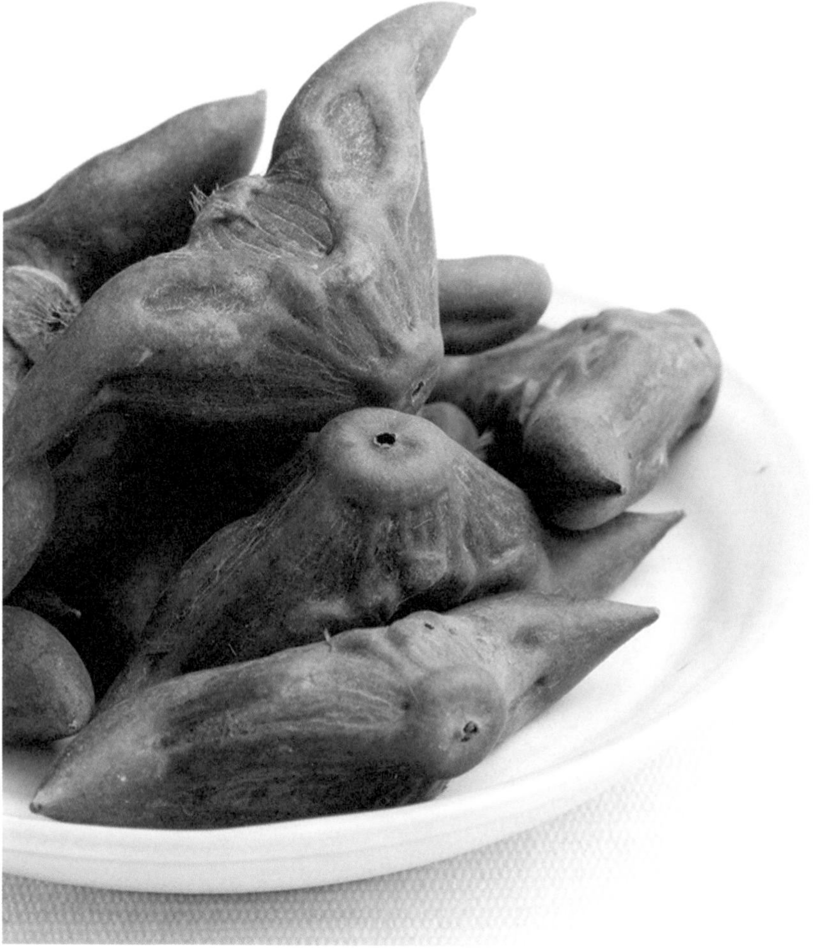

秋天蔬菜

沙葛（豆薯／涼薯）

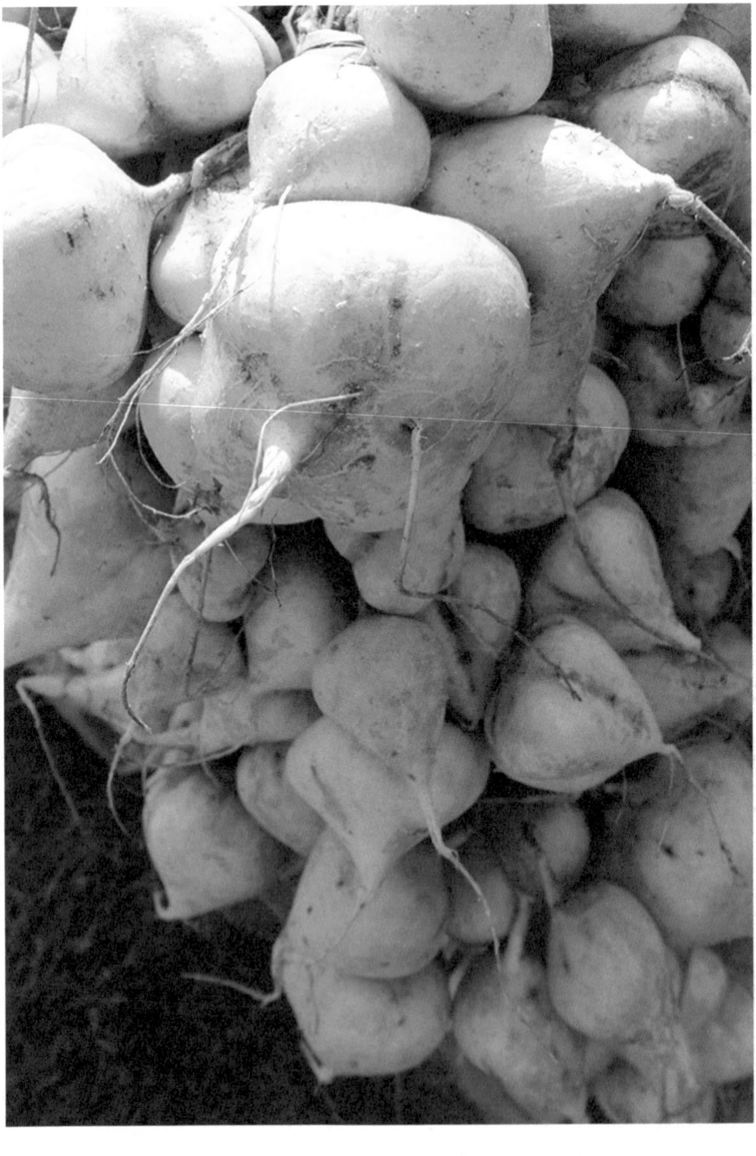

沙葛，又名涼薯、豆薯。屬於地下變種的根豆植物，故葉像蘿蔔，根部橢圓，小的像巨梨，大有如柚子。外皮葛色，相當硬，但很容易撕開，露出雪白的肉來，水分多，口感爽脆，略甜。

沙葛適宜在二十五度至三十度的區域種植，故南洋一帶也盛產沙葛，馬來人稱之為Munkuan，為日常蔬菜之一。

在香港的菜市場中也很容易買到，從前都是新界人種的，但售價低，當今只靠大陸進貨，電白縣嶺門鎮大量種植，運到珠江三角洲、澳門和香港來賣。

從來沒聽過洋人吃沙葛的例子，在他們的食材百科全書之中也找不到根狀食物，他們充其量只會吃馬鈴薯，最多是紅蘿蔔罷了。

廣東人吃法最普遍的是用來煲湯，沙葛切成大塊，加豬骨進去煲個數小時，不夠甜的時候下幾粒蜜棗。把沙葛煲得快爛掉，當湯渣也沒有甚麼吃頭。能感覺到沙葛的美味，是用它來炆排骨，味道雖然鮮甜，但炆後的沙葛也太爛了。最好吃法，是刮下鯪魚肉，做成餅狀，油炸後切片，叫成魚鬆，其實絕對和肉鬆狀態完全不同。用魚鬆半炆半炒沙葛絲，是非常美味的一道菜。

因為廣東人覺得沙葛性涼，多吃不宜，所以烹調的變化並不多，但是南洋地方熱，涼性東西最好了，花樣豐富。

最常吃的是「炒羅惹」，Rojak 這道馬來菜就是沙律，華人叫為炒，其實並不炒，而是拌。先用一個大陶缽，放進烏黑濃郁的蝦頭膏（一種蝦頭膏殼發酵出來的膏醬），大量花生碎、白糖和亞參水、辣椒醬。就那麼攪勻了，再削沙葛片、菠蘿片、青瓜片等，全部進去大拌特拌而成。樣子黑漆漆的，並不美觀，但美味無窮，試過食上癮。

不做羅惹時，單單把沙葛切片，再塗上蝦頭膏，已是很可口的涼菜。

南洋人又把所有用蘿蔔當材料的菜，都以沙葛代替，典型的有沙葛粿等小食。福建家庭包的薄餅，一離開福建到南洋，都是用沙葛了。

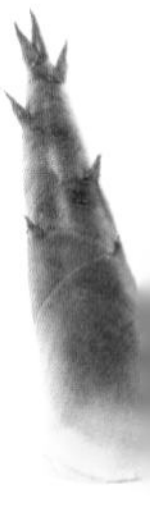

山藥

吃日本的蕎麥湯麵，上面鋪着白色的一團，黐黐粘粘，不知道是什麼，原來就是山藥磨出來的東西。

山藥，又名山薯、大薯、田薯、薯蕷，也就是中藥的淮山。

可以生長枯燥的山地，葉子細小，根部深入泥底，長得七八呎長。

原產於中國，傳播到日本和韓國，這三國家以外，就沒聽到有人種過，山藥的料理，更不在西餐出現。

當今日本的新種植法，是用一根塑膠水管埋在地底，將山藥的根引進去長大，又長又直又乾淨，挖出來可以即食。

另外的種類，有頭扁尾尖的，樣子像銀杏葉子的銀杏薯；像圓番薯的，叫大和薯；長形的叫自然薯。日本人把它磨成粘醬，叫Tororo。

中國種植的大多數是長形的自然薯，《本草綱目》的記載是：「山藥，可健脾胃、補虛羸、益腎氣、止瀉痢、除寒熱邪氣，久服耳聰目明。」可見是很有益身體的食材。

西洋人的分析，山藥是澱粉、蛋白質、脂肪、維生素B群、鉀等。

盛產期在十一月到二月，但因為很耐貯藏。全年都能買到。切成白色的薄片曬乾了，作用和新鮮的一樣。

處理山藥，最好戴好手套，才不致痕癢。去皮，切片，或切丁，淋上醬油，就可以生吃，口感爽脆，富有粘性，喜歡的人愛不釋手，討厭這種感覺的，就不會再碰了。

山藥用來烹調，可以和豬肉片一塊炒，加上點其他蔬菜，像胡蘿蔔或芫荽的紅綠點綴，是一道家常菜。

老雞一隻，加山藥、當歸、人參、枸杞、黃芪、紅棗和米酒來煲湯，適合體虛的人飲用。用糖和白醋來漬，很醒胃。凡是素食，不必只靠麵筋來當材料，用山藥，可起很多變化。最好玩的是把馬蹄、粉葛和山藥都切成丁，混在一齊炒粒粒，都很爽脆，但口感味道截然不同，不妨試試。

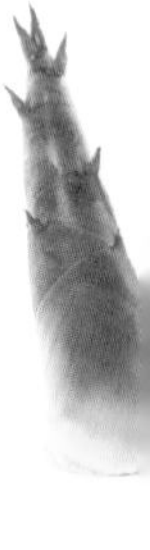

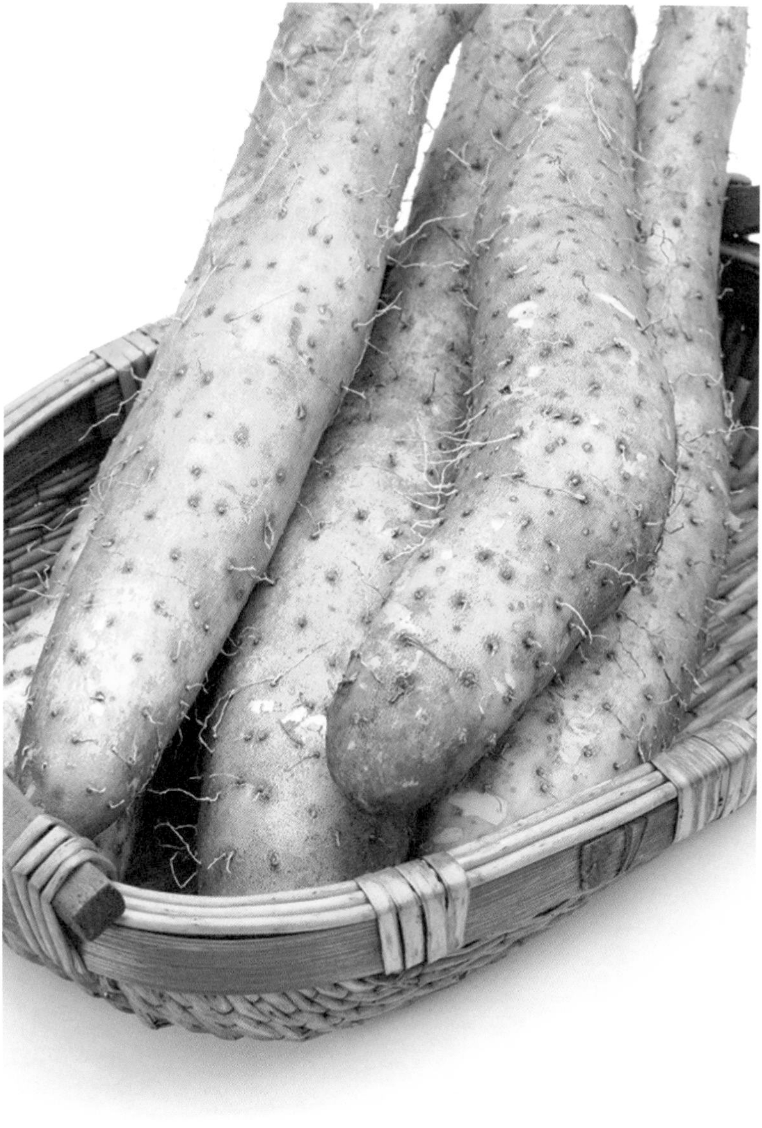

蔬菜類

秋天蔬菜

牛蒡

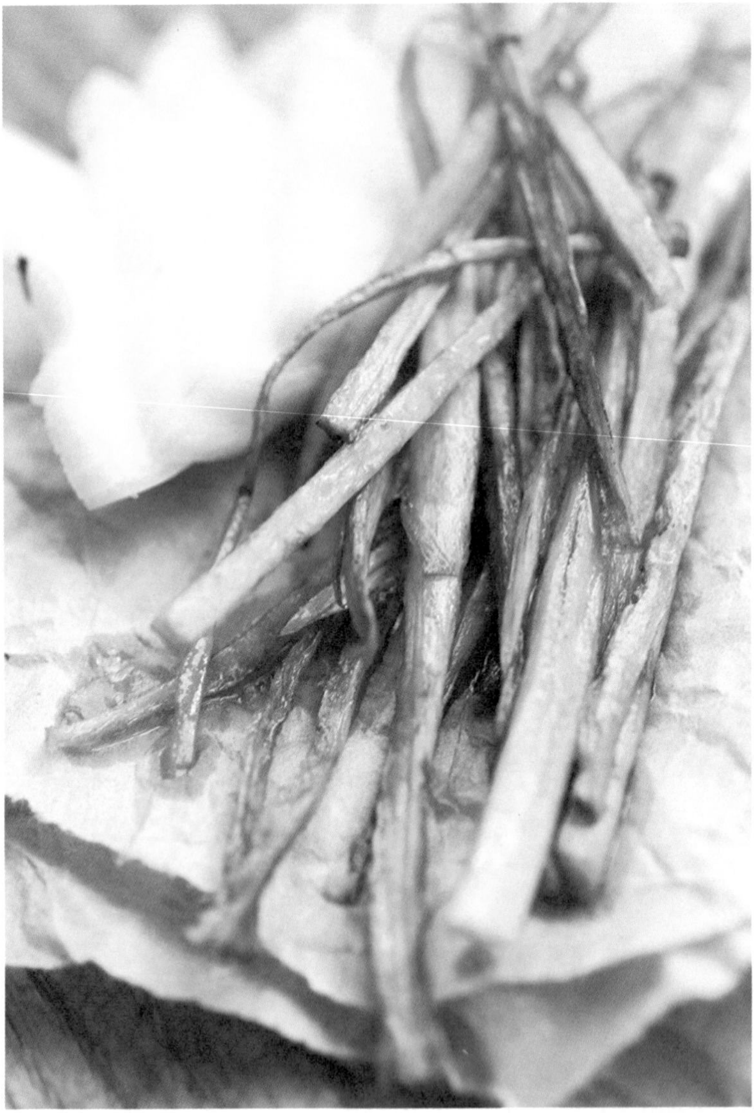

從前在菜市場看不見的新鮮牛蒡，為什麼當今周圍都有得賣呢？和大葱一樣，日本人好吃這兩種東西，自己地方人工貴，拿種子去大陸種，大量輸入本土後，農民抗議，又不賣了，存貨就傾銷到香港來。

牛蒡別名夜叉頭、便牽牛、大力子、蝙蝠刺等。古稱牛旁，即為牛的尾巴。英文名 Edible Burdock。

屬菊科。牛蒡為根類蔬菜，含蛋白質、脂質、鈣、磷等等，維他命養分亦強，曬乾了，製為中草藥。

種子播放後，兩年就會長出又粗又長的牛蒡來，開的粉紅花朵，下面結了一顆圓形帶刺的萼，很獨特，一眼就認得出。

牛蒡的直根耐水性弱，浸到水即腐爛，種植的土壤一定要選排水良好的。上等牛蒡約四五尺長，直徑如甘蔗般粗。

皮褐色，剝了之後是白色的肉，但一般只將表面上的岐根除去，刮洗後拿到市場去賣，並不剝皮。

日本牛蒡的種類多，手杖形的最為普遍，也有長得像番薯或蘿蔔的。

日本牛蒡分大浦群和瀧川群，再分中之宮、渡邊早生、山田早生、新田、常盤等品種。最有趣的，是一種叫「柳川理想」的牛蒡。

廣東人用它來煲湯，加塊豬骨和一片瘦肉，煲個三四小時。也許對身體好，但是味道並不是十分好聞，口感亦粗。

切成絲，燙一燙熟，加糖、麻油、鹽漬成涼菜，最後撒芝麻上去。韓國人也吃。

有時用來炆豬腩肉，其實，牛蒡的吃法在中國不多，西餐中更從來沒有見過。

日本人吃法千變萬化，和中國一樣當為涼菜的最普遍。刨成絲用的最多，像他們的柳川鍋，用大量牛蒡後，加土鰍煮成，上桌前打一個雞蛋下去，還要撒好多糖，最初吃不慣還以為甜品呢。

高級吃法，莫過於「盔煮 Kabuto Nei」，用清酒、醬油和少許糖煮紅鱲魚魚頭，加上幾片牛蒡和幾塊豆腐，此道菜最好吃的並非魚頭，而是牛蒡。

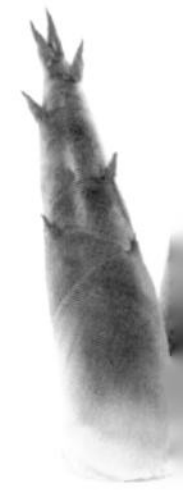

蓮藕

四季性的蓮藕，隨時在市場中找到，成為變化多端的食材。

蓮藕日人稱之為蓮根，洋人叫為Lotus Roots，其實與根無關，是蓮的腫莖。一節節，中間有空洞。

不溫不燥，蓮藕對身體最有益，池塘有蓮就有藕，產量多的地方，像西湖等地，過剩了還把蓮藕曬乾磨成粉，食用時滾水一沖，成漿糊狀，加點砂糖，非常清新美味，是種優雅的甜品。

原始的吃法是生的，攪成汁亦可，和甘筍滲起來，是杯完美的開胃果汁。

將蓮藕去皮，切成長條或方塊，用糖和醋漬它一夜，翌日就可以當泡菜下酒。

拿來炆豬肉最佳，蓮藕吸油，愈肥的肉愈好吃。有時和筍乾一起炆，筍韌藕脆，同樣入味，是上乘的佳餚。

剁碎了和豬肉混在一起，煎成一塊塊的肉餅，中山人的拿手好菜。

清炒也行，當成齋菜太寡了，用豬油去炒才發揮出味來。吃時常拔出一條條細絲，藕斷絲連這句話就是從這裏來的。

通常我們是直切的，露出一個個的洞來。這時先把頭尾切開，看洞的位置，將洞與洞之間剁兩刀，像左輪槍的形狀，再直切之，就有很美麗的花樣出現。

有時切片醃糖，曬乾了變為簡單的甜品。複雜起來，用糯米入洞中，再用糖來熬，要不就一個洞釀糯米，一個洞釀蓮蓉，扮相更為優美。如果你再加綠豆沙、豌豆茸的話，那麼就可以製成彩色繽紛的蓮藕。

如果將蓮藕直切，就看不到洞了，切為細條，和豆芽一塊兒炒，包你吃到了也不知是什麼做的。

連著根的部分最粗，一節節上去，愈來愈小，到最後那一節，翹了起來，像小孩子的雞雞，所以結婚的禮品中也有蓮藕，象徵吃了也會翹起來，多子多孫。

最後，別忘記廣東人經常煲的八爪魚乾蓮藕湯，兩種食材煲起來都是紫色，廣東人喝了叫好，外省人的倪匡兄大喊曖昧到極點，不肯喝之。

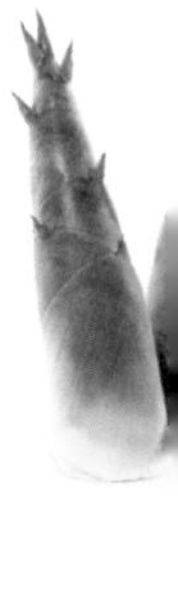

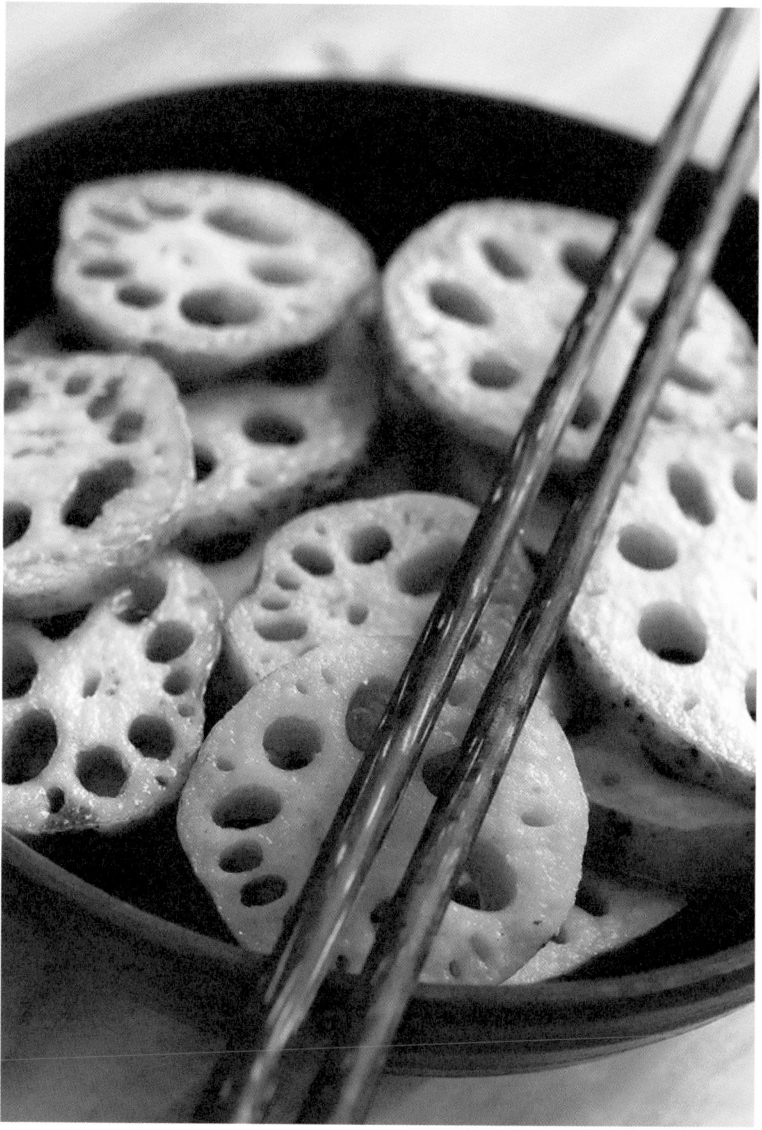

秋天蔬菜

芥藍

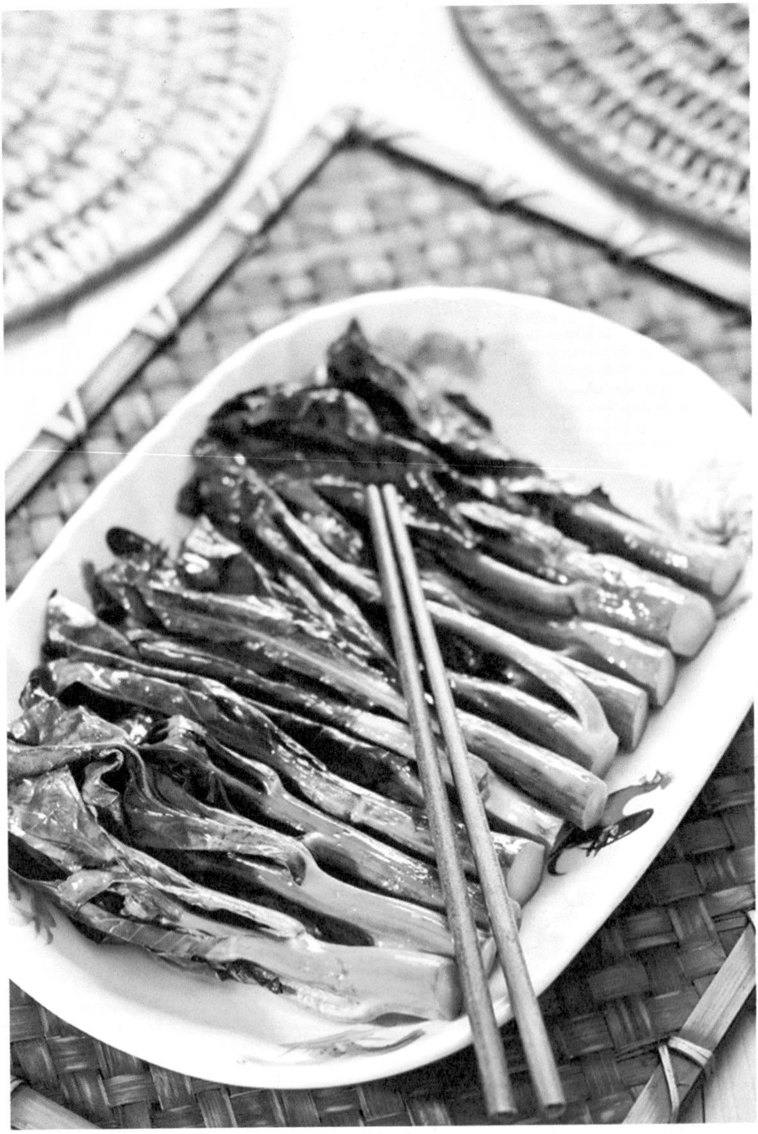

芥藍，名副其實是芥菜科，特色是帶了一丁丁的苦澀味。

這也是一種萬食不厭，最普通的蔬菜。不能生吃，要炒它一炒，至少要用滾水灼一下。

和其他蔬菜一樣，芥藍天氣愈冷愈甜，熱帶地方種的並不好吃。西方國家很少看到芥藍，最多是芥藍花，味道完全不同。

在最肥美的深秋，吃芥藍最佳。用水一洗，芥藍乾脆得折斷，淥熟加蠔油即可。

炒芥藍有點技巧，先放油入鹽，油冒煙時，加點蒜茸，加點糖，油再冒煙就可把芥藍扔進，兜幾下就行，記得別炒得過老。過程中撒點紹興酒，添幾滴生抽（**調味用醬油，顏色較淺，鹹味較重**），即成。

潮州人喜歡用大地魚乾去炒，更香。製法和清炒一樣，不過先爆香大地魚乾罷了。

看到開滿了白花的大棵芥藍時，買回來燜排骨。用個大鍋，熟油爆蒜頭和排骨，加水，讓它煮十五二十分鐘；把大芥藍整棵的放進去，再燜個十五二十分鐘即成，過程中放一湯匙的寧波豆醬，其他什麼調味品都不必加，

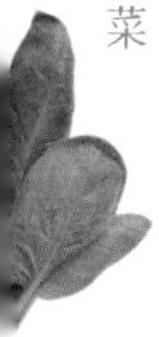

炆後自然甜味溢出，鹹味亦夠了。

用枝和葉去焗，把最粗的幹留下。撕開硬皮，切成片，鹽揉之，用水洗淨，再倒魚露和加一點點糖去醃製，第二天成為泡菜，是送粥的絕品。

餐廳的大師傅在炒芥藍時，喜用滾水淥它一淥，再去炒，這種做法令芥藍味盡失，絕對不可照炒。芥藍肥美時很容易熟，不必淥水。

把芥藍切成幼條，用來當炒飯的配料，也是一絕，比青豆，更有味道。

和肉類一起炒的話，與牛肉的配搭最適合，豬肉則格格不入。牛肉用肥牛亦可，但是叫肉販替你選塊包著肺部的「封門腱」切片來炒，味道夠，更有咬頭，又甜又香。

冬天可見芥藍頭，圓圓的像粒橙，大起來有柚子那麼大。削去硬皮，把芥藍頭切成絲來炒，看樣子不知道是什麼，以為生炒蘿蔔絲或薯仔絲之類，進口芥藍味十足，令人驚奇。不能死板地教你炒多久才熟，各家的鑊熱度不同，試過兩次，一定成功。

塌科菜

塌科菜又扁又平，到了秋天開始在市場中出現，是種愈寒冷愈清甜的蔬菜。傳說中，這種本屬包心菜科的植物耐寒性極強，大雪裡也能生長，但因被雪壓住而變種，葉子只有向周圍散開，成飛碟形狀。

塌科菜屬於「菘」的一種，自古以來，所有在寒冬不凋的都叫為「菘」，像北方的大白菜叫「白菘」，而南方的黃芽白則為「黃菘」，塌科菜貼地而生，也叫為「塌地崧」。

南宋范成大的詩上說：「撥雪挑來塌地菘，味似蜜藕更肥濃；朱門肉食無風味，只作尋常菜把供。」

喜歡上塌科菜，你就會發現它的甜味中還帶點苦澀，滋味是獨特的，絕對在其他蔬菜找不到，吃了上癮，即使有毒也願嚐之。塌科菜當然沒毒，只不過人們常將之與河豚比喻，稱之為「堆雪河豚」。

粵菜館中當然找不到塌科菜，就算一般的上海館子也不賣。除了上海之外，

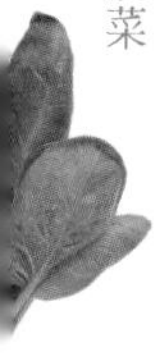

會吃塌科菜的只有香港人吧？當年滬人大量流入香港，把他們飲食習慣帶來，當今南貨店像新三陽舊三陽皆有出售，普通菜市場裡也賣，可見已被廣東家庭主婦接受了。

最普通的煮法是清炒，把那扁平的菜一瓣瓣撕開，洗乾淨後備用，也有人喜歡用刀切，但有鐵鏽味，始終不雅。爆香蒜茸後更能炒了，最後滴些紹酒，美味無窮。

若嫌太寡，可加幾片鹹肉，蒸熟後鋪在塌科菜上，不宜混在一起炒。若用金華火腿代替，則火腿味太搶風頭，還是鹹肉的配搭佳。

老上海人會做一道菜，叫塌科菜煮冰豆腐湯，沒有雪櫃的當年，將豆腐放在戶外結冰，再把塌科菜略炒，與豆腐一齊滾湯。結果湯變乳白色，塌科菜綠色，又美又好喝，太便宜了沒人做，已久未嚐此味了。

塌科菜一移植到太熱或太冷的地方，即使長得出來味道俱失，浙江一帶種出來的塌科菜，能吃的時間很短，只有香港的「天香樓」大量貯存，用報紙包起來後冷藏，故至初夏還能吃到，但價貴，客抱怨，老闆引入廚房，見大廚只取其心烹調，其他部分堆滿地而棄之，遂說服。

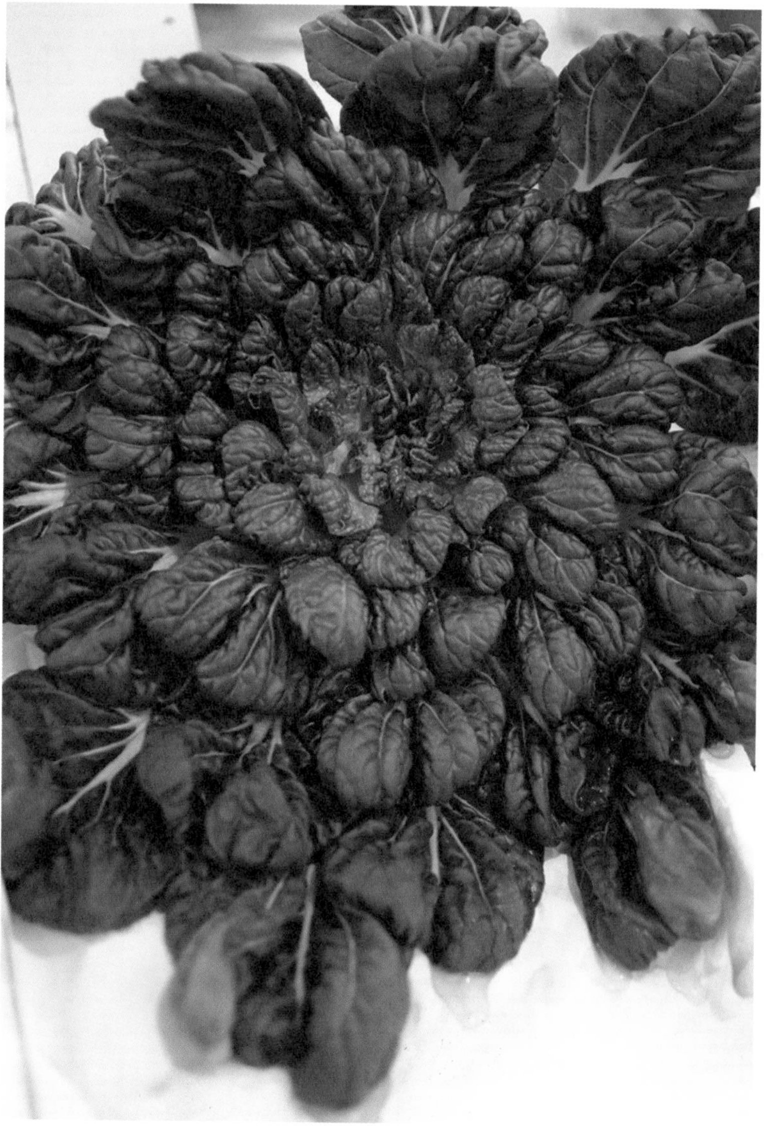

蔬菜類

冬天蔬菜

生菜

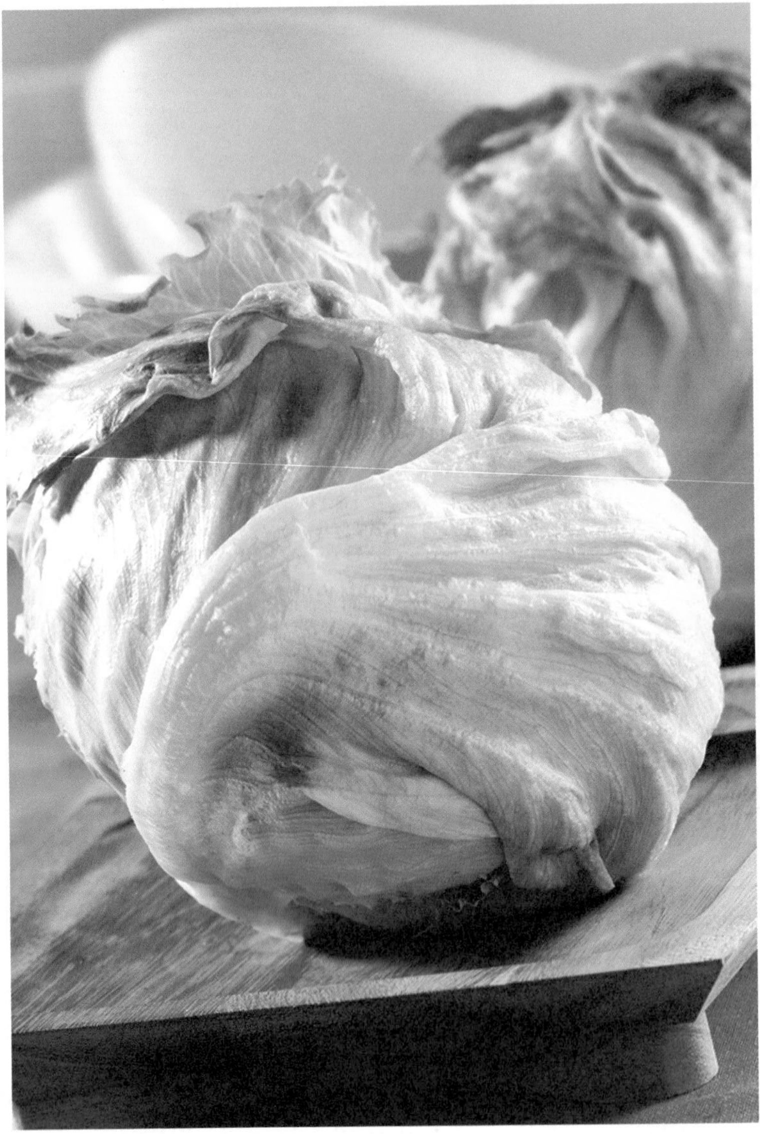

生菜Lettuce，是類似萵苣之一種青菜，中台兩地叫為卷心菜，香港人分別為西生菜和唐生菜兩種叫法。香港人認為唐生菜比西生菜好吃，較為爽脆，不像西生菜那麼實心。

一般呈球狀，從底部一刀切起，收割時連根部分分泌出白色的黏液，故日本古名為乳草。

生菜帶苦澀，在春天和秋天兩次收成，天冷時較為甜美，其他季節也生，味道普通。

沙拉之中，少不了西生菜。生吃時用冰水洗濯更脆。它忌金屬，鐵鏽味存在菜中，久久不散，用刀切不如手剝，這是吃生菜的秘訣，切記切記。

有些人認為只要剝去外葉，生菜就不必再洗。若洗，又很難乾，很麻煩，怎麼辦？農藥用得多的今天，洗還是比不洗好。炮製生菜沙拉時，將各種蔬菜洗好之後，用一片乾淨的薄布包着，四角拉在手上，摔它幾下，菜就乾了，各位不妨用此法試試。

生菜不管是唐或洋，就那麼吃，味還是嫌寡的，非下油不可。西方人下橄欖油、花生油或粟米油，我們的白灼唐生菜，如果能淋上豬油，那配合得天衣無縫。

炒生菜時火候要控制得極好，不然就水汪汪了。油下鑊，等冒煙，生菜放下，別下太多，兜兩兜就能上桌，絕對不能炒得太久。量多的話，分兩次炒。因為它可生吃，半生熟不要緊，生菜的纖維很脆弱，不像白菜可以煲之不爛，總之灼也好炒也好，兩三秒鐘已算久的了。

中國人生吃生菜時，用菜包鴿鬆或鷓鴣鬆。把葉子的外圍剪掉，成為一個蔬菜的小碗，盛肉後包起來吃。韓國人也喜用生菜包白切肉，有時他們也包麵醬、大蒜片、辣椒醬、紫蘇葉，味道極佳。

日本人的吃法一貫是最簡單的，白灼之後撒上柴魚和醬油，就此而已。京都人愛醃漬來吃。義大利人則把生菜灼熟後撒上帕瑪滋起司碎。

對於不進廚房的女人來說，生菜是一種永不會失敗的食材。剝了菜葉，放進中和半肥瘦的貝根醃肉一齊煮，生一點也行，老一點也沒問題，算是自己會燒一道菜了。

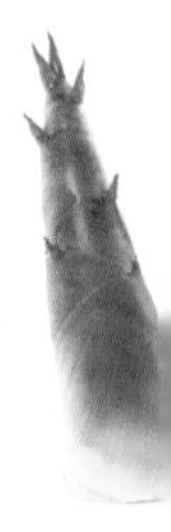

茼蒿

茼蒿，是一百巴仙的中國蔬菜，當今已沒有野生的，全部種植，雖說盛產期在於十月到翌年四月，但是已經一年從頭到尾都能在市場中看到了。

最普通的吃法，是用來煮火鍋，有一陣獨特的味道，喜歡的人說很香，討厭的吃出一陣肉味來，很強烈，聞了逃之夭夭。

因為本身已有烈味，白灼之後，只宜下鹽或淋醬油，千萬不能和其他蔬菜一樣加蠔油，兩者味道極不相稱。

加蒜茸生炒最佳，可是一大堆茼蒿，炒出來縮為一小碟，它的含水量極高。台灣人叫茼蒿為「打某菜」。某，老婆之意。打老婆菜，都是因為丈夫以為妻子偷吃或私藏之故。

茼蒿味甘辛，性平，所含營養可預防感冒，提升免疫功能，有維生素A，對於視力很有幫助，這是西方的見解。中藥則稱開胃健脾、利便、化痰、去水腫等。幾乎所有草藥，用途都數之不盡，亦不可盡信。血壓高的人，常食之有助健康，倒是真的。

菜市場的小販，都說茼蒿不好放，擺個三兩天就要枯黃，故少入貨。他們勸家庭主婦買完即刻食之。如果放入冰箱，就要用舊報紙包住，淋水濕之。

我們見到的，都是大葉的茼蒿，葉邊鋸齒形，一棵茼蒿由六七塊葉組織起來，不熟悉下廚的人，還常將它與生菜混亂。

茼蒿自室町朝代已傳入日本，用了一個很優雅的名字，叫為「春菊」，因為它也開了黃色的菊花，葉子和菊科植物的樣子也很像。他們種的都出細葉，葉邊的鋸齒形更加明顯，吃起來的味道沒有中國茼蒿那麼濃，但留下一股清香。因為日本人工貴，將種子拿回去請大陸農民種，種得太多，銷到香港來，而香港的小販，又為它取了一個俗氣的名字，叫「皇帝菜」。

味道重的關係，可以和碎肉一起剁了包包子或餃子。有時，幾種重味的蔬菜一起弄起來吃，也很有趣，像把茼蒿、芫荽、薺菜、韭菜切了，下義大利黑醋和上等橄欖油生吃，比甚麼凱撒沙拉更美味。

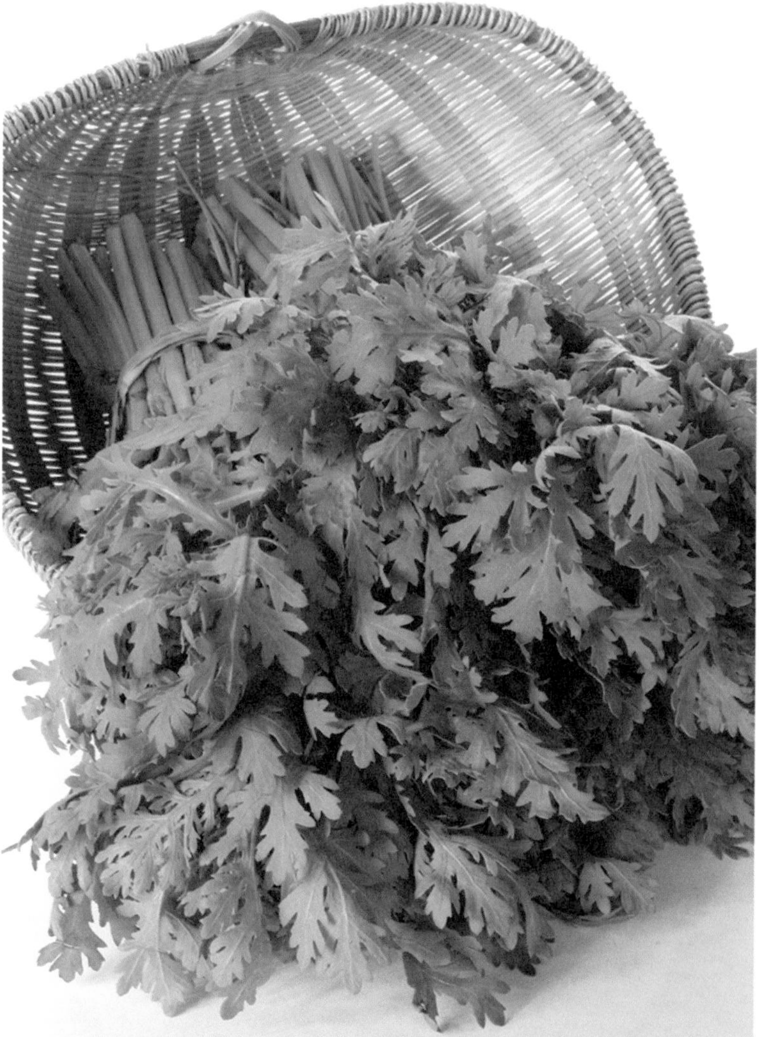

冬天蔬菜

白菜

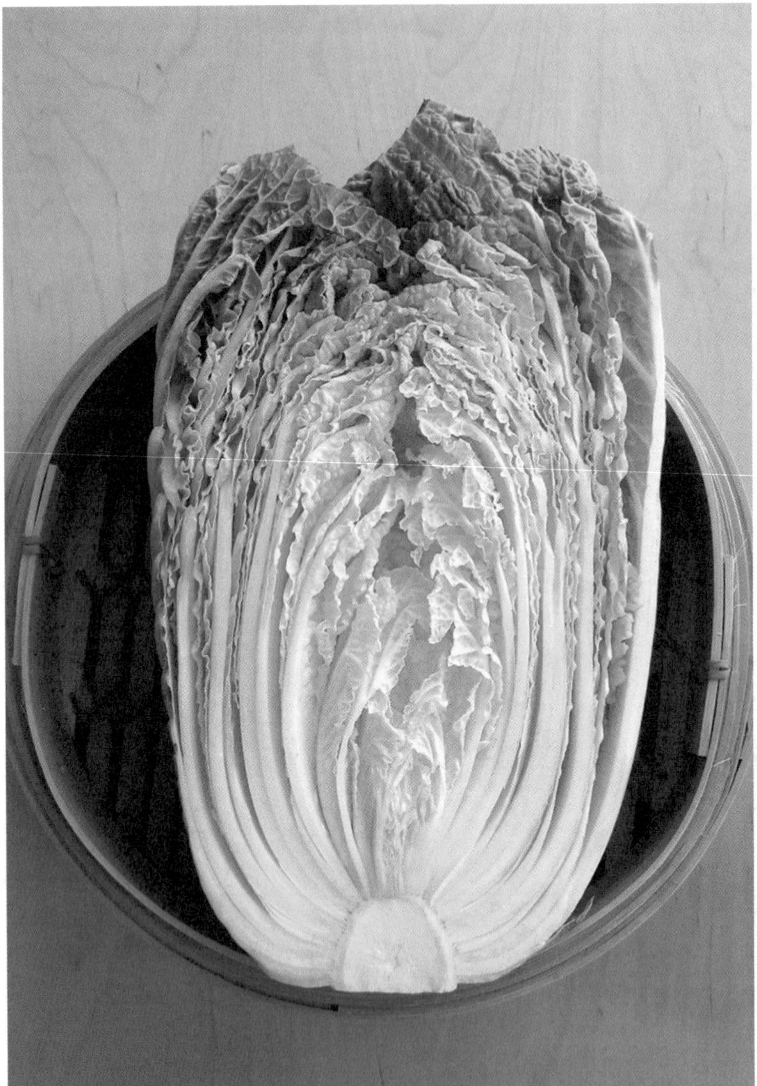

白菜，所有蔬菜中最普通的一種，中國老百姓喜歡，日本料理不能缺少，韓國人不可一日無此君。

漢字名稱分為大白菜、小白菜、津菜、黃牙白等，但英文名稱卻稱為中國包心菜 Chinese Cabbage 罷了，洋人永遠搞不清楚的。

白菜的種類也數之不清，莖幼葉大者，全身是莖者、有圓形、炮彈形、長形等，大起來相當厲害，記錄中有數十公斤一棵的。

一年四季皆生，葉分開後露出黃色的小花，但多數是包心不開花。

葉綠色，也有黃色，有些全白。世人都認為原產地是中國，但西方也長白菜，植物學家研究，是由其他蔬菜變種而來。

含有最豐富的維他命C，並包括了鈣質、鐵質等，營養上不比包心菜或椰菜差。

最平凡的蔬菜，但做法千變萬化，中國人自古以來吃白菜，幾乎所有的烹調法都適用。

生產起來，數量驚人，吃不完，最基本的就是拿去泡了。由原始的鹽水泡白菜開始，到揉上芥末為止，中國泡菜離不開白菜。

日本人也一樣，加鹽、加一顆辣椒，就那麼泡了，泡一夜就可以吃，稱之為一夜漬。

韓國人泡的就較考工夫，他們把鹽、辣椒粉、魚內臟、蝦毛、魷魚等夾在白菜瓣中，一頁又一頁加進去，泡個一年半載，發了酵，帶酸，每餐食之。又有老泡菜，可以泡上幾年的，味更濃，有點像中國的老菜脯。

煮火鍋時，白菜也是最重要的食材之一，煮一煮味道就出來，煮久了，爛了，又有另一番的滋味。日本火鍋，不管是魚是肉，也一定放白菜。韓國火鍋，泡菜代替了白菜。

炒豬肉牛肉羊肉，皆可用白菜，有些人嫌莖太硬，炒過後在鑊上上蓋，炆它一炆，更入味。

山東人包餃子，也非白菜不行。當然，它並不比韭菜鮮，但是中國人就是愛上那種淡淡的菜味，這是西方人不能理解的，也說明了為甚麼西餐中永遠不以白菜入餚了。

菜心（油菜花）

菜心，洋名 Chinese Flowering Cabbage，因為頂端開着花之故，但總覺得它不屬於 Cabbage 科，是別樹一類的蔬菜，非常之清高。

西餐中從沒出現過菜心，只有中國和東南亞一帶的人吃罷了。我們去了歐美，最懷念的就是菜心。當今越南人移民，也種了起來，可在唐人街中購入，洋人的超級市場還是找不到的。

菜心清炒最妙，火候也最難控制得好，生一點的菜心還能接受，過老軟綿綿，像失去性能力。

炒菜心有一個秘訣：在鐵鑊中下油（最好當然是豬油），油燒至生煙，加少許糖和鹽，還有幾滴紹興酒進油中去，再把菜心倒入，兜它兩三下，即成，如果先放菜心，再下佐料的話，就老了。

因為鹽太寡，可用魚露代之，要在熄火之前撒下，爆油時忌用蠔油，任何新鮮的菜，用蠔油一炒，味被搶，對不起它。

蠔油只限於淥熟的菜心，即淥即起，看見淥好放在一邊的麵檔，最好別光顧。那家人的麵也吃不過。

灼菜心時卻要用淥過麵的水，或加一點蘇打粉，才會綠油油，否則變成枯黃的顏色，就打折扣了。

夏天的菜心不甜，又僵硬，最不好吃。所以南洋一帶吃不到甜美的菜心。入冬，小棵的菜心最美味。當今在市場中買到的，多數來自北京，那麼老遠運到，還賣得那麼便宜，也想不出老愛吃土豆的北京人會種菜心。

很多人還信吃菜心時，要把花的部分摘掉，因為它含農藥。這種觀念是錯誤的，只要洗得乾淨就是。少了花的菜心，等於是太監。

帶花的菜心，最好是日本人種的，在city'super 等超級市場偶爾會見到，包成一束束，去掉了梗，只吃花和幼莖。它帶很強烈的苦澀味，也是這種苦澀讓人吃上癮。

有時在柴魚湯中灼一灼，有時會當漬成泡菜，但因它狀美，日本人常拿去當插花的材料。

日本菜心很容易煮爛，吃泡麵時，湯一滾，即放入，把麵蓋在菜心上，就可熄火了，這碗即食麵，變成天下絕品。

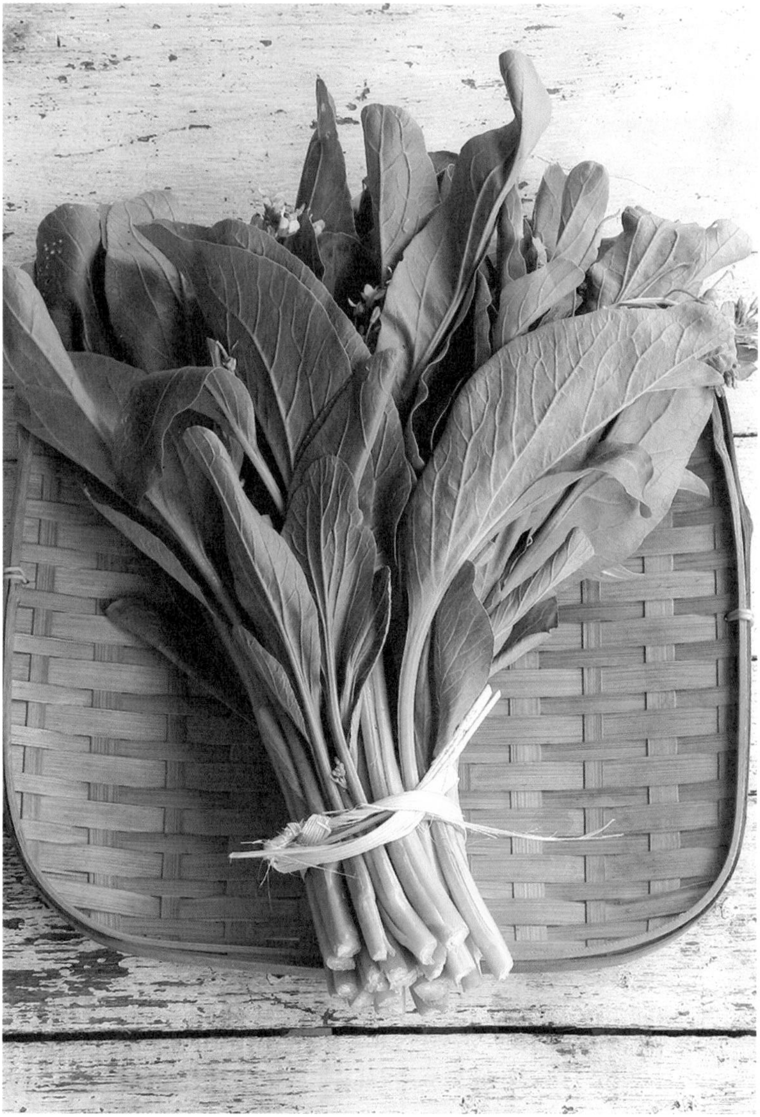

蔬菜類

冬天蔬菜

椰菜（高麗菜）

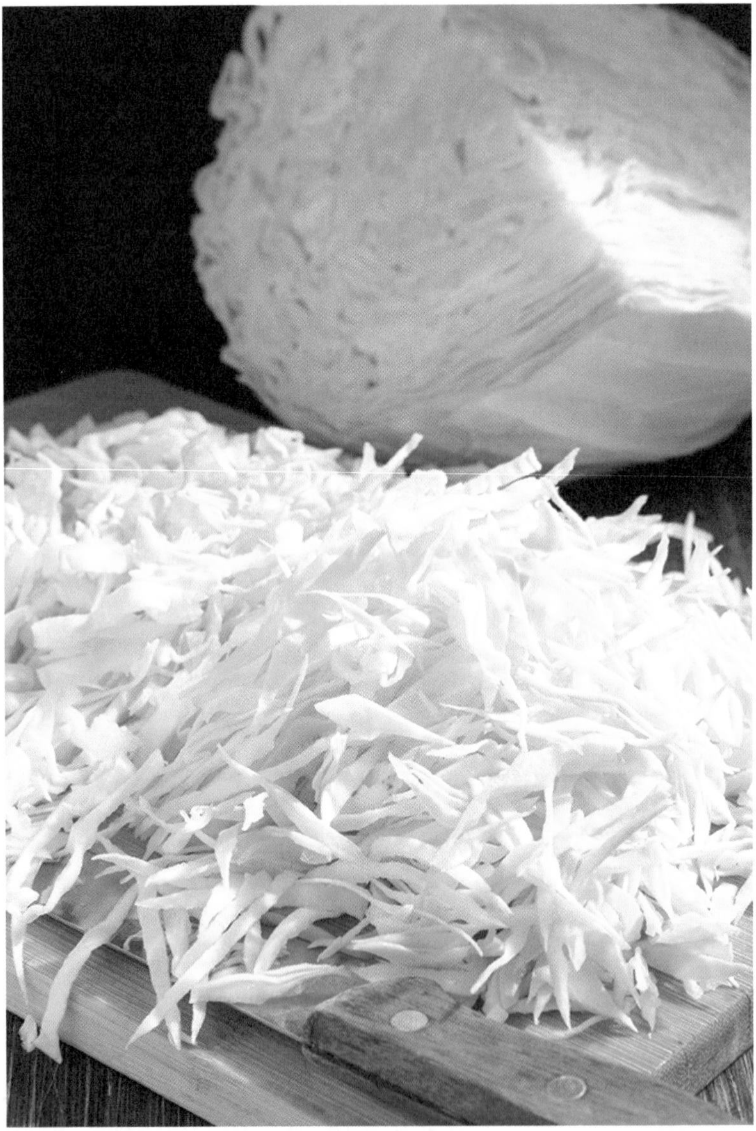

粵人之椰菜，與棕櫚科毫無關連，樣子也像椰子。北方稱為甘藍，俗名包心菜或洋白菜。閩南及台灣則叫做高麗菜，是不是韓國傳來，已無從考據了。

洋人多把它拿去煲湯，或切成幼條醃製，德國人吃鹹豬手的酸菜，就是椰菜絲。

高麗人吃高麗菜，也是醃製的居多，加辣椒粉炮製，發酵後味帶酸。友人鴻哥也用番茄醬醃它，加了點糖，樣子像韓國金漬，但吃起來不辣又很爽口，非常出色。

至於北方人的泡菜，用一大缸鹽水就那麼泡將起來，沒什麼特別味道。過於單調，除非你在北方長大，不然不會喜歡。

菜市場中賣的椰菜，又圓又大，屬於扁形的並不好吃，要買的話最好買天津生產的，像一個圓球，味道最佳，向小販請教可也。

椰菜保存期很久，家中冰箱放上一兩個月，泡泡麵時剝幾片下鍋，再加點天津冬菜，已很美味。

冬菜和椰菜的搭配奇好，正宗海南雞飯的湯，拿了煲雞的湯熬椰菜，再加冬菜已成。不必太多花巧，香港人賣海南雞飯，就永遠學不會煮這個湯。

其實椰菜的做法很多，任何肉類都適合炒之，是一種極得人歡心的蔬菜。我們也可以自製泡菜，把椰菜洗淨，抹點鹽，加多一些糖，放它幾個小時就可以拿來吃了，不夠酸的話可以加點白米醋。

羅宋湯少不了椰菜，把牛腩切丁，加大量番茄、薯仔和椰菜，煲個兩三小時，是一碗又濃又香的湯，很容易做，只要小心看火，不煲乾就是。

女人一開始學做菜，很喜歡選椰菜當材料，她們一看到雜誌和電視把椰菜燙了一燙，拿去包碎肉，再煮，即是一道又美觀又好吃的菜，馬上學習。結果弄出來的形狀崩潰，肉又淡而無味，椰菜過老。馬腳盡露，羞死人也。

現在教你們一個永不失敗的做法，那就是把椰菜切成細絲，加點鹽，加大量黑胡椒粉，滴幾滴橄欖油，就那麼拌來生吃，味道好得不得了。加味精，更能騙人。試試看吧。

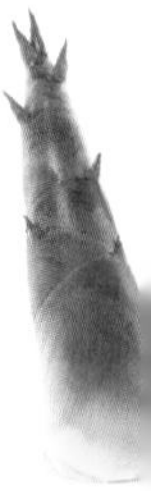

椰菜花（花椰菜）

椰菜花，英語作 Cauliflower，法文為 Chou-fleur。

別以為只有白色，橙色、紅色皆有。白的有個很漂亮的名字叫「雪冠」，橙的叫「橘花球」，紅的叫「紫后」。

還有一種很怪，像史前動物有角烏龜，也叫珊瑚礁，香港市場中也有出售，味道比一般的椰菜花還要甜。

當今已不見野生的了，椰菜花都是人工種植，葉子在地面上向四周張開，吃的是中間花蕊，含極高的維他命C。

首先，要洗椰菜花根本就不可能，花蕊結得很實很緊，就算從尾部剖開，也不能徹底洗淨，唯有用刀子把表面上沾着污泥的地方削去而已，縫中藏了些甚麼不知道。

洋人極愛將椰菜花切片，當沙拉生吃，農藥用得過多的今日，是很不智的，還是吃它們用來做的泡菜安全。

椰菜花泡鹹菜只是浸在醋和鹽水之中，無多大學問。有些是煮熟加浸，有些就那麼浸，前者較軟，後者較硬的分別而已，都不是太好吃的東西。

中菜用椰菜花，也不見得比洋人精巧。椰菜花本身無味，吃起來像嚼發泡膠，本身難於討好，也少聽到有人特別喜歡。

我們將它切開來炒，大師傅會過過水。家庭主婦就那麼炒，很難熟，有個辦法是下多點水，等汁滾了，上鑊蓋，炒不熟也要炆熟它。

炒豬肉片，牛肉絲是最普通的做法，也不是甚麼出得廳堂的菜。

齋菜中也喜歡用它來做原料，本身已無味，沒有了肉更糟糕，只有大量生油和味精炮製，是素菜中最不容易嚥喉者。

我也想不出有甚麼辦法把椰菜花弄得好吃。唯有把它當芥菜一樣泡：椰菜花切成小角，魚蛋般大，抹上鹽、出水，待乾，用一個玻璃瓶裝起來，放半瓶魚露，加辣椒、糖、大蒜片泡個一兩天就可以吃，還不錯。

西餐中，看到椰菜花當成牛排豬排的配菜，焓熟了放在碟邊，我從來沒去碰過它。

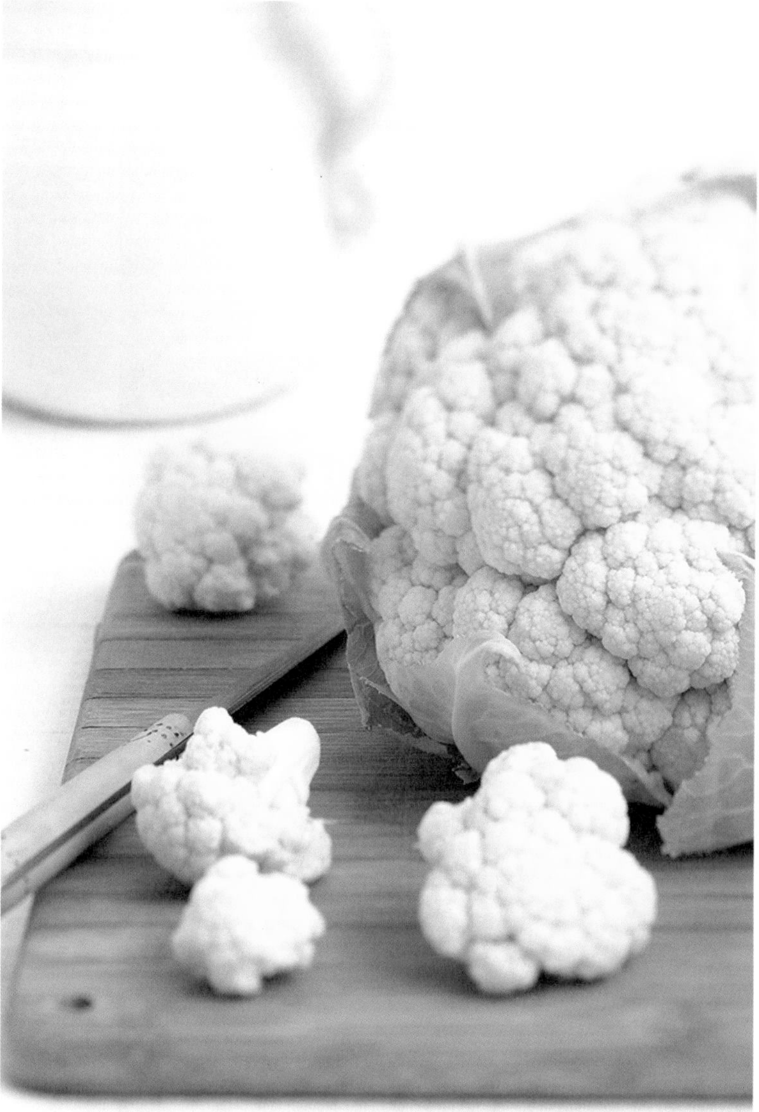

冬天蔬菜

蔬菜類

紅菜頭（甜菜根）

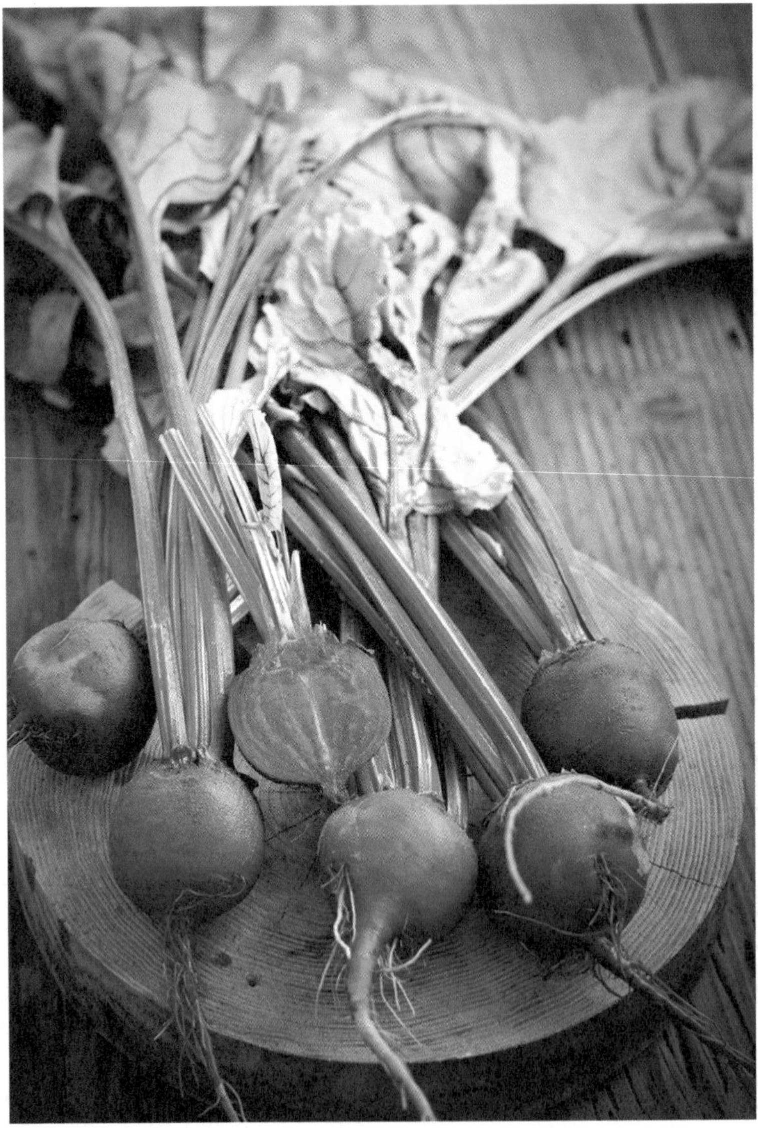

隨着菲律賓家政助理的選材，香港的菜市場中近來加多了一種蔬菜，那就是紅菜頭。

紅菜頭，台灣人稱為甜菜根，英文名字是 Beetroot，或乾脆叫為 Beet，是西洋料理中重要的食材，尤其在俄羅斯和東歐諸國，更是不可缺少的。

它小起來有如蘋果，大的像柚，有深紅色的皮，肉更像鮮血那麼豔麗。原產於地中海、大西洋和北非的岸邊，從古希臘的記載就知有人種植，起初個頭並不大，十五世紀之後變種，才成為現在的形狀。

煮得過久，紅菜頭的色會變淡，通常是連皮放進湯中煲，上桌前才切片或切丁的。

紅菜頭吃起來淡淡甜味，這是其中一種，有的甜似糖，歐洲人曾經從中提煉出糖來，當今已放棄這種取糖的方法，反而流行的，是提煉出的紅色，來做可食用的人工色素。

我們開始吃紅菜頭，是家政助理煮羅宋湯時，除了番茄，還加紅菜頭來令湯更鮮紅，她們也愛煮熟後冷吃，當沙拉中的一種蔬菜。

Borscht 這種名湯，可以冷或熱吃，非加紅菜頭不可，在俄國、立陶宛、

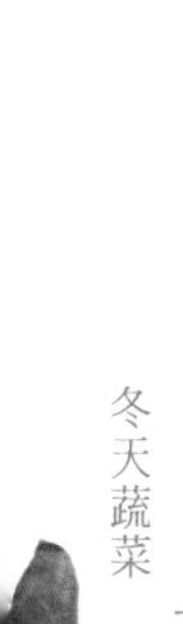

波蘭和匈牙利的家庭中，幾乎是天天都煮的。烏克蘭民族更當它是國寶，堅持說由他們發明。

任何蔬菜都能和紅菜頭一起煮牛肉、豬肉、雞肉，甚至鵝肉。一煮就是一大鍋，花上幾個鐘炮製。上桌時，在紅色的湯上加上大量的酸奶油。東方人也許不習慣，但他們不可一日無此君，有時還嫌紅菜頭的顏色不夠紅，要把醃製的紅菜頭，叫為 Rassol 的汁也加進才過癮。

東方菜中甚少以紅菜頭入饌，日本人根本不去碰，在他們的食材典中不會出現紅菜頭這種東西。

因為它又紅又甜，可以很好玩，單調的齋菜食材，大可用紅菜頭來起變化，就算最普通的北京菜炒土頭，若加幾絲紅菜頭，好看又好吃得多了。

改個觀念，把紅菜頭當成水果，切丁後可做蛋糕、果醬或果凍。當今已有人拿紅菜頭來煲粥了。玩個高興，一不小心紅汁染到衣服上，是不容易洗乾淨的。

紅蘿蔔

紅蘿蔔又叫胡蘿蔔，有個「胡」字，可想而知是外國傳來，原產於阿富汗，西邊傳到歐洲，東邊由絲綢之路來中國。那時候的種子顏色很豔紅，已罕見，日本還保留著，稱之為「金時」。日本人也叫紅蘿蔔為人參，兩者相差十萬八千里。

當今的紅蘿蔔帶橙黃色，是再次把歐洲種子送來種的。我們最常用是煲青紅蘿蔔湯。這是廣東人煲的湯最典型的一種，用牛腱為材料，也可以用豬骨去煲。方太教過我下幾片四川榨菜進去吊味，效果不錯。

湯渣撈出來吃，紅蘿蔔帶甜，小孩子喜歡。青蘿蔔就沒甚麼吃頭，四川榨菜則爽口得很，淋點醬油，可送飯。

外國人的湯中也放大量的紅蘿蔔，他們的湯或醬汁分紅的和白的，前者以番茄為主，紅蘿蔔為副，配以肉類；白汁則配海鮮，用奶油和白酒炮製。

紅蘿蔔的葉子我們是不吃的，洋人也把它們混進湯中熬，本身沒甚麼味道，不像芹菜那麼強烈，也沒白蘿蔔的辛辣。

西餐中也常把紅蘿蔔煮熟了，切塊放在扒類旁邊當配菜，是最原始的吃法。中餐中的紅蘿蔔做法也不多，當雕花的材料罷了，真是對不起紅蘿蔔。做得最好的是韓國人，把牛肋骨大塊大塊斬開，再拿去和紅蘿蔔一起炆，炆得又香又軟熟時，紅蘿蔔還比牛肉更好吃，剩下的菜汁拿來澆白飯，也可連吞三大碗。

在中東旅行時，看到田中一片片細小的白花，問導遊是什麼，原來是紅蘿蔔花，相信很多人沒看過。

紅蘿蔔含大量的維他命，對身體有益。我們常用它來榨汁喝，不喜歡吃甜的人也可以接受，它的甜味甜得剛好，不惹人討厭，如果要有一點變化，在榨的時候加一顆橙進去，就沒那麼單調了。

我有一個朋友的臉色愈來愈難看，又青又黃，也不是生什麼病，後來聽醫生說是紅蘿蔔汁喝得太多引起的，不知道可不可信，但凡事過多總是不好，你說對嗎？

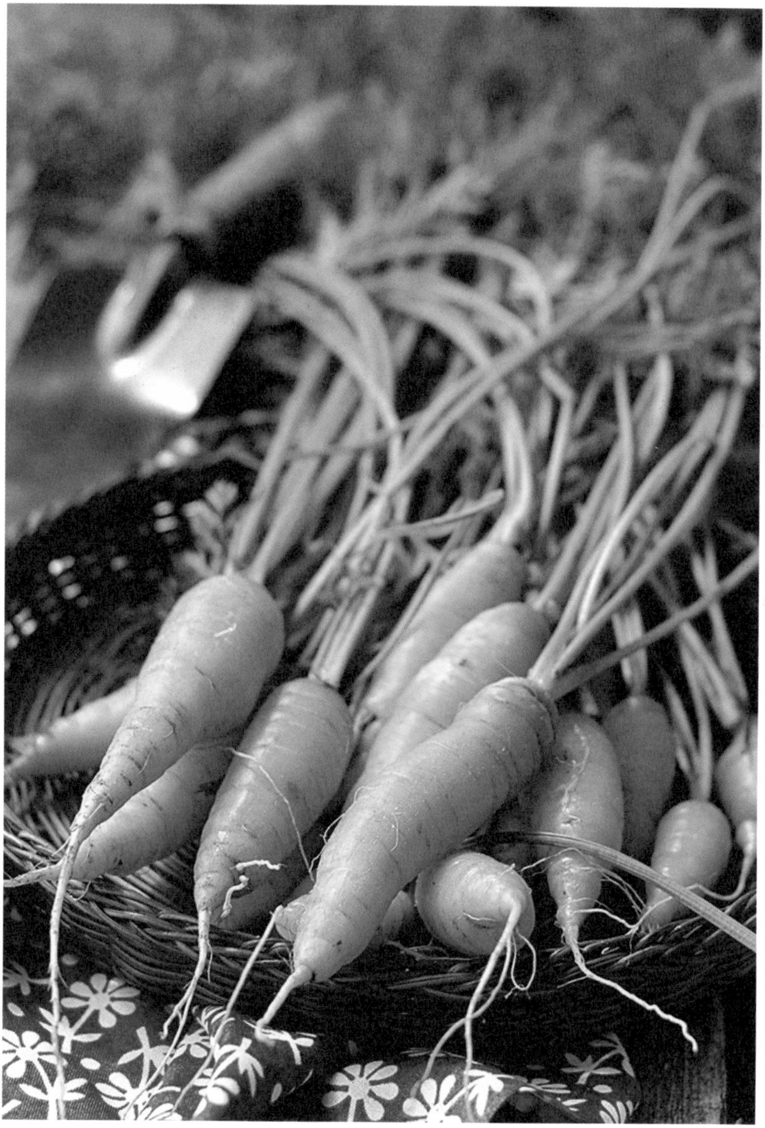

冬天蔬菜

蘿蔔

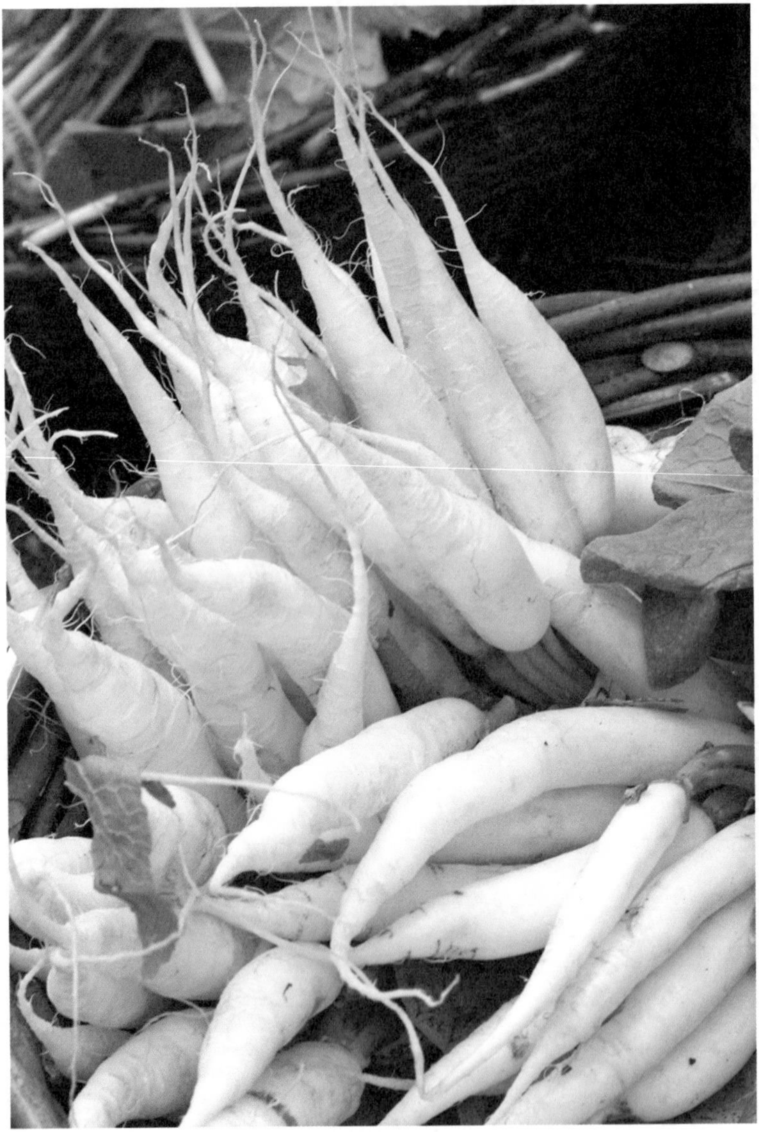

上蒼造物，無奇不有，植物根部竟然可口，蘿蔔是代表性的，誰能想到那麼短小的葉子下，竟然能長出又肥又大又雪白的食材來？

蘿蔔的做法數之不清，洋人少用，他們喜歡的是紅蘿蔔，樣子相同，但味道和口感完全不一樣。其實它的種類極多，有的還是圓形呢。顏色則有綠的，有的切開來裡面的肉呈粉紅。所謂的「心裏美」就是這個品種，我在法國，還看過外表黑色的蘿蔔。

我們吃蘿蔔，從青紅蘿蔔湯到蘿蔔糕等，千變萬化，但是老人家說蘿蔔性寒，又能解藥，身體有毛病的人不能多吃。

既然性寒，那麼拿來當火鍋最佳，當今的火鍋店已有一大碟生蘿蔔供應，湯要滾瀉時就下幾塊下去，和火鍋的燥熱，熬出來的湯更是甜美。

我本人最拿手的菜就是蘿蔔瑤柱湯，不能滾，要燉，湯才清澈。取七八顆大瑤柱，浸水後放進燉鍋。蘿蔔切成大塊鋪在瑤柱上，再放一小塊過水的豬肉腱，燉個兩三小時，做出來的湯鮮美無比。

韓國菜中，蒸牛肋骨的 Karubi-Chim 最為美味。牛肉固然軟熟可口，但是菜中的蘿蔔比肉好吃。他們的泡菜，除了白菜金漬之外，蘿蔔切成大骰子般的方形醃之，叫為 Katoki Kimchi，也是代表性的佐食小菜。

日本人更是不可一日無此君，稱之為大根。食物之中以蘿蔔當材料的極多，最常見的是泡成黃色的蘿蔔乾 Takuwan。大廚他們也知道可將燥熱中和的道理，所以吃炸天婦羅時，一定大量的蘿蔔茸佐之。小食 Oden，很像我們的釀豆腐，各種食材之中，最甜的還是炆得軟熟的蘿蔔。

在江南，有種叫水席的烹調，一桌菜多數為湯類。其中一味是把蘿蔔切成幼細到極點的線，以上湯煨之，吃起來比燕窩更有口感。

蘿蔔源自何國，已無從考據，但古埃及中已有許多文字和雕刻記載，多數是奴隸們才吃的。我們的蘿蔔，可在國宴中出現，最賤材料變為最高級的佳餚，這就是所謂烹調的藝術了。

薯仔（馬鈴薯）

廣東人叫為薯仔的，北方人稱之土豆，後者像是比較切題。

原產於秘魯，傳到歐洲，是洋人的主食。什麼炸薯仔條，薯仔茸等，好像少了它會死人一樣。

薯仔好吃嗎？沒有番薯那麼甜，也不及芋頭的香。喜歡吃薯仔的人，都是受了洋人快餐文化的影響而引起，談不上有什麼高級的味覺享受。我從前有個助手，薯仔條吃個不停，就一直給我當笑話。

北京人的涼拌或生炒土豆絲，對北京人來說是種美味，其實他們吃的是鄉愁，南方人對此道菜也不覺得有什麼了不起。

薯仔薄切炸成片，更是很多人的看電視恩物，我則認為不如吃米香更好。

餓起來當然什麼都送進口，我的背包流浪時代中，烤薯仔來吃的日子不知過了多少。購買時價錢相同，一於去買，還選重一點的。

北海道盛產的薯仔叫「男爵」，很鬆化，甜味很重，就那樣扔進木炭中煨，塗上厚厚的一片牛油，還是可以勉強吃進口的。

我對薯仔一點好感也沒有，當成圖章倒是很好玩。用張紙，磨了濃墨之後根據切半的薯仔大小寫字，然後鋪在薯仔上，輕輕用手指一刮，就能印上去。這時用把刀把空白處挑出來，就是一個完美的印。倪匡兄是用這個方法偽造文書，從新疆逃到香港的。

做咖喱時也用薯仔，煮得醬汁進入，是唯一嚥得下的例子。當然是先吃雞或牛腩，飽了就不會去碰它。吃咖喱薯仔也要爛熟，當我牙痛的時候。

當今的營養師研究，其實薯仔是低卡路里和零脂肪的，沒有一般人傳說澱粉質很高那麼恐怖。但是，唉，低脂肪的東西，永遠不是令人滿足的東西。

薯仔的種類很多，我看過大若菠蘿，小似櫻桃者，又紅又綠又黑又紫，在西方的菜市場中看得令人歎為觀止。

我最愛的薯仔，是當它變成伏特加，在製冰盒上凍得倒出來黐瓶壁。來吧，乾杯！

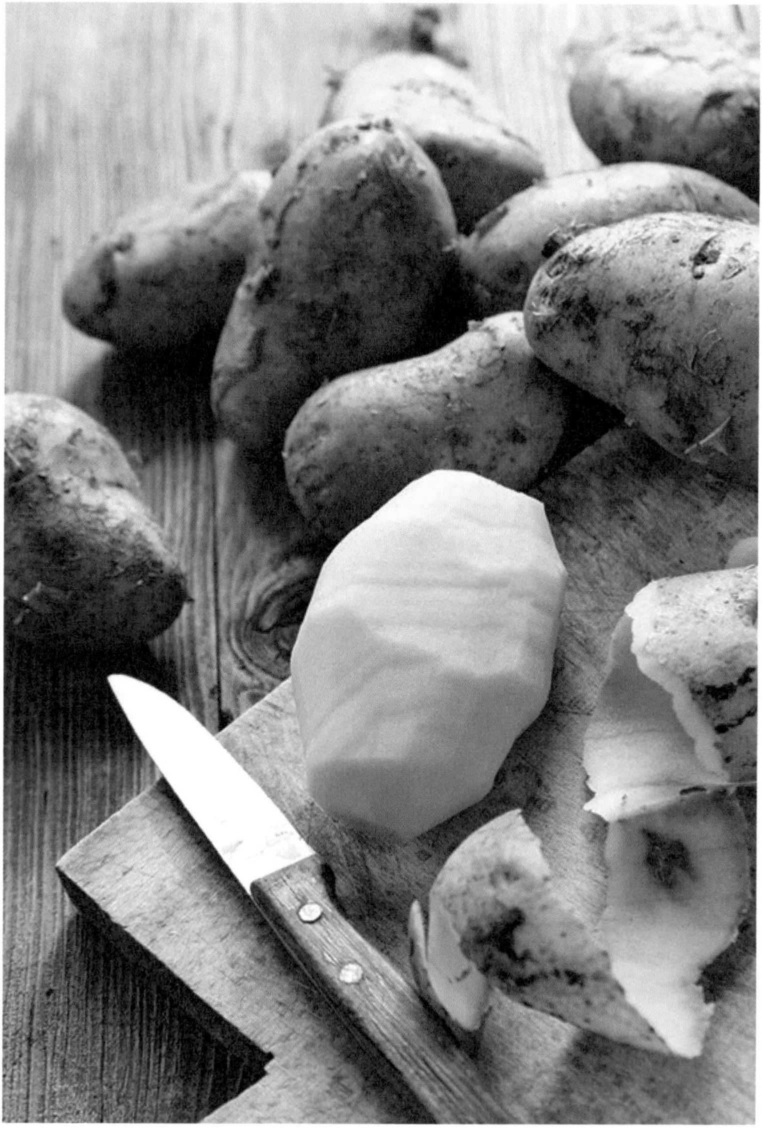

蔬菜類

冬天蔬菜

番茄

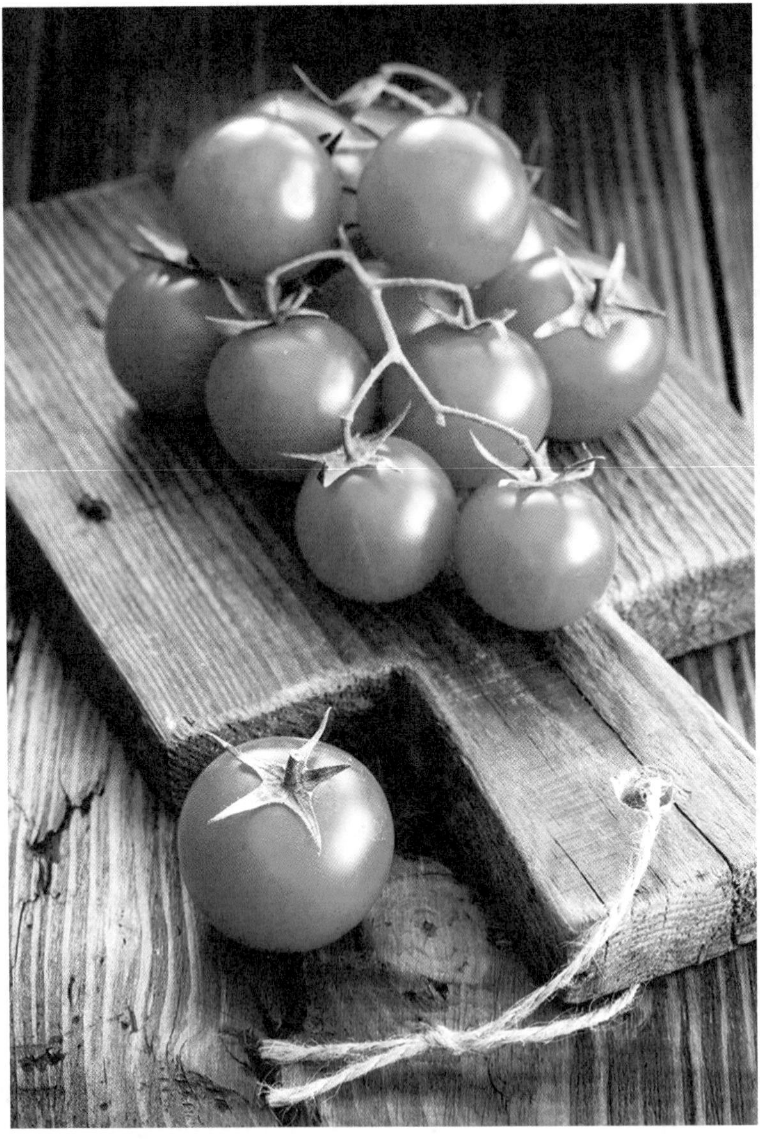

名副其實，凡是有個「番」字的東西，都是別的地方傳來。

番茄，我們又叫「西紅柿」，但絕對沒那麼甜，核帶苦澀，以為皮也很軟，吃進去後才知道是硬的，不易咬碎。

西洋人沒有番茄就像做不了菜，常看電視節目，名廚用個平底鑊，拿了一根鐵餐叉做菜，下大塊牛油之後就放番茄粒煎熟，千篇一律，真想叫他們收工。

番茄樣子有時很美，傳到中國來是當為觀賞用的。我最愛看一串串的番茄了，不知比葡萄美幾倍。最好的是義大利種，當季時在 city'super 也能買得到，通常我是拿去裝飾我的的辦公室。

談到番茄就想起薯仔，兩者都是我最討厭的食材。番茄磨成醬後甜膩膩。任何難吃的快餐都能掩飾其味，但是叫我吃番茄醬，我不如去吃白糖。

只有一個例子我是能吃得下的，那是友人鴻哥的泡菜，樣子紅紅的像韓國的金漬，但以番茄醬代替辣椒醬，椰菜代替白菜，吃進口有意外的驚喜，味道來自下大量的蒜頭，一有蒜頭，任何東西都好吃嘛。

小時候也吃番茄的。那是沒有東西吃的年代，媽媽在院子裡摘了一個自己種的，放進闊口杯，燒了一壺滾水倒入杯中，等數分鐘，番茄半熟，倒掉水，下大量的白糖，就那麼攪碎吃將起來。正覺得從今可以接受此物，皮又黏住喉，總之吞都吞不下去，那種恐怖的感覺，至今想到亦起雞皮疙瘩。

當然有時會吃到甜的番茄。台灣有種小番茄，葡萄般大，小販把它剖開，塞一粒蜜餞在裡面，在公路旁買了一包，長途車時解解悶是可以的。

新鮮的番茄很結實，皮拉得緊緊的，堅硬得要命。法國人稱之為「愛情蘋果」，相傳有催情作用。洋人總喜愛把番茄和性拉在一起，有些還說新鮮的番茄像女人的乳房。天哪，弄一個像運動健將般的胸部給你摸，硬得令人生厭，還是軟一點的手感好。

荸薺

荸薺有許多別名，烏芋、地栗、苾齊和通天草，自古以來有地下雪梨之美譽，北方人視之為江南人參，但最為大家熟悉的，還是馬蹄。

像馬蹄嗎？一點也沒有痕跡，倒有點栗子的影子，但西方人稱的水栗 Water-chestnut 則是菱角，並非馬蹄。

真正的英文名叫 Chufa，來自西班牙語。自從古埃及已有記載，分佈於非洲。美國也種植過，但因太過雜生而影響其他水中植物而放棄。

馬蹄有圓筒形的地上莖，密集生，綠色，像蘆葦，接近水面的莖是棕紅色。可以長至三四尺高，秋天時和蘆葦一樣，長出花穗來。馬蹄莖內有許多橫膈膜，壓破時會發出爆炸聲，是鄉下小孩的原始玩具。

屬於莎草科，近親的埃及 C.Papyrus，用莖來造紙。

地下的球莖就是馬蹄了，皮色紫黑，有個尖頭。削去皮，肉質雪白，味甜多汁，是大眾喜愛的。可當水果，又是蔬菜，但近年來水質和泥土都受污染，醫生認為它的外皮和內部都有細菌和寄生蟲，不鼓勵生吃。

煮熟了的馬蹄，肉透明，失去了生吃時的濃汁，但照樣爽口，而且更甜。

照西醫的研究，馬蹄有種荸薺英，這種物質對抗葡萄球菌、大腸桿菌最有抑制作用，也能降血壓，說得比中醫更神奇。中藥書的記載，也不過是清熱利尿而已。

馬蹄入饌，最佳例子是用來包雲吞和水餃。這是南方人的做法，北方人吃後覺得清甜爽口，認為是飲食文化的進一步。

剁肉時，也不妨加入馬蹄，蒸出來肉餅特別好吃。

和薺菜一起滾湯，也是一種佳餚。臘八粥中，有人也加入馬蹄。

當然，做甜品更是合適，著名的馬蹄糕用馬蹄粉做出，半透明，中間凝結了馬蹄的碎塊，又軟又爽口。

馬蹄榨汁，不只東方人會喝，西班牙人也有，稱之為Horchata。

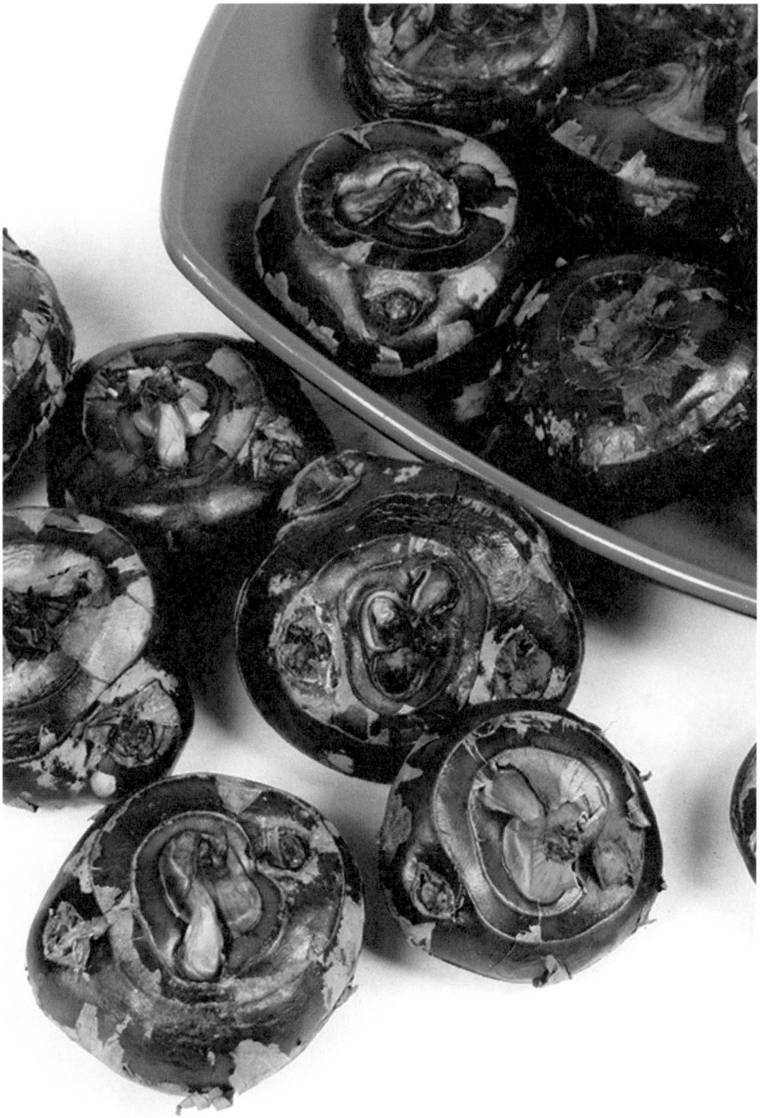

西洋菜

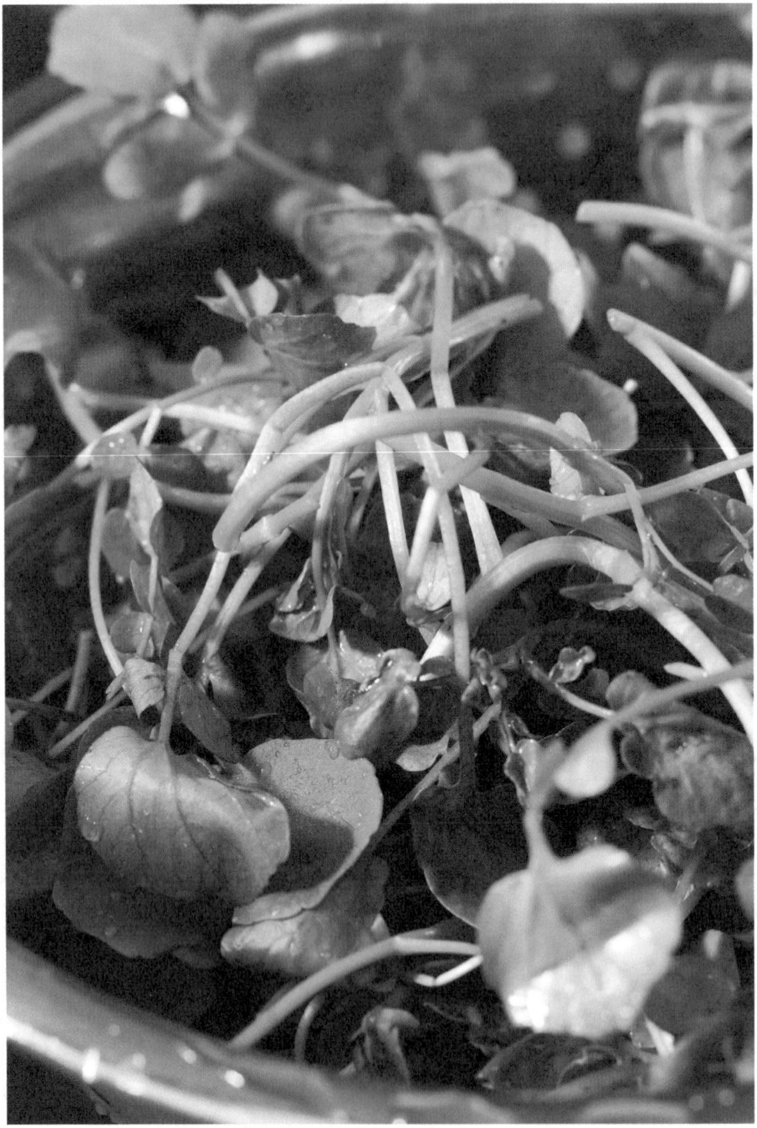

西洋菜，顧名思義，一定是西洋傳來的，原產地應該是歐洲。希臘將領命令士兵吃西洋菜防疾，羅馬人還說能治頭禿呢。

英名 Watercress，有個水字，性喜濕潤環境，在水清的地方生長旺盛。莖向上叢生、中空、有節，節節生根，分出側莖，葉呈卵形。只要氣溫在二十五度以下，生長極快，一下子整片水田就變成密集的草堆，反而能控制其他雜草滋生。當為飼料，最為環保。

人類摘之，生吃有些苦澀，但滋味是清新的。洋人吃牛排，上面必鋪西洋菜，又是沙拉的主要食材。別以為洋人只會生吃，法國的鄉下菜 Potage Cressonniere，就是用薯仔和西洋菜磨出來煮的。有時，也用來釀進野味腹中，又辟腥又好吃。

愛爾蘭人更相信西洋菜的純樸，認為是聖人的食物，深山中的僧侶，多以吃西洋菜和麵包維生。愛爾蘭的原野濕潤，西洋菜長得茂盛，自從十六世紀就有人工栽培，但在美國和英國，西洋菜的種植要等到十九世紀初才開始。

中國種西洋菜的歷史只不過是五六十年，當今分佈在廣東、福建和湖南，當為飼料多過用來入饌。中國菜中，是廣東人最先用來煲西洋菜湯的，發現它有清熱、解毒、潤肺、利尿的功能，對口乾咽痛、肺熱咳嗽等更有療效。

最典型的湯莫過於西洋菜煲鴨腎了，要煲得美味，除了乾腎之外，還要下同等分量的新鮮鴨腎，加一塊瘦肉，武火煮沸，下大量西洋菜，煲個兩小時左右就可食。

西洋菜蜜棗鯽魚湯也很受廣東人歡迎。西洋菜性涼味甘、潤肺燥。蜜棗生津健脾。鯽魚在冬天最為甜美，故有秋鯉冬鯽之說。先把鯽魚用油煎過，蜜棗去核，加過水的豬踭肉，一兩片生薑，煲兩個小時即成。

皮蛋、鹹蛋、鮮蛋、蒜粒，以及肉片，加西洋菜，可以在短時間內煮出美味的湯來。

撿西洋菜最幼細的部分，爆香整顆的蒜頭來清炒也行。若嫌味不夠，可加腐乳。

日本人也吃西洋菜，多數只是灼熟後，撒些柴魚片，加點醬油而已。清清淡淡，富有禪味。

當今已有人鮮榨，加蜜糖，叫為西洋菜蜜來喝。

甘蔗

甘蔗的來源有三個說法：一是印度、二是新幾內亞、第三是中國。從拉丁學名Saccharum Sinensis來看，前者是甜的意思，後者指中國，應該肯定了出自中國的。早在魏晉，已有文字記載。

種類可分竹蔗：綠色、皮薄、味香；蠟蔗，色紫，可做砂糖；紅蔗，只能生吃。

在內地，常見人民手抓一棍，就那麼用牙撕皮，細嚼蔗肉吸汁。雖然清熱解渴，中醫說是性寒，不宜多吃。但是，甘蔗輕火一煮，又變為熱氣的飲料，能益氣補脾，真是神奇。

全世界有一百多個國家種甘蔗，它很粗生，適合栽種於陽光充沛的地方，十八個月即能收成。長出一根根像竹的竿，斬了就能榨汁或生吃。人體需要的糖分，有七成是來自由甘蔗製造的糖。

把甘蔗汁用火來煮，燒乾後便成甘蔗糖，這是最原始的形態，有些部分像黃砂，有些部分結成黑團。在沒有瑞士糖果的年代，小孩子就是找這些黑團來吃的。

加水，再煮，除去雜質之後的結晶體，就是我們日常飲用的白糖，放在顯微鏡下一看，最斜的單斜晶系有二十面體，一般的只有八至十五面體。無色、透明，像一顆鑽石，煞是好看。

砂糖被小腸吸收，分解為葡萄糖和果糖，在體內燃燒，變成能量，又含多種維他命，是人類不可缺少的物質。

南洋人多數把甘蔗榨汁，加冰生喝。熱帶地方，像牙買加等國家，也喜歡蔗汁發酵，製成蘭姆酒 Rum。

溫帶地方的人，則愛將之煲湯，像竹蔗茅根湯，就是一種最受歡迎的飲品。生喝時可配上梨子汁，味道更複雜，也有潤燥清肺的作用，竹蔗加蓮藕榨汁，也可止咳。另有一說，是泌尿系統受感染時，俗稱赤尿，蔗汁也對此有療效。煮竹蔗茅根湯時，可加紅蘿蔔和馬蹄，味道更佳。蔗汁也可以加麵粉煮成糕，或加魚膠粉結成凍。

西洋料理中，用原始砂糖的例子不多，也不流行喝生蔗汁了。

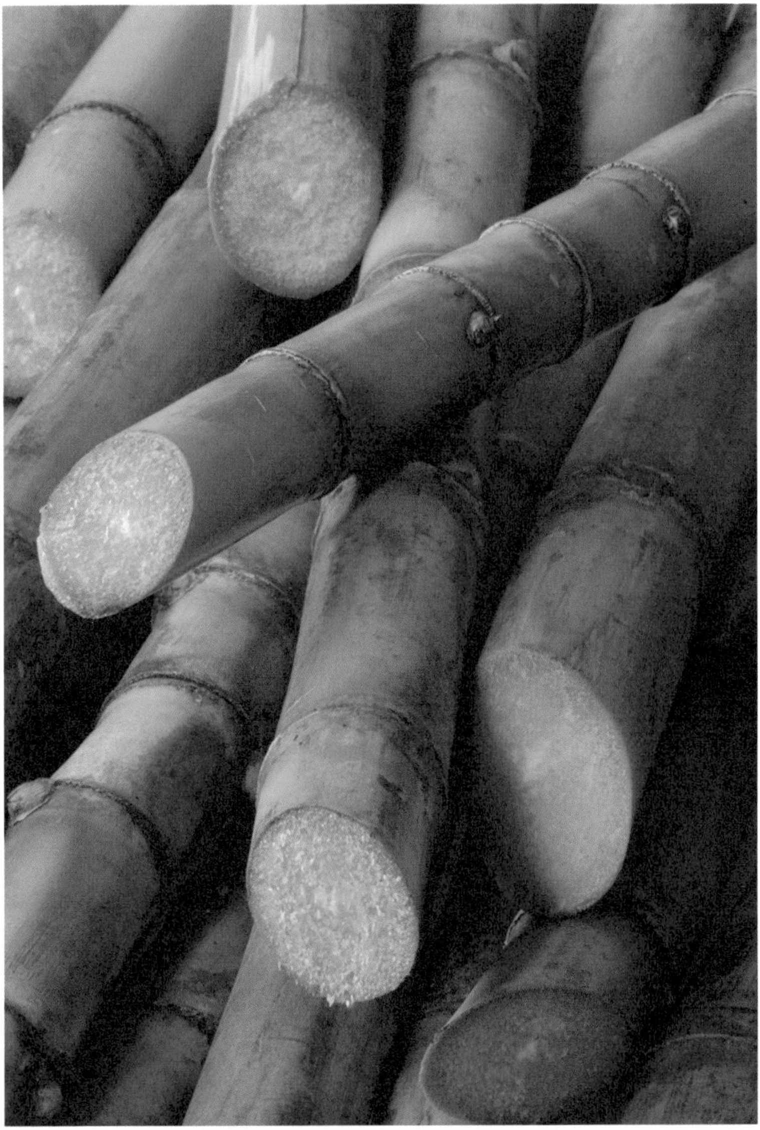

玉蜀黍

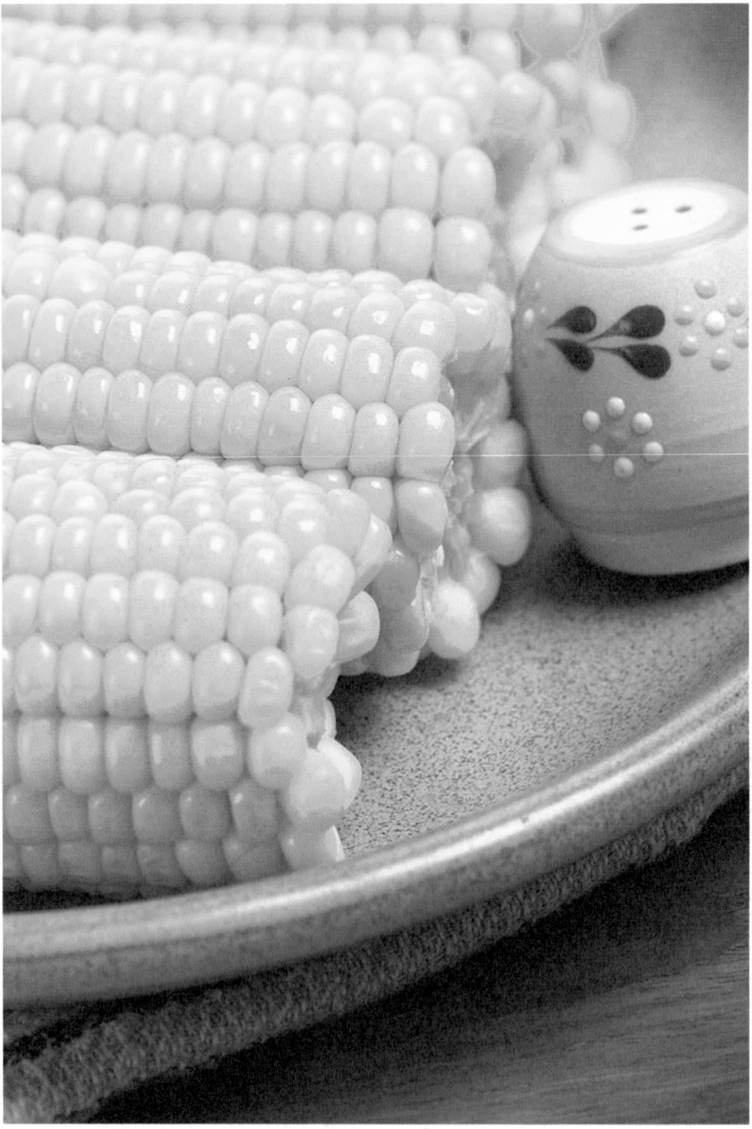

玉蜀黍是哪一個國家先種的？沒有資料。中國名沒加個「番」或「洋」，可能是本土生長。也許生在四川，故有「蜀」字。

香港人稱之為「粟米」。把爆米花叫做「爆谷」，直譯自英文Popcorn，也滿有趣。

通常就那麼煮來吃，滾水中加把鹽就是。時間要看鍋的大小、爐的火和粟米的數量，不能總論，靠經驗就是，煮個半小時大致上不會錯。

把粟米煮熟、剝粒，再加午餐肉丁或火腿塊、芹菜、荷蘭豆等，放點甜麵醬來炒，也是一家大小喜歡的菜式。

我家愛用它來煲湯，一般人用豬腱，我們則喜豬肺綑，那是包在豬肺外的一層薄膜，有筋有肉，特別香，又有咬勁，煮久不爛。湯渣撈起粟米食之，豬肺綑可切成細片，點台灣西螺產的豉油膏來吃，最為美味。

粟米的鬚，煲湯據說有藥用，能清涼去濕，但喝湯時黏幾條在喉嚨中，不好受，多有效我也不去碰它。反而可以拿來微微一炸，加點糖，加些松子，是一道很上乘的小菜，拜佛者不妨試之。

玉蜀黍炸出來的油，是烹調中最常使用的，但我不愛它無味，又不香，還是豬油好。

吃爆米花，最討厭五顏六色的，用的不知是什麼科學藥物來染，非常恐怖，包焦糖的最可口，也有一些黏着夏威夷果或腰果的美國產品，更好吃。不喜歡只用鹽、爆得輕飄飄的那種，再咬嚼也沒滿足感，吃得空虛。

早餐的炸玉米片也與我無緣，還是留給被廣告洗腦的洋人兒童去享受吧。

在墨西哥生活時，看見菜市場中總有一個檔口賣玉米餅，用個土製的機器，一塊塊烘製出來，味道香得要命。吃時包著各種蔬菜和肉類，就那麼乾吃也行。墨西哥東西便宜，買一架那種又簡單又原始的機器，就連運費也不需要多少個錢，弄一架回來開檔當小販，也是樂事之一。

我愛吃的還有最方便的罐頭玉米，要寫着Cream Corn的那種，裡面加著奶油，非常可口，百食不厭。開一罐就那麼一餐，比泡麵佳。

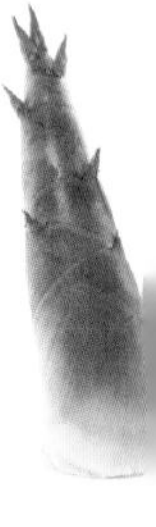

甘草

甘草，英文名Licorice，是種極為友善的植物，任何東西都能配合，所以把什麼角色都能扮演的人，叫為甘草演員。

大家以為是東方的植物，其實從地中海一直延伸到亞洲，分佈極廣，意大利人更是喜歡甘草。它的甜味是甘蔗的五十倍，在古代，糖價高，故甘草甚為流行，但甘蔗被大量種植之後，甘草逐漸失去地位，目前並不受重視。

在藥用上，幾乎所有的中醫配方，都加了一味甘草，它本身就能減輕發炎現狀，也可治痙攣、緩解咽喉腫痛，對付感冒、排除痰液、降低支氣管帶來的痛苦、醫消化不良，甚至是一種溫和，天然的輕瀉劑，甘草像能治百病。

但是最重要的，是用來減低中藥的苦澀；同時，東方人一碰到甘草味就聯想起藥物，也有人對這個味道很反感。

獨特的氣味來自甘草的根部，西方人把根掘出來，煮沸、過濾、分離出汁液，冷卻後凝固為一大黑色、帶黏性的膏狀物，像中國人拉麥芽糖一樣，

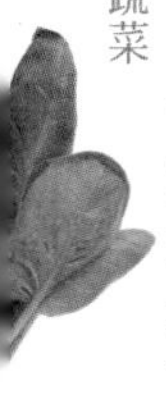

他們拉出黑色的長條，切給孩子，當成最原始的糖果，吃了也不會蛀牙，是最健康的。

中國人常把甘草舂成末，混在乾果中做蜜餞，西方人則加在啤酒裡面，有時也混入煙絲。

做蛋糕也用甘草，有種叫 Pontefract Cake 的，就是因為英國那個地區的甘草出名。

東方的窮國父母，有時切出甘草薄片，讓小孩含之。兒童也把大人帶回來的藥包打開，尋找出甘草來吸啜。中醫們看了也不反對，但見大人多吃甘草的話就會阻止，過量的甘草令血壓升高，又孕婦極忌甘草。

當今，新派菜中也常用甘草了，廚師以為客人怕吃味精，就用甘草來代替，其實效果是截然不同的，弄出來的東西並不好吃。

若要用甘草來當糖或味精的話，只有醬油和醋能蓋過它的氣味，只留着甘醇。台灣有種小瓶的醬油叫「壺底油精」，民生食品工廠製作，很甘，能增進食慾，賣得很貴，其實就是加了甘草，如果自己在家裡用醬油煮甘草，也有同樣的效果，就便宜得多了。

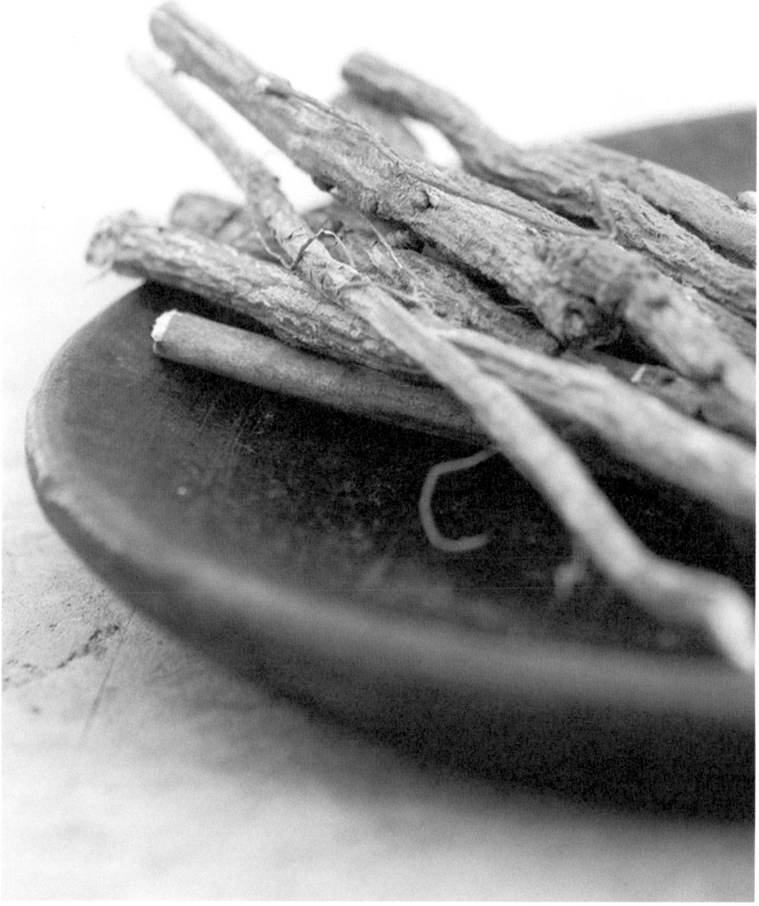

全年蔬菜

若芽

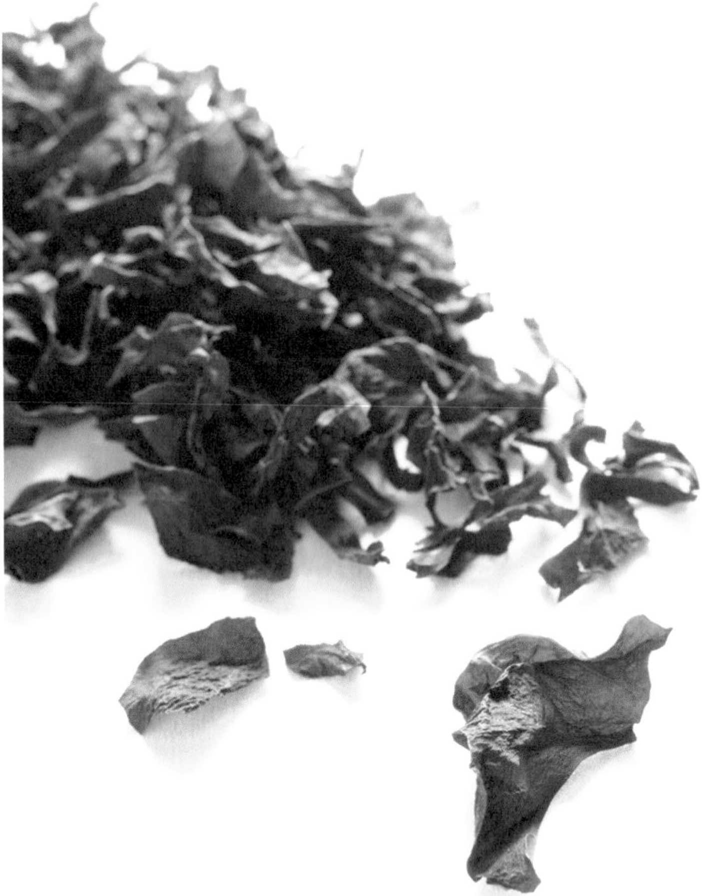

我們到高級日本料理店去，有時他們拿出來的湯，裡面有綠色的海藻，帶香味，又有咬頭，這就是若芽！

不可和叫「海帶」的昆布混淆，也和我們叫為紫菜的海苔不同，兩者之間的海中植物，才是若芽Wakame。

若芽是低熱量、高鈣質的天然食物，為保存它們的乾淨和新鮮度，多數是挑選海水最清的地方養殖。我們到大連附近，也看到很多若芽養殖場，用來輸出到日本的。

新鮮的若芽，可以過過熱後放點鹽醃製起，一次加工，就可以吃了。

採取後就那麼曬乾了，浸冷水還原再煮也行，顏色還是帶綠，又漂亮又好吃，加點醬油和麻油，是很上乘的冷菜。

若芽分三個部分：一，葉；二，莖；三，芽。只吃芽最為高級，它是海藻的孢子葉，據說還有抗癌作用，要吃多少才有效，倒沒有聽說過，大概是靠海的人家經常吃，才不會生癌吧？只吃一兩次是沒用的。

若芽的莖部通常是做泡菜用，要泡鹽泡醋隨你，加上魚子，吃起來爽、脆，口感特別好。若芽的葉、芽和莖這三部分之中，最受歡迎的還是莖。

至於葉，多數是切絲後再曬乾的，已帶了鹽分，只要用冷水沖一沖，放在炊熟後的飯上蒸它一蒸，白飯變綠飯，又漂亮又美味。

若芽磨成粉，但不要太細，還存著粒狀的最佳，用來和麵糰一起搓，再切成一條條的麵，把魚骨熬湯，滾了用來淥若芽麵，分量不要太多，一口左右，是高級懷石料理的夏天菜，因為若芽在秋夏收採。

當今的日本百貨公司地下樓層食品部，都有新鮮的若芽出售，一份之中有三小包，一包若芽、一包蒸熟了的銀魚仔、一包調味品，拌在一起用來下酒，一流。

買若芽的芽部來煮火鍋，也很高級。我嘗試用它來做甜品，比煮海帶的味道好。把綠豆煮熟後，加糖，若芽的芽千萬別煮，一煮就糊，灼它一灼，即可。

海帶

海中的植物。最長最大的就是海帶了。

中國人不太吃海帶，只食幼細的海草，稱之為紫草，與海帶不同。

海帶可以入藥，當今廣東人煲湯或煮甜品，也開始食用。烹調變化多的還是日本人，他們叫為「昆布」。

昆布大多數在北海道生產，因為取之不盡，也不必人工培植。生長了兩年已夠大，通常是在七到九月之間採取，再曬乾。

去日本買海帶，怎麼樣的才算最好呢？第一，要看顏色，褐綠色的為上品，帶黃的是次貨，發黑的過期。第二，要看夠不夠厚，厚的熬起湯來才夠味。

如果你還看不出的話，那麼買最貴的那一種好了，日本人做生意，總是一分錢一分貨。

日本人吃海帶，有最基本的「佃煮」，高級的和牛肉一塊煮，便宜的用魚，但主要還是下了大量的糖，凡是「佃煮」，都很甜。

昆布卷也是家庭主菜之一。把乾海帶浸水，使之軟化，展為一張。鋪上鰊魚或鱈魚子，之後捲起來，再用一條曬乾了的葫蘆絲當成繩子綁起來，加糖和醬油煮一煮，再切成小塊上桌，是下酒的好菜。

酢昆布是把海帶浸在醋中，再曬成半硬半軟，海帶上面產生一層白粉，這不是發霉，可以就那麼含在口中細嚼。在一般的火車站小賣店中都可以買到一小包一小包的酢昆布，像口香糖長方形包裝，又酸又甜，如果你不怕海帶的腥味，下次可以買來試試看。

把一塊海帶鋪在平面桌上，用利刃割成一層層、一絲絲的做法就是Tororo昆布了，泡了滾水，變成黐黏黏的一團當湯喝。就那麼生吃也可以。磨成粉末，就是昆布茶了。

到高級的料亭吃懷石料理，日本人把昆布切成絲，再用它編成一個小筲箕或一個竹籮，再盛季節性的食物，很有藝術性。

但是吃昆布的最高境界，是用一個沙鍋，裝了溪水，鍋底鋪一片昆布，上面放豆腐，微火慢慢滾，昆布味進入豆腐。在一個空亭之中吃，四面飄着雪，來一杯清酒，禪意無限。

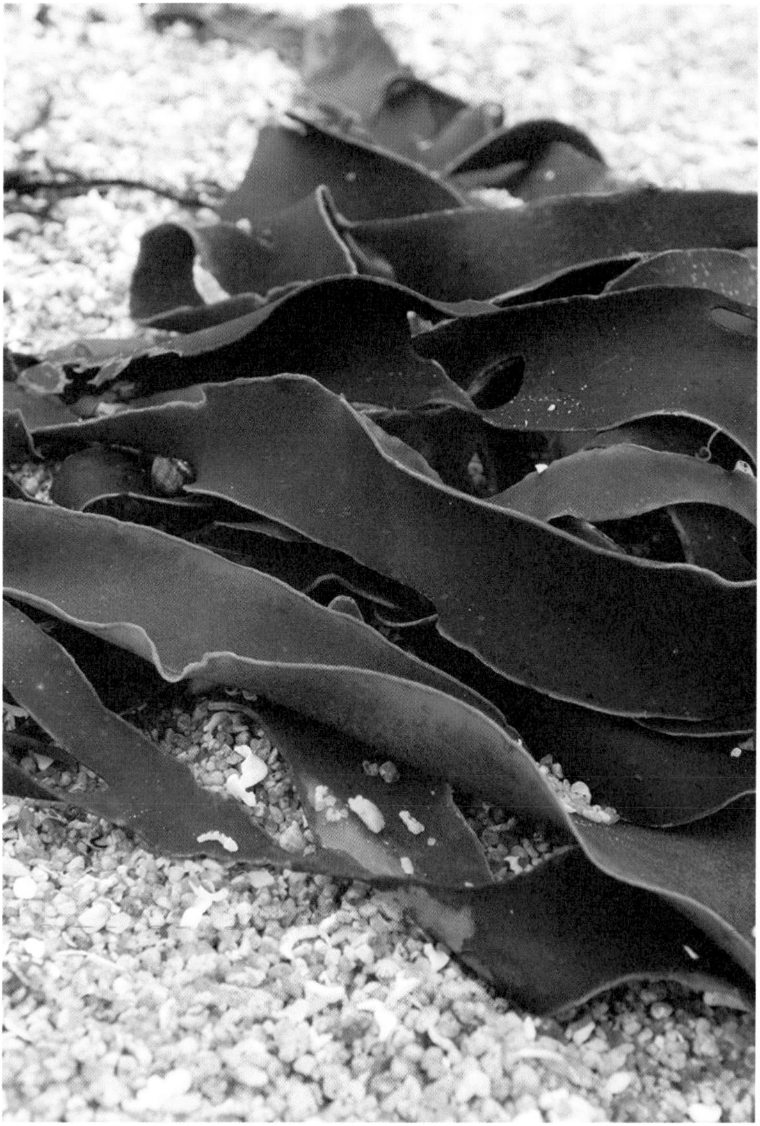

海雜草

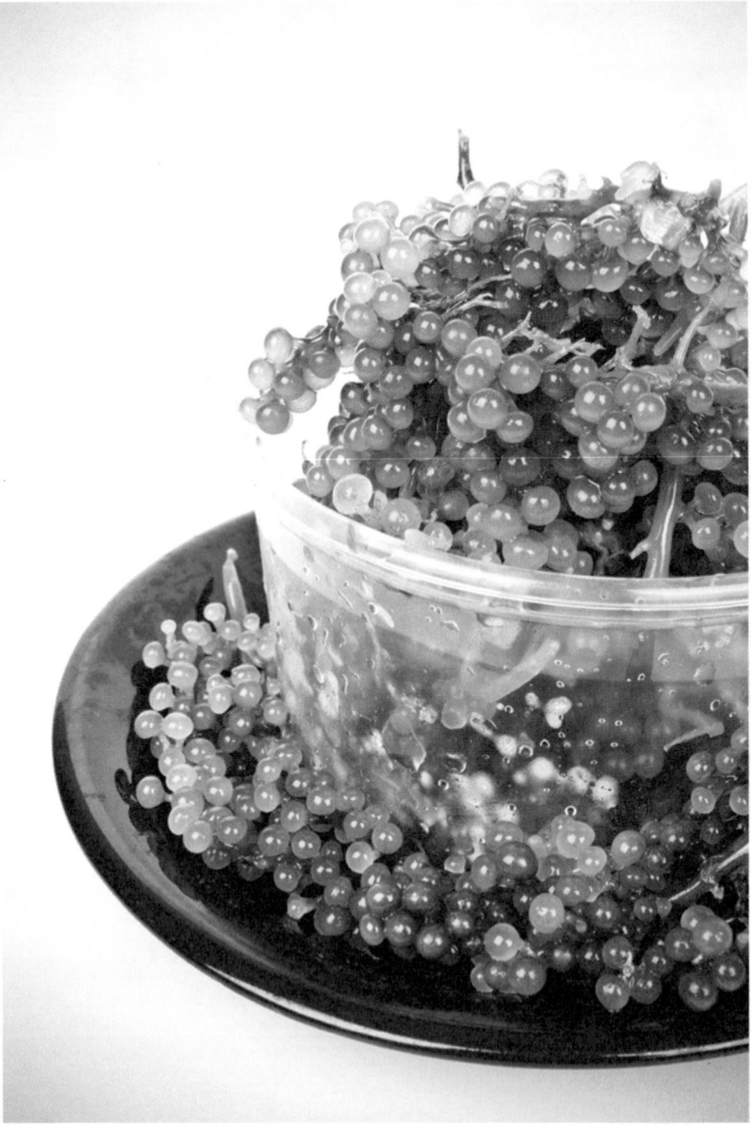

海中植物，除了海帶、海苔類之外，還有許多雜草類，「水雲」就是其中一種。「水雲」又叫「海蘊」，日人稱之為「Mozuku」，是沖繩島的特產。世界組織研究，沖繩男女最為長壽，都與吃這種營養最高的「水雲」有關。像一絲絲的頭髮，「水雲」的食感滑溜溜，並無太大的紫菜腥味。沖繩人為了推廣給香港人吃，請「鏞記」做了多款「水雲」菜，但始終我們吃不慣而作罷。我們吃髮菜，也非認為是好味才吃，採它的意頭而已。如果能把「水雲」改名為「水髮菜」，一定有生意做。

還有一種叫「Hijiki」的，一枝枝像折斷了的黑色牙籤，放點糖和鹽醃製，味道怪怪的，但也有大把人喜歡。

把海草煮溶後提煉出來的東西，日本人叫為「寒天」。就是我們的「大菜」，南洋人叫為「燕菜」的食物，製造技術也應該是中國傳過去，但日本人不贊同，他們認為是四百年前京都的一家餐館用海草煮出來果凍狀的食物宴客，吃不完扔在雪中，就變成了「寒天」。

日本的「大菜」，也有像我們拉成絲狀的，但大多數是切成方塊的長條，溶化起來比大菜絲快。也有磨成粉狀的，不必煮，加冷水調開即可。

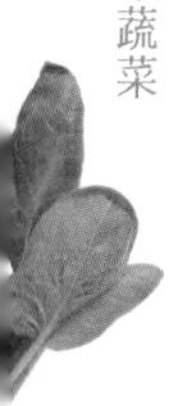

甜品之中，日人最愛吃的有一種叫為「心太 Tokoroten」的東西，把「大菜」做成烏冬般粗的長條，褐黃顏色和外表看起來像切絲的海蜇皮，這種「心太」有歷史記載，是日本遣唐使帶回去的，我們反而失去了這種吃法。

把「大菜」煮了，凝固後切成塊狀，再以味噌來醃漬，做出來的東西清澄金黃，非常漂亮，又很美味，是下酒的好菜，但是這種做法在日本料理店已很少見，也許會失傳。

當今也影響到外國人也吃「大菜」，英文名叫「Agar-Agar」。

所有的海雜草類之中，最稀有的是叫「縊蔦」的海藻，沖繩島人俗稱為「海葡萄」，一粒粒有如魚子醬，吃起來有過之而無不及，如果人們能提倡吃它，就不必把鱘魚捕殺得快絕種了。

紫菜

談完海雜草，終於可以講到紫菜了。

雖然日本人自稱在他們的繩文時代已經吃海帶，但依公元七〇一年訂下的稅制之中，有一項叫 Amanori 的，漢字就是「紫菜」，後來日本人雖改稱為「海苔」，但相信也是用海苔加工而成的。紫菜，應是中國傳過去的。

原始的紫菜多長在岩石上面，刮下來就那麼吃也行，日本人在海苔中加糖醃製，不曬乾，叫岩海苔 Iwanori。裝在一瓶瓶的玻璃罐中，賣得很便宜，是送粥的好菜，各位不妨買來試試。

至於曬乾的，潮州人最愛吃了，常食紫菜來做湯，加肉碎和酸梅，撒大量芫荽，很刺激胃口，又好喝又有碘質。

但是中國紫菜多含砂，非仔細清洗不可。我就一直不明白為甚麼不在製作過程中去砂。人工高昂，賣得貴一點不就行嗎？我們製造成圓形的紫菜，日本人做的則是長方形，方便用來捲飯嘛。最初是把海苔鋪在凹進去的屋瓦底曬乾，你看日本人屋頂上用的磚瓦，大小不就是一片片的紫菜嗎？

本來最出名的紫菜是在東京附近的海灘採取，在淺草製造，叫為淺草海苔。當今海水污染，又填海，淺草變為觀光區，你去玩時看到商店裏賣的大量海苔，都是韓國和中國的輸入品。

海苔加工，放大量的醬酒和味精，切成一口一片的叫「味付海苔 Ajitsuke Nori」，小孩子最愛吃，但多吃無益，口渴得要死。

在高級的壽司店中，坐在櫃台前，大廚會先獻上一撮海苔的刺身，最為新鮮美味，顏色也有綠的和紅的兩種。

天然的海苔最為珍貴，以前賣得很賤的東西現在不便宜。多數是養殖的，張張網，海苔很容易便生長，十二月到一月之間寒冷期生長的海苔品質最為優秀。

中國紫菜放久了也不濕，日本海苔一接觸到空氣就發軟。處理方法可以把它放在烤箱中烘一烘，但是最容易的還是放進洗乾淨的電鍋中乾烤。有些人還把一片片的海苔插進烤麵包爐中焙之，此法不通，多數燒焦。

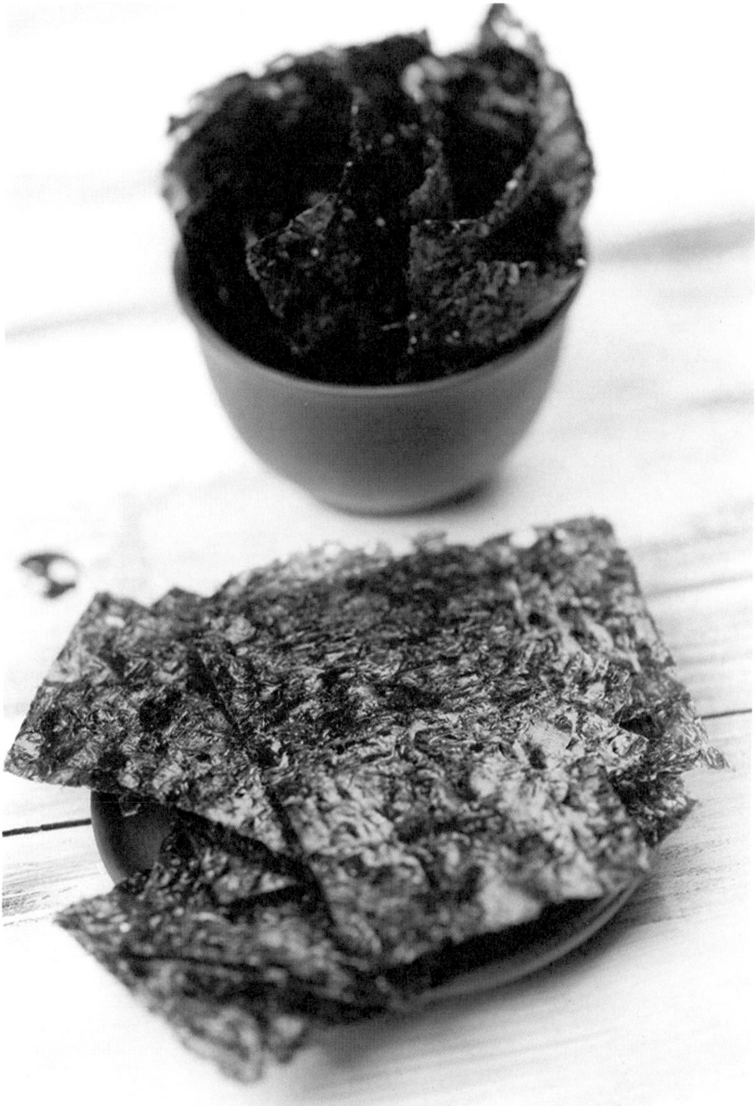

全年蔬菜

番薯

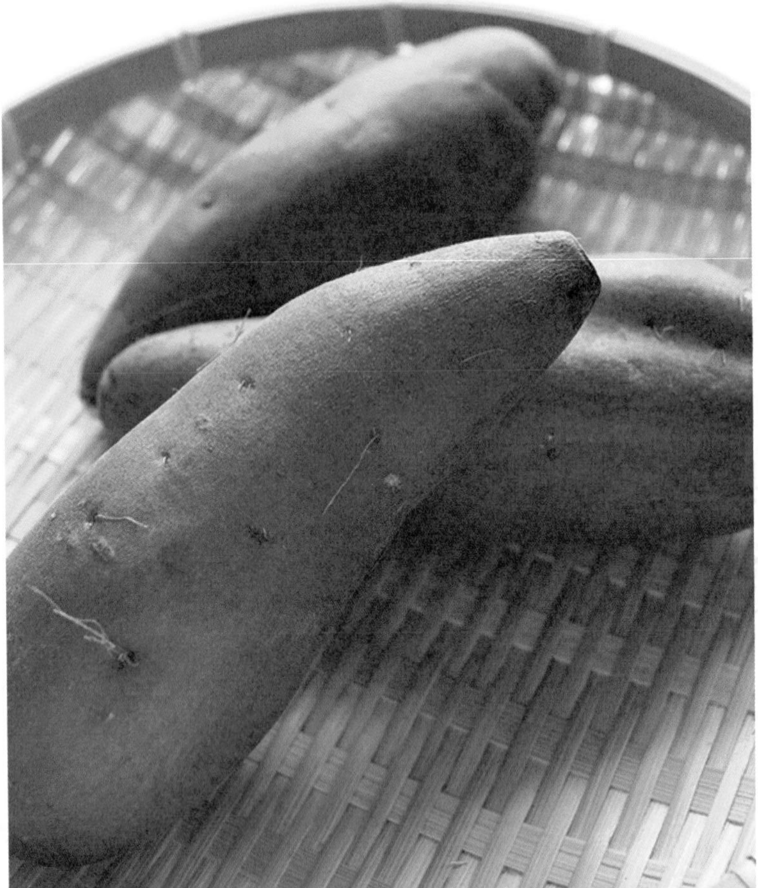

名副其實，番薯是由「番」邦而來，本來並非中國東西。因為粗生，向來我們認為它很賤，並不重視。

和番薯有關的都不是什麼好東西，廣東人甚至問到某某人時，哦，他賣番薯去了，就是翹了辮子，死去之意。

一點都不甜，吃得滿口糊的番薯，實在令人懊惱。以為下糖可以解決問題，豈知又遇到些口感黏黐黐，又很硬的番薯，這時你真的會把它涉進死字去。

大概最令人怨恨的是天天吃，吃得無味，吃得腳腫，但一切卻與番薯無關，誰叫領導者窮兵黷武？不能怪番薯，因為在這太平盛世，番薯已賣得不便宜，有時在餐廳看到甜品菜單上有番薯湯，大叫好耶，快來一碗。侍者奉上賬單，三十幾塊，還未加一。

番薯，又名地瓜和紅薯，外表差不多，裡面的肉有黃色、紅色的，還有一種紫得發豔的，煲起糖水來，整鍋都紫色的水。

這種紫色番薯偶爾在香港也能找到，但絕對不像加拿大的那麼甜，那麼紫，很多移民的香港人都說是由東方帶來的種，忘記了它本身帶個「番」字，很有可能是當年的印第安人留下的恩物。

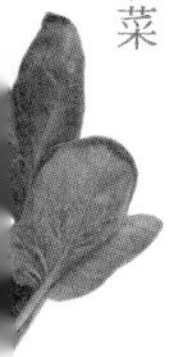

除了煲湯，最普通的吃法是用火來煨，這一道大工程，在家裡難於做得好，還是交給街邊小販去處理吧，北京尤其流行，賣的煨番薯真是甜到漏蜜，一點也不誇張。

煨番薯是用一個鐵桶，裡面放着燒紅的石頭，慢慢把它烘熟。這個方法傳到日本，至今在銀座街頭還有人賣，大叫燒薯，酒吧女郎送客出來，叫冤大頭買一個給她們吃，承蒙兩千五百円，合共百多兩百港幣（約八百元台幣）。

懷念的是福建人煮的番薯粥，當年大米有限，把番薯扔進去補充，現在其他地方難得，台灣還有很多，到處可以吃到。

最好吃還有番薯的副產品，那就是番薯葉了。將它燙熟後淋上一匙凝固了的豬油，讓它慢慢在葉上溶化，令葉子發出光輝和香味，是天下美味，目前已成為瀕臨絕種的菜譜之一了。

教你煮好料：

用番薯來煮粥或煮飯最簡單，到市場買兩個番薯，一個黃肉、一個紫心，兩種加在一起煮，顏色才美觀。將番薯去皮後切粒，放進粥或飯中一起煮就成；喜歡吃鹹的加鹽，愛吃甜的下糖，隨個人喜好調味就是，不必拘泥。

大家都喜愛的番薯糖水也不難煮。將番薯去皮切成稍厚的塊狀，如果切得太細，番薯容易化開，變得一塌糊塗。再將一塊生薑去皮後拍扁切片。鍋裡加水，不必等水滾，先將材料薑和番薯放下去，才容易出味。用大火煮開後轉中火繼續。煮時可用木筷刺進番薯，試其軟硬，煮至自己喜歡吃的程度便可加糖。最好是下片糖，如果沒有，可以黃糖或冰糖代替。將糖煮至融化便可以吃。冬天煮這個糖水給家人吃，大家都暖在心頭。

番薯帶甜，比較適合做甜點。用潮汕芋泥的方法來處理，又有另一番風味。先將番薯用水煮熟、去皮、切成大塊，然後將菜刀平放在番薯上，輕輕一壓、一拖，便成了番薯泥。將豬油加進鑊中，然後用慢火炸些蔥粒；待蔥粒微焦，便可將番薯泥加進鑊中，下糖同炒。煮這個菜切忌心急，一定要用慢火，否則容易燒焦；將番薯泥炒至糊狀後，便可裝進碗中；再隔水蒸十分鐘便可以吃。這道菜不容易做，但用努力換來的美食，更令人滿足。

當然，最受人歡迎的還是最基本的煨番薯，家中雖然沒有炭爐，但用烤箱也可以代替。將番薯洗淨拭乾，便可直接放進烤箱中烤便是；時間和火力可以參考烤箱的說明書，不然向菜販請教也行。烤出來的成品當然不及在街邊買到的，沒有炭火的香味嘛；但用來滿足口腹之慾，還是可以的。

蘆薈

蘆薈 Aloe，是近年來才被報章、雜誌、電視等媒體炒熱，從前沒有聽過。像鳳梨的頭，長出一枝枝像劍一樣的硬葉，給人的印象，是屬於仙人掌一類的物。

幼株葉片帶有不規則的白點。除去表皮若一不小心，便會引起皮膚痕癢和發炎的反應。蘆薈會開粉紅色的小花，能結指甲般大的水果，但不可食。

兩三年後，蘆薈葉片由淡綠變深綠，白斑也消失，可長到三四尺長，刺也減少了。這時處理，也不會發生過敏的現象。

方法是把硬葉切斷，用水洗淨，切去頭尾，再以刨刀刮去內外側的皮，剩下膠質部分，就能採用。不知道蘆薈是否會引起痕癢的話，最好戴上手套。

這個膠質部分比大菜糕來得硬，口感有點像椰青肉，有陣獨特的味道，並不像椰青那麼好吃，也不帶甜味。

但別小看這塊蘆薈肉，廣島受到原子彈轟炸後，很多人用它來鋪在灼傷的部分，非常有效。蘆薈的運用價值，一向在治病方面多過食用。

一般中藥都會把蘆薈歸於下瀉劑之內，它味苦性寒，瀉熱通便，清肝除煩。西醫解釋它含有豐富的蘆薈大黃素、蘆薈甙，可抑制細菌、抗發炎、防止微生物繁殖等。

有鑒於此，大批的蘆薈化妝品就面世了，計有卸妝油、柔滑皂、乳液、護膚凝膠、去斑露和面膜等，數之不盡。

吃的方面，最先是喝蘆薈汁了，也不是什麼可口的飲品。也用它切成一條條，或一角角，加在果凍中和乳酪裡。

即然對身體有益，多吃無妨，老饕們就想出很多烹調蘆薈的方法，發揮在齋菜中，效果最佳。

任何以海蜇皮入饌的，都能用蘆薈來代替，有涼拌和甜醋等，但少了爽脆的口感，有些人還把它刨成絲，當假燕窩或粉絲吃。它本身無味，一定要借甜酸苦辣的調味品，但也因為沒有個性，可以和其他蔬菜一齊煮炒，得到不同的口感。變化就要靠你的想像力了。

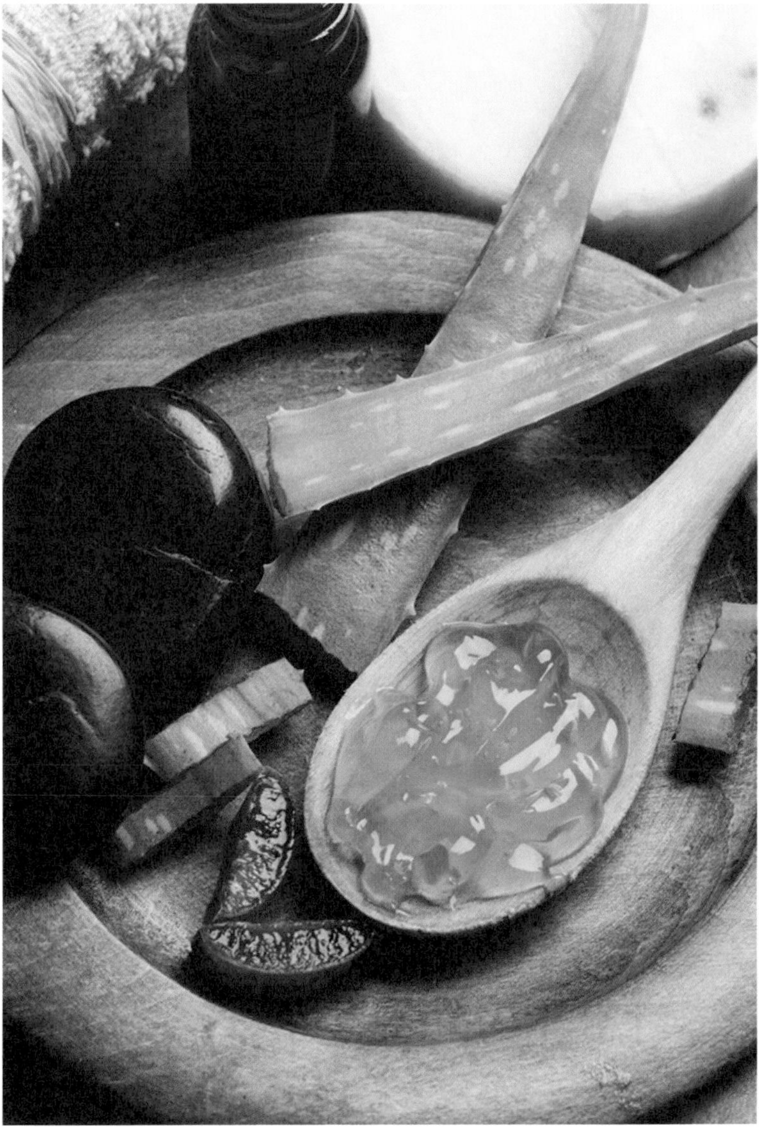

蔬菜類

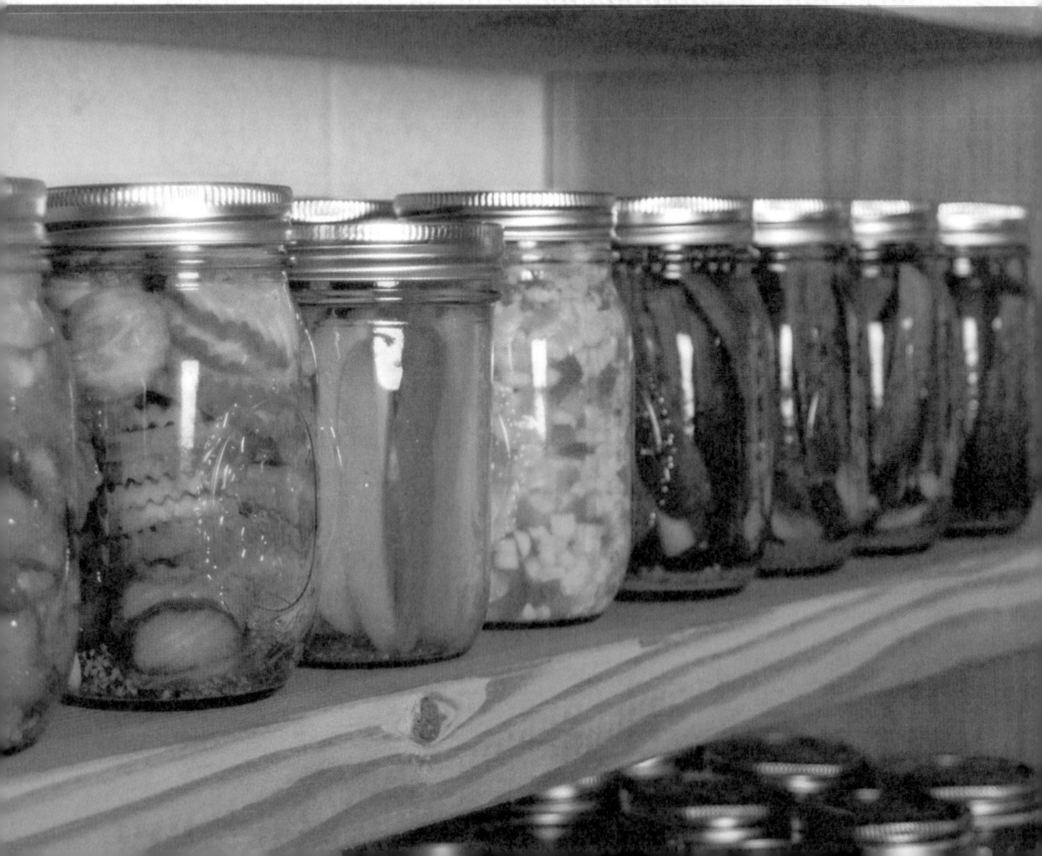

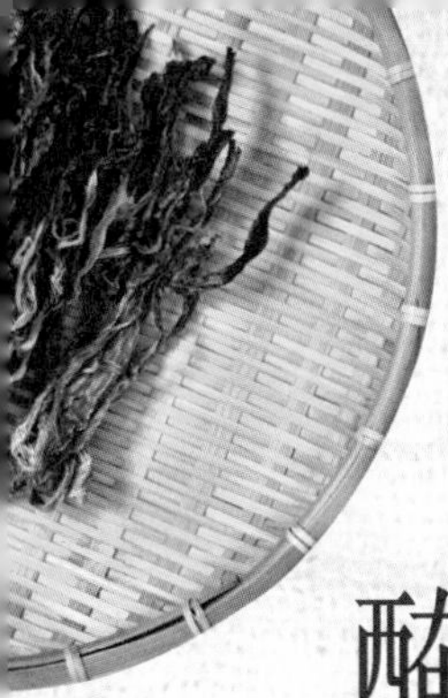

醃菜類

冬菜（酸菜）
鹹酸菜
榨菜
梅菜

醃菜類

冬菜（酸菜）

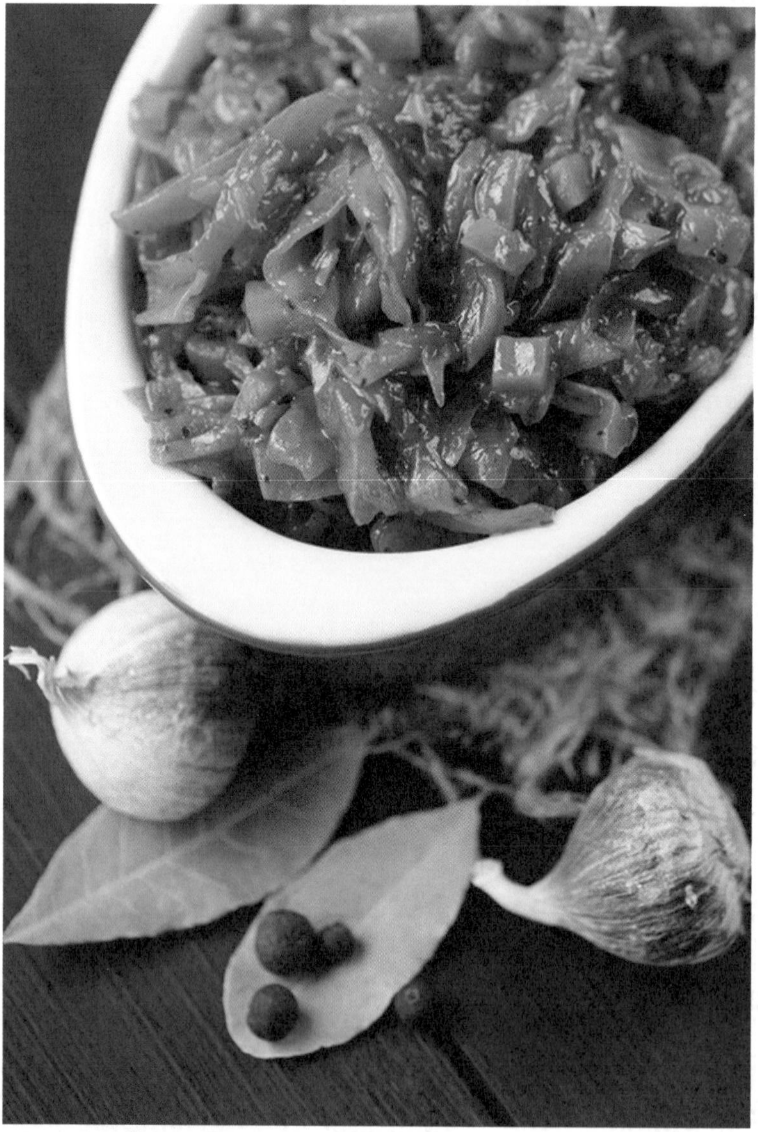

冬菜是一種用大蒜製成的鹹泡菜。下的防腐劑不少，我們不宜大量吃，對身體有害的。

中國人吃的冬菜，幾乎都來自天津。後來台灣和泰國也出產，為數不比那又圓又扁的褐色陶罐多。

在台灣，吃貢丸湯或者切仔麵的街邊檔桌上，偶爾也放一罐冬菜，任客人加入，但是用透明的塑膠罐裝著，心裡即刻打折扣，覺得不如天津冬菜的鹹和香了。

你到潮州人開的舖子裡吃魚蛋粉，湯中總給你下一些冬菜，這口湯一喝，感覺與其他湯不同，就上了冬菜的癮了。從此，沒有了冬菜，就好像缺乏些甚麼。

潮州人去了泰國，也影響到他們吃冬菜，泰國菜中像醃粉絲等冷盤，下很多冬菜，他們的肉碎湯或者湯麵中也少不了。

海南人也吃冬菜，純正的海南雞飯中一定配一碗湯。此湯用煲過雞的滾水和雞骨熬成，下切碎的高麗菜，廣東人叫為椰菜的東西，再加冬菜，即成。冬菜是絕對不能缺少的，很多香港店舖做的海南雞飯，卻不知道這個道理，亂加其他食材，反而弄得不倫不類。

冬菜實在有許多用途，像一碗很平凡的泡麵，抛一小撮冬菜進去，變成天下美味。

把剩下的冷飯放進鍋子裡滾一滾，打兩個雞蛋進去，再加冬菜，其他什麼配料都不必放，已是充飢的佳品。

說到雞蛋，潮州人和台灣人愛吃的煎菜脯蛋，用冬菜代替菜脯，有另一番風味。

有時單單用乾葱頭切片炸了，再下大量冬菜炒一炒，加一點點的糖吊味，就那麼拿來送粥，也可連吞三大碗。

最佳配搭是豬油渣，和冬菜一齊爆香，吃了不羨仙矣。

我父親一位老友是個又窮又酸的書生，一世人好，酒沒有菜送，弄撮冬菜泡滾水，泡完冬菜發脹，就那麼一小口送一大杯，吃呀吃呀，也吃光，喝冬菜水當湯，最後把抓過冬菜的手也舔一舔，樂不可支。

鹹酸菜

鹹酸菜，潮州人的泡菜，只簡稱為鹹菜，用大芥菜頭製成。

每年入秋，大芥菜收成，我在鄉下看過，堆積如山，一卡車一卡車送往街市，不值錢。放久了變壞之前，潮州人拿去裝進甕中，加鹽，讓它自然發酵變酸，就是鹹菜了，很大眾化的終年送粥佳品，潮州人不可一日無此君，有如韓國人的金漬。

上等的鹹菜，那個陶甕做得特別精緻，今日變古董，不過當今的甕已非常粗糙，爛了也不可惜。

在潮州菜館，夥計必獻上一碟鹹菜，為餐廳自己泡的，鹹甜適中，也不過酸。上桌前撒上一點南薑粉，非常可口，可連吃三四碟來送酒，做不好的話，這家餐廳也不必再去了。

當今的在泰國的潮州人也把鹹菜裝進罐來賣，白鴿牌的品質最佳，還有一隻紅辣椒的帶辣味，比較好吃。其他牌子的嫌泡太爛，不爽脆。

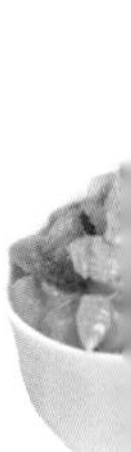

鹹菜入饌已是優良的傳統，最普通的做法是拿來煮內臟，將粉腸和豬肚加大量的鹹菜熬出來的湯特別好吃。家中一向做得不好，只能在餐廳吃，裝進一個人那麼高，雙手合抱的大鐵鍋中熬個一夜才能入味，煮時撒下把胡椒，只有九龍城的「創發」才有那麼大的鍋熬出來。

小量的鹹菜可以煮魚。什麼帶腥的魚，經過與鹹菜一齊煮，卻好吃起來。像鯊魚或魔鬼魚，一定得用鹹菜煮，煮時下點薑絲和中國芹菜，更美味。

通常吃鹹菜的梗，葉棄之。但當年窮困的潮州人也很會利用，把葉子切碎，加點糖和紅辣椒爆它一爆也變成佳餚。

不然用鹹菜葉來包住鱔魚燉，鱔肥的時候，這道菜是所謂可以「上桌」登大雅之堂的。

很奇怪的，每一個城市都有一檔專賣鹹菜的攤子，通常是一個食古不化的老者堅守着，獨沽一味賣鹹菜。低聲下氣地請老人家為你選一個，他挑出來的一定好吃，再請教鹹菜的煮法，他會滔滔不絕告訴你，千變萬化。

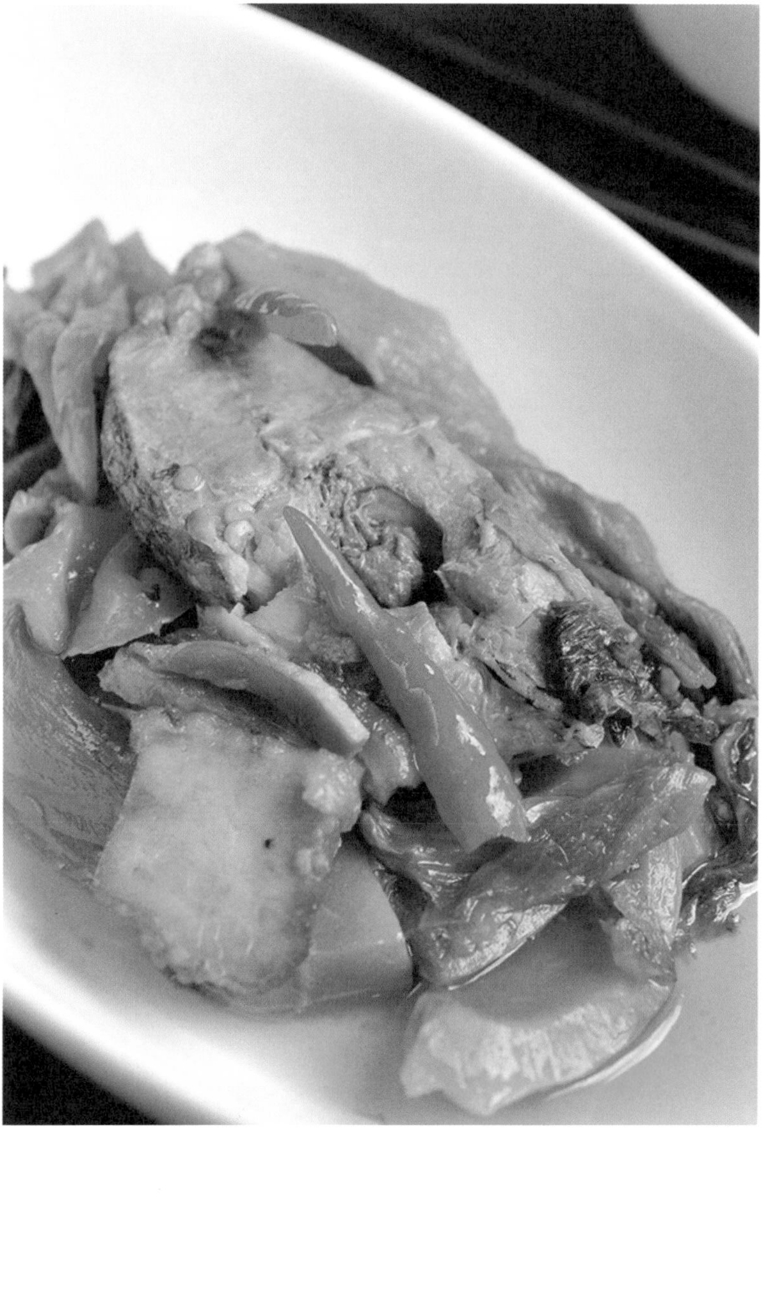

醃菜類

榨菜

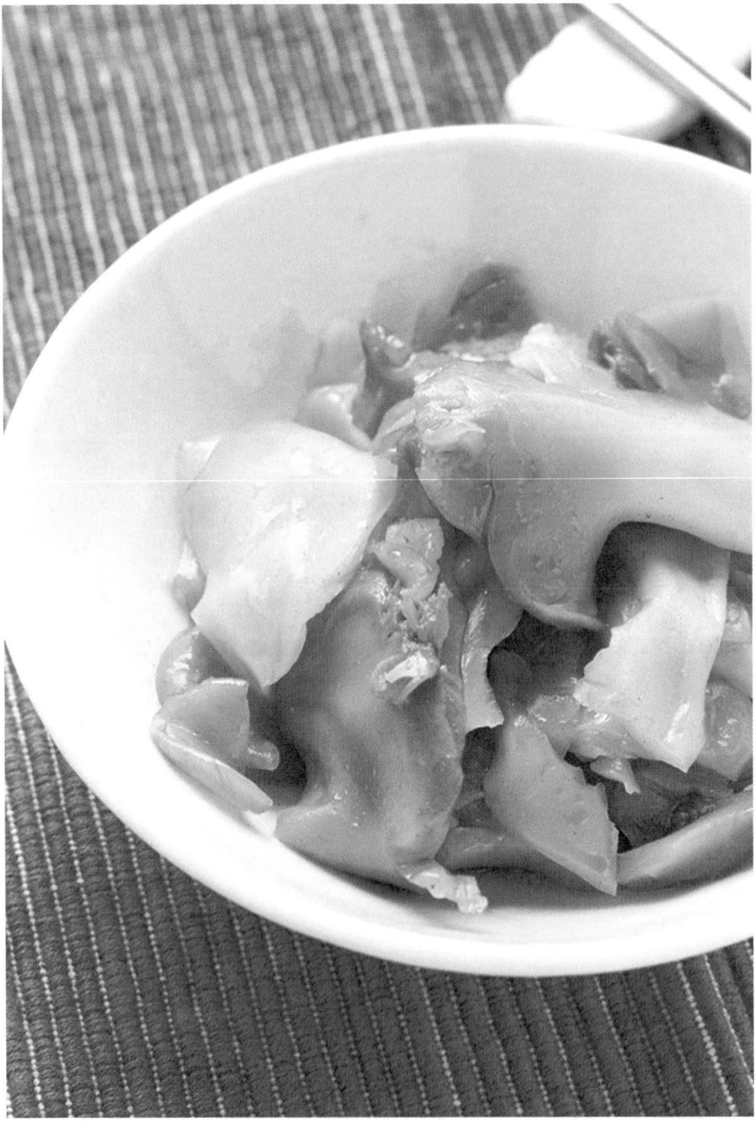

有許多蔬菜都不是中國土生土長的，尤其是加了一個番字或洋字的，像番茄和洋葱等。製作榨菜的青菜頭，又名包包菜、疙瘩菜、豬腦殼菜和草腰子，是一正牌的中國菜。

產於四川，直到一九四二年才給了它一個拉丁學名 **Brassica Juncea Coss Var Tsatsai Mao**。最好的青菜頭區面積不是很大，在重慶市豐都縣附近的兩百公里長江沿岸地帶，所收穫的青菜頭肉質肥美嫩脆，又少筋。

是誰發明榨菜的呢？有人說是道光年間的邱正富，有的人說是光緒年間的邱壽安，但我相信是寂寂無名的老百姓於多年來的經驗累積的成果，功勞並不屬於任何一個人。

把青菜頭浸在鹽水裡，再放進壓製豆腐的木箱中榨除鹽水而成，故稱之為榨菜。過程中加辣椒粉炮製。

製作完成後放進陶甕中，可貯藏很久，運送到全國，甚至南洋，遠到歐美了。記得小時候看到的榨菜甕塑著青龍，簡直是藝術品，但商人看不起它，打破一洞，擺在店裡賣招徠。

至今這個傳統尚在，榨菜甕口小，都是把甕打破的，不過當今的甕已不優美，碎了也不可惜。

肉吃得多了，食慾減退時，最好吃的還只有榨菜。民間初期的風流人士用榨菜來送茶，當為時髦，其實榨菜也有解酒的作用，坐車暈船，慢慢咀嚼幾片榨菜，煩悶緩和。

榨菜味鮮美，滾湯後會引出糖分，有天然味精之稱。最普通的一道菜是榨菜肉絲湯，永遠受歡迎。

更簡單的有榨菜豆芽湯、榨菜番茄湯和榨菜豆腐湯。煲青紅蘿蔔湯時，加幾片榨菜，會產生更錯綜複雜的滋味。

蒸魚蒸肉時都可以鋪一些榨菜絲吊味。我包水餃的時候，把榨菜剁碎混入肉中，更有咬勁和刺激。

大陸榨菜較鹹，台灣的扁甜。用後者，切成細條，再發開四五顆大江瑤柱。擠乾水和榨菜絲一齊爆香，蒜頭炒一炒，加點糖。冷卻後放入冰箱，久久不壞，想起就拿出來送粥，不然就那麼吃著送酒，一流。

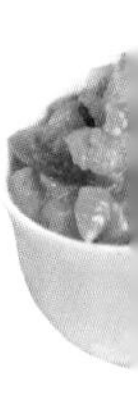

梅菜

梅菜是非常可口的一種漬物，分鹹的和甜的兩種，吃時要用水沖一沖，和榨菜一樣，洗得太乾淨的話，就不好吃了。

用什麼做原料的呢?芥菜是最原始的，不過後來凡是把菜曬乾了用鹽炮製的，都叫為梅菜，常用的還有小白菜。

製成的梅菜分菜心和菜片兩種，做得最好的地方是惠州，故也叫為惠州梅菜，而最好的惠州梅菜產於惠陽土橋。土橋梅菜最高級。

一般的惠州梅菜用的都是菜心，上好的菜心有三四寸長，帶花蕊，色澤金黃。

叫為梅菜，因為炮製的有點發霉味吧?但據稱是一個叫阿梅的仙女傳授給揹她過河的農民，這個說法比較浪漫。

最受歡迎，也遍佈到世界各地的名菜，莫過於梅菜扣肉了。

把五花腩切成一大方塊，放進鑊中，先下豬油，待起煙，五花腩背朝下，把肥的那部分浸在豬油中。油炸油，油一多，快要碰到瘦肉部分時，就得撈起

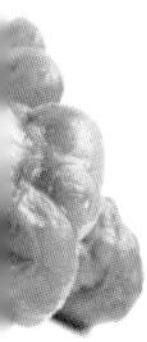

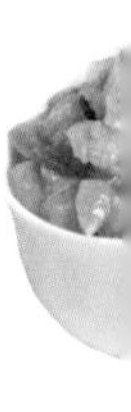

一些油來。絕對不可把整塊五花腩放在油中炸，否則肉和肥的部分一下子分開了，樣子和味道都差。

炸好的五花腩用醬油和冰糖去紅燒，這時把梅菜切碎加進去一齊炮製，煮四十五分鐘之後，即成。

這時五花腩的皮是皺的，連著肉。怎麼挾也挾不開，加上梅菜的清甜爽口，淋上汁，可連吞白飯三大碗。

嫌麻煩？買梅林牌的梅菜扣肉罐頭好了。

梅菜也可以用來蒸魚，尤其是桂花魚等本身沒有甚麼個性的河魚，用梅菜來補助最宜。

把豬頸肉切成細絲，再和梅菜一齊炒，冷卻後放入冰箱，隨時取出送粥。如果用蝦米代替豬肉，更能久放不壞。

包子之中，把梅菜切細後素炒當餡，蒸出的梅菜包子百食不厭。水餃也可以用梅菜來包，很惹味。梅菜吸煙，炒時要用大量的油才不會過乾，但是非用豬油不可，一以植物油代之，鮮味盡失，也是一件很奇怪的事。

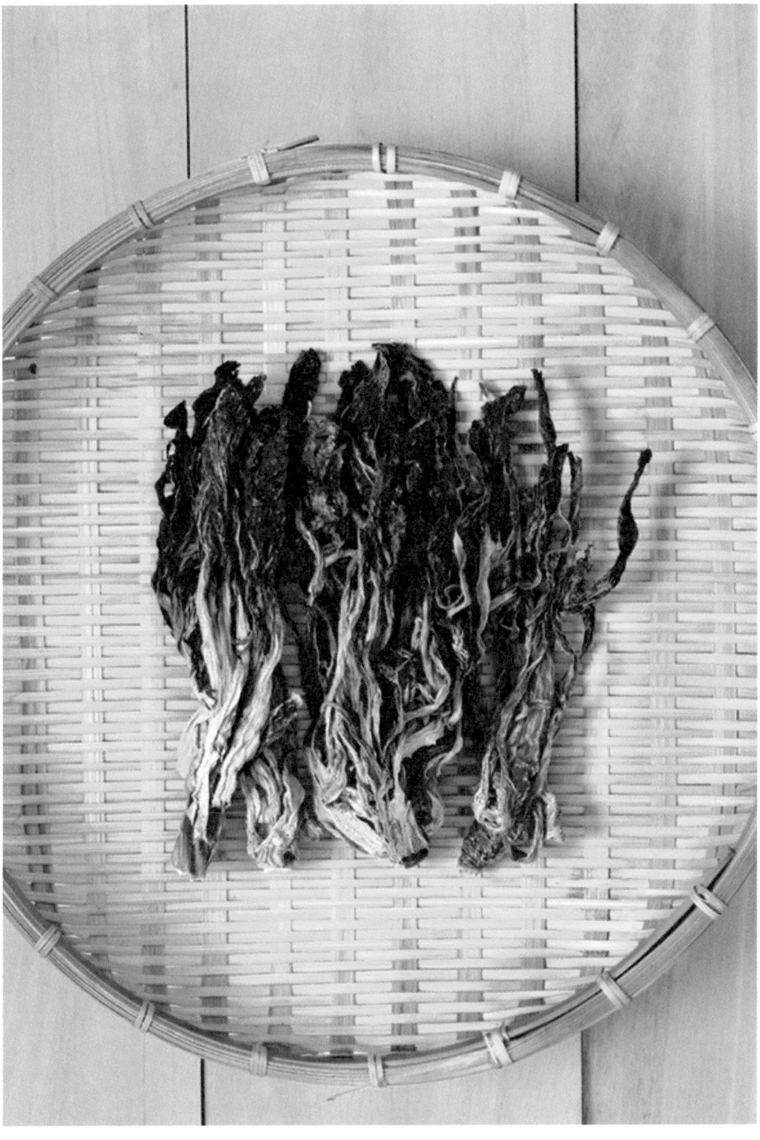

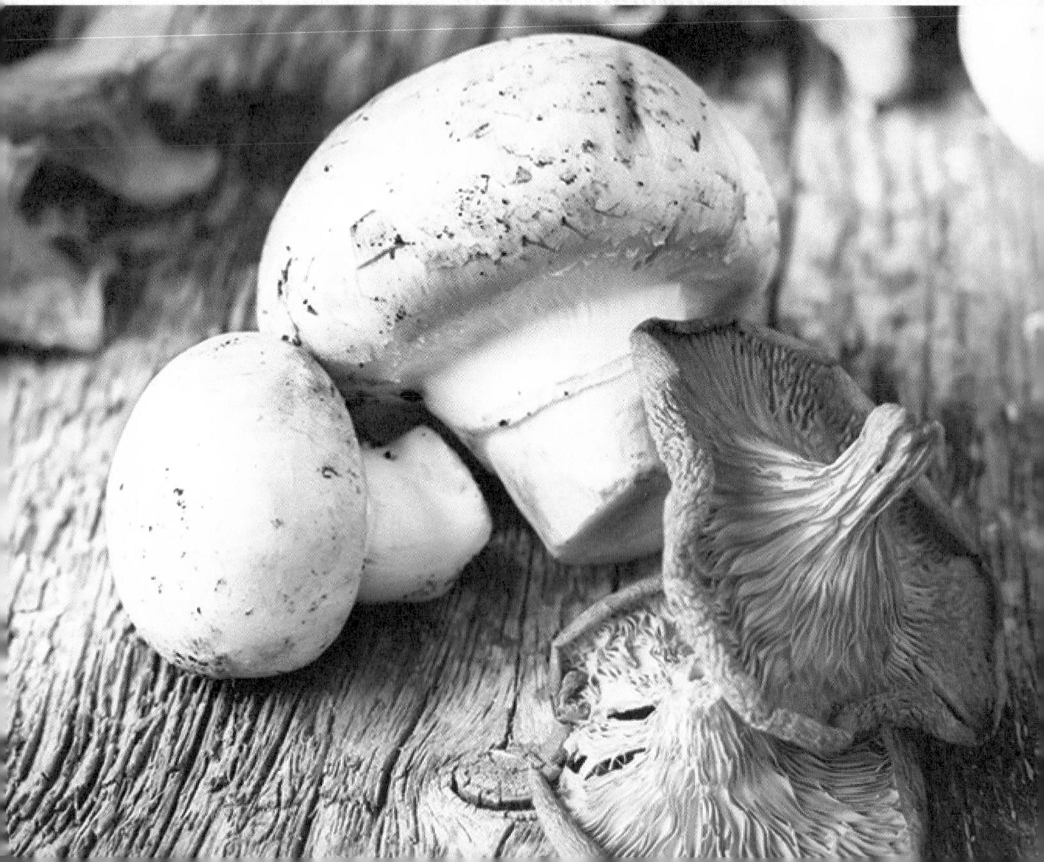

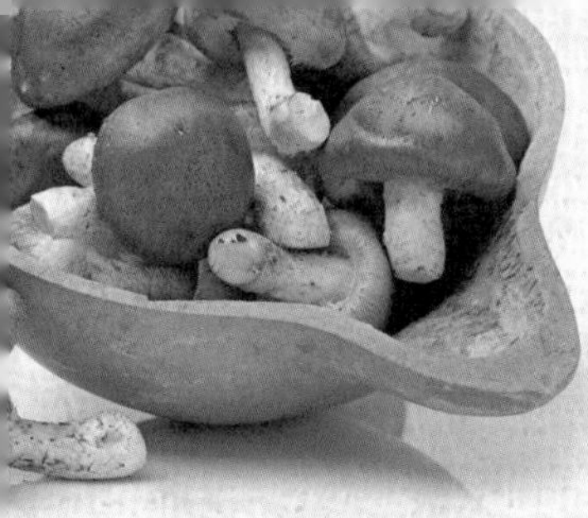

菇菌類

冬菇（香菇）
松露菌
黑白木耳

菇菌類

冬菇（香菇）

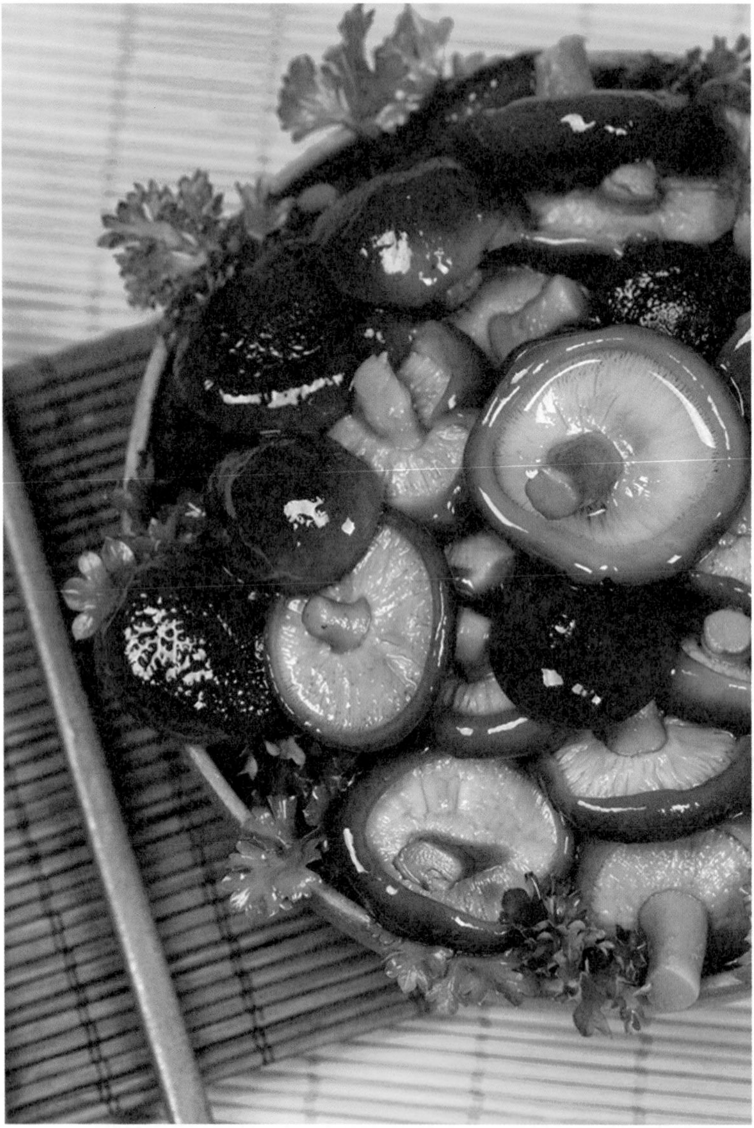

菌類之中，中國人吃得最多的就是冬菇了。我們日常吃的，多數來自日本。到日本植物場中看過程，先把手臂般粗的松樹幹斬一碌碌三尺長，到處鑽數十個小洞，將冬菇菌放入洞內，幾天後就長出又肥又大的冬菇了。收成後，那碌棍還可以繼續使用，直到霉爛為止。

貯藏松樹的地方要又陰又濕，當今的養殖場多數是鋪上塑膠布當成一個溫室，燃燒煤氣來保持溫度，一年四季皆宜種之。

摘下來的菇，有陣幽香，就那麼拿在炭上烤，蘸醬油來吃最美味。嫌太寡的話，點辣椒醬也行，但味道被醬搶去。真正的食客，點鹽而已。

曬乾了就成冬菇。種類極多，一般的並不夠香，大家認為花菇最好。所謂花，是菇頂爆裂著的花紋。其實有更厚肉的海龍冬菇是極品，花菇一斤一百六十元，海龍冬菇要賣三百六十元。

從前的冬菇絕不便宜，和花膠、魚翅等同地位，海產乾貨店才有得出售，當今在大陸大量種植，雜貨舖中也供應了。

乾冬菇要浸水來發，速成以滾水泡之，香味走掉不少，一定要用涼水。

厚身的冬菇可以切成薄片炒之，或整隻的紅燒。燉品盅下冬菇，怎麼煲都煲不爛，笨拙的家庭主婦最好是用它當材料。

齋菜中少不了冬菇，什麼素什麼寶，炆了就吃，但是最巧妙的還是冬菇的蒂，通常是切而棄之的。把它撕成一絲絲，所以有菫菜的江瑤柱做法，都能以冬菇蒂來代替。用油爆香，加上玉米的鬚，下點糖，是一道很精美的齋菜。

浸過冬菇的水也不必丟掉，用來和火腿滾一滾，是上湯。所有的料理之中，以色澤來統一的也很有趣。用冬菇、髮菜、木耳，最後加入墨魚汁來煮，變成全黑色的菜。

三姑六婆喜歡煮冬菇水清飲，說能減肥。我試過，淡出鳥來，非常難喝，加幾片雞肉進去，也不會發胖，就美味得多了，我相信效果是一樣的。

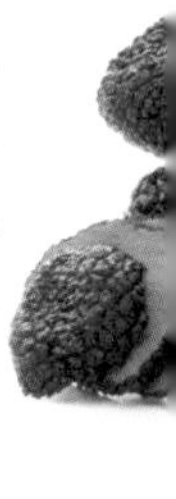

松露菌（松露）

松露菌英文叫Truffle，法語Truffe，德國人稱之Trüffel，日人也用拼音來叫。為甚麼中國人叫它為松露菌？很難明白。它生長在橡木或櫸樹的根部，與松無關。

在歐美，與鵝肝醬和魚子醬同稱為三大珍品，歐洲人譽為「餐桌上的鑽石」，可見有多貴重了。

英國有紅紋黑松露菌，西班牙有紫松露，但要吃的話，最好還是法國碧麗歌Perigord的，與上等鵝肝醬產地相同。當地人把黑松露菌釀入鵝肝醬中，兩大珍味共賞。

你是法國人的話當然覺得黑松露菌最好，但是義大利人則說他們Alba區的白松露天下第一。其實兩者都有它們獨特的香味，各自發揮其優勢，不能比較，只有分開欣賞。

這種香味來自樹葉的腐化和土壤的質地，那麼複雜的組合不是人工可以計算出來，所以至今還沒有養殖的松露出現。它埋在地下，靠狗和豬去尋找，豬已被淘汰了，牠會吞掉之故。

兩種最好的菌都有從十一月到二月的季節性，一過了幾天就差之千里，還好黑松露菌可以一採下來，即刻裝入密封的玻璃瓶中，加橄欖油浸之，那些油，也當寶了。

豪華絕頂的吃法當然是整個生吃，削成片，淋上點油，淨食之。一個金桔般大的松露，就要好幾千港幣。一般高級餐廳即使有了，也都只是用個刨子，削幾片在意粉或米飯上面，已算是貴菜了。

最貴的食材配上最便宜的，也很出色。像用黑白松露來炒雞蛋，也是天下絕品。

義大利人的吃法，還有一種把起司溶化在鍋裏，像瑞士人的起司火鍋，削幾片松露去吊味，叫為Fonduta。

現代闊佬發明了另一種豪華奢侈的，是把整粒的松露菌用烹調紙包起來，外層塗上鵝的肥膏，再在已熄而尚未燃盡之木頭上烤之，吃後會遭閻羅王拔舌。

當然黑白松露菌都能在中菜入饌，我們蒸水蛋上撒上一些，或拌入炒桂花翅中，味道應該吃得過的。

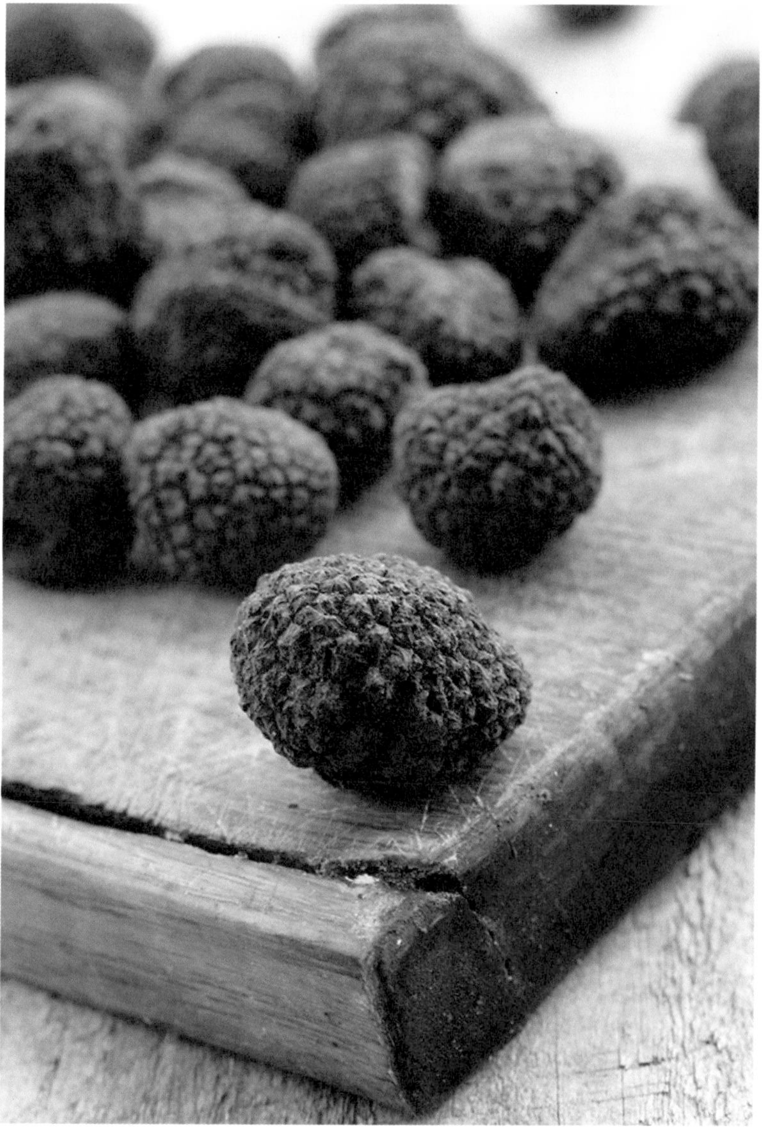

菇菌類

黑白木耳

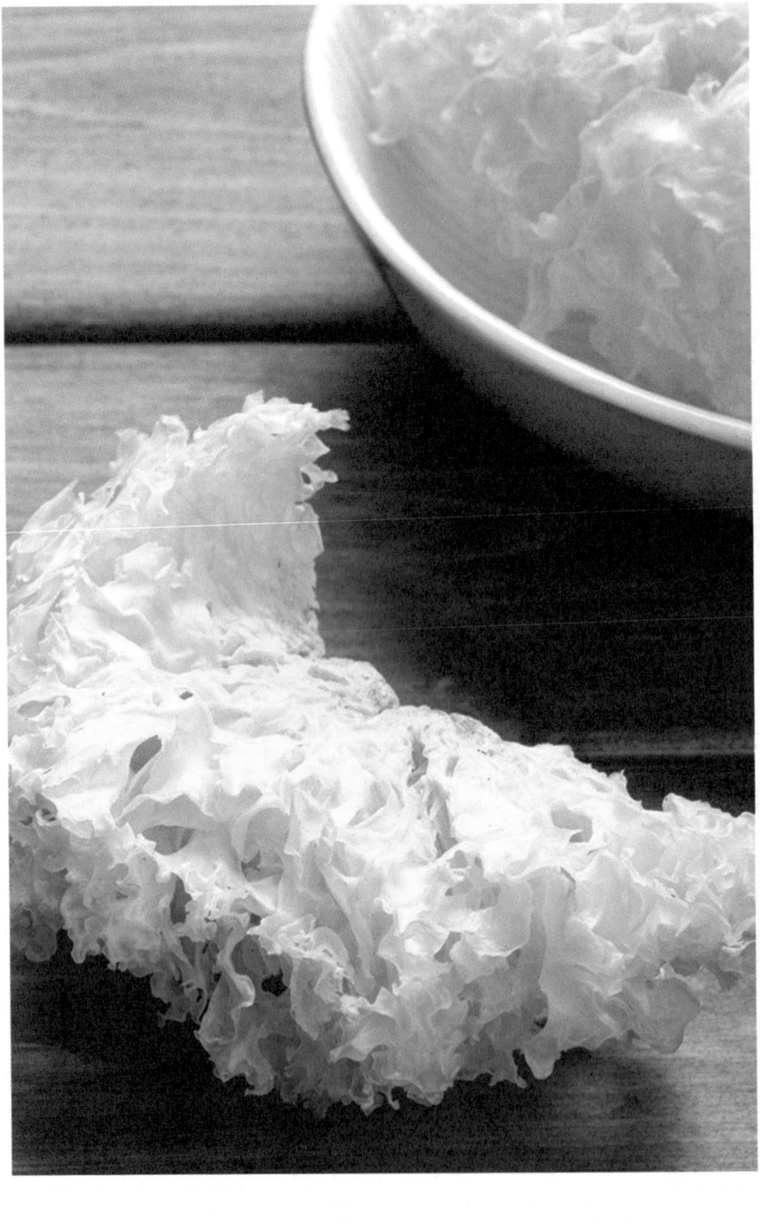

木耳，分黑和白。又名桑耳、木蛾、木菌、木耳、銀耳。黑木耳外形像耳朵，英文名也叫猶太人的耳朵 Jew's Ear，法國人叫 Oreille De Judas，德國卻是 Judasohr。白木耳的英文名則是 White Trewella。

從山區到平原，木耳的分佈很廣，世界各地都能出產，幼菌一黏枯枝，就能長出木耳來。

新鮮的木耳口感爽脆，可直接入餚。曬乾了，吃前浸水恢復，鮮味不失。也當成藥材，野生銀耳自古以來被稱為重要補品，非常珍貴。當今已大量人工種植，市價亦便宜。

黑木耳的熱量，一百克之中有三十五卡路里，白木耳較高，有四十九卡路里。營養成分已經確實，均含糖、磷、鈣、鐵和維他命，具清熱補血的功能，黑木耳還被中醫認為可以預防白髮多生呢。

含有的植物膠質是無疑的，能吸收消化系統中的鐵質，功能較吃蒟蒻強，又帶有香味，更容易入口。

選購木耳是以外形完整的為標準，呈半透明者佳。求無雜質的，洗淨及去掉根部即可食之，乾木耳則浸清水發之。

口感極好，甚有咬頭，日人稱之為木水母 Kikurage，像海蜇之故。

糖醋拌三絲就是把黑木耳燙熟撈起，瀝乾水後切絲，另配紅蘿蔔，也切成豆芽般幼細的長條，放入碗中，加入白醋、鹽和一點點糖拌成，上桌時撒上芫菜，是極悅目和可口的前菜。

當成湯，著名的酸辣湯不可缺少黑木耳絲。白木耳湯則是泡發後，下些瘦肉或排骨和番薯一齊煲。

做成齋菜，把油條炸脆，切塊，加入黑白木耳，用醋炒之，非常美味。有道叫木耳卷的，是將木耳和紅蘿蔔切絲，加豆芽、芹菜、金針菇，用腐皮包起來炸，吃時點酸辣醬。

因為木耳本身味淡，是做甜品的好材料，用冰糖、白果、紅棗來燉，味道和口感並不比燕窩差，營養也極為豐富。

將木耳剁碎，加大菜糕或魚膠粉，撒入糖桂花，放入冰箱，做成果凍，亦上乘。

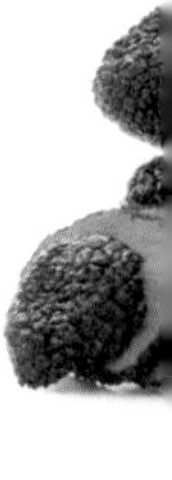

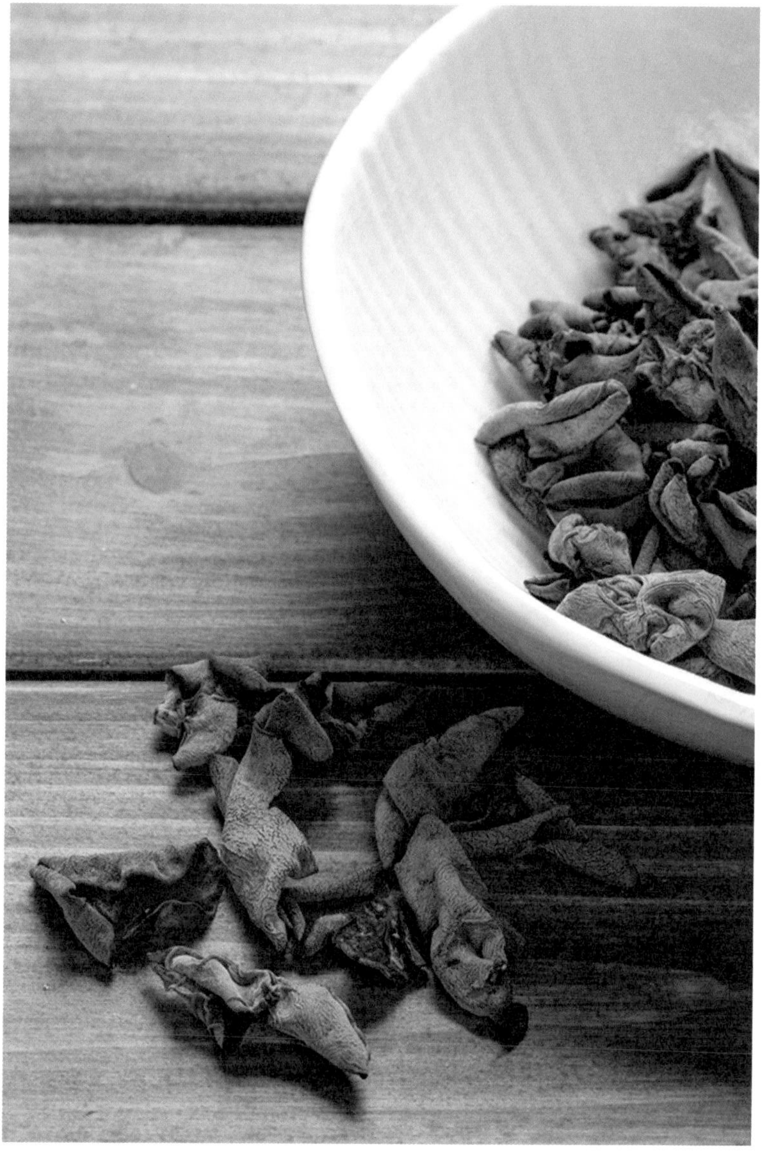

菇菌類

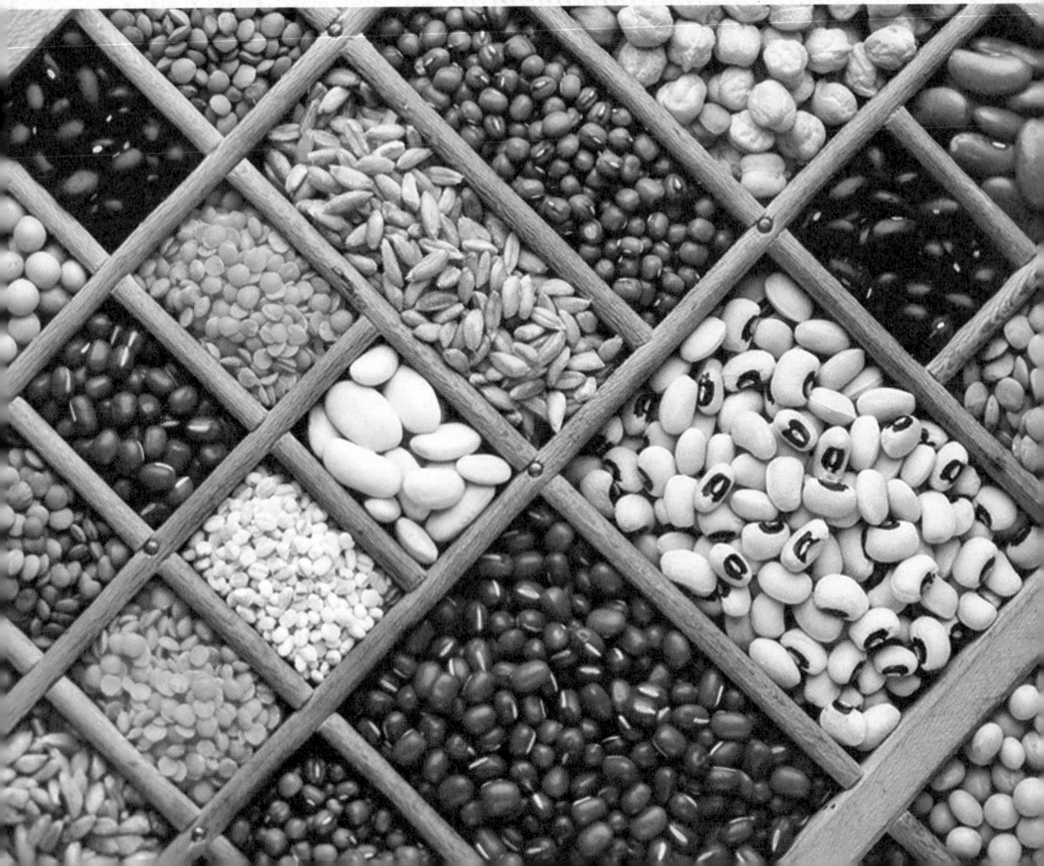

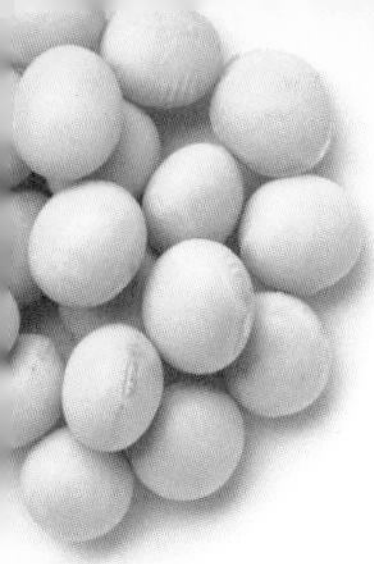

豆類

大豆
四季豆
羊角豆（秋葵）
納豆
紅豆
豆卜（油豆腐）
豆角（菜豆仔）
豆芽
豆腐
腐乳
羅望子

豆類

大豆

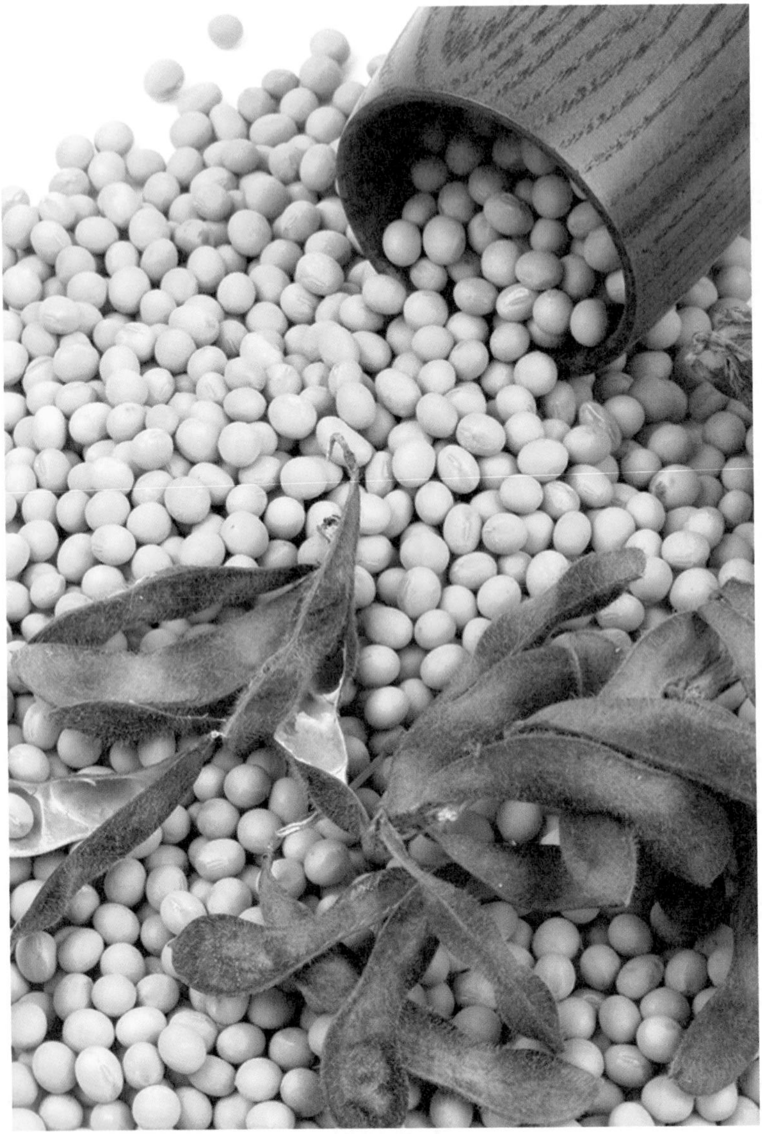

許多加有「番」或「洋」字頭的食材，都是外國種，像番茄、番薯、洋葱及西洋菜等，百分之百的中國品種，是大豆。

大豆的原型，就是我們常在日本料理中下啤酒的「枝豆」。一個莢中有兩三粒，碧綠的，曬乾了就變成我們常見的大豆了。

莖根直，葉子菱形，莖間長出小枝，有很細的毛，到了初秋就開花，可真漂亮，有白色、紫色和淡紅的，花謝後便結成莢，可以收成了。

用大豆磨製粉當食材並不多，榨油是特色，磨成豆漿之後用途更廣，豆腐、豆乾、腐皮比比皆是。醬油以大豆為原料，日本的納豆也是大豆發酵品，味噌的麵醬，無大豆不成，許多齋菜都由大豆製成品當原料，可稱為素肉也。

大豆有多種顏色，曬乾了變黃就稱為黃豆，呈黑便是黑豆了。

主要成分為蛋白質和脂肪，脂質有降膽固醇的作用，也含有維他命B1和E，煮熟後產生很鮮甜的味道，所以我們常用大豆來熬湯。

客家人的釀豆腐，湯底一定用大量的大豆，熬出來的湯又香又甜，還沒有喝進口已聞到濃厚的豆香，十分刺激食慾，湯喝進口，那股甜味無味精可比。對味精敏感的人，大豆是恩物。上桌時撒上葱花，更美味。

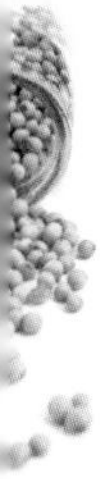

自己做豆漿其實並不複雜，把大豆浸過夜，放入攪拌機內打碎，用塊乾淨的布隔住擠出漿來，加水煮熟後就可喝了。

一般在店裡喝到的豆漿不香不濃，那是水溝得太多的緣故，我常向餐廳老闆建議，為甚麼不用多一點豆，溝少一點的水？反正原料便宜，要是做得好喝，做出名堂來，生意滔滔，何樂不為？他們回答說煮一大鍋豆漿時，要是不溝多些水，太濃了很容易煮焦。

事實如此，但也可以分開煮，細心煮呀！我們在家裡做豆漿就有這個好處，可以放大量的大豆炮製。

做法是攪拌後擠出來的原汁原味的豆漿，當時不溝水，加鮮奶進去，效果更好，試試看，絕對好喝。

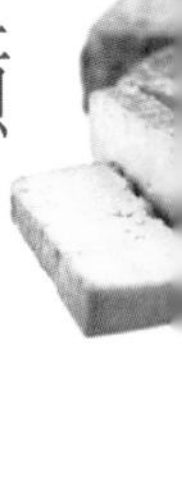

四季豆

四季豆雖然名為豆，但吃的是莢。

味道相當有個性，帶點臭青，嚼起來口感爽脆，喜歡的人吃個不停。這時，口腔內流出一陣清香，是很獨特的。

四季豆最適宜長在氣溫略微寒冷的地域，一年皆能收成，故稱之為四季豆，但說到最甘甜肥美，則選初夏的六月到八月了。

豆莢的一端長於藤狀的枝上，到了尾部，呈針形翹起，像蠍子尾的毒釘，但並不可怕。記得小時媽媽買四季豆回來，就要幫她剝絲，把長在枝頭的那一端用手指折斷，絲就連著剝了下來；輪到另一頭，折下針形的尾，也連絲就那麼一拉，大功告成。

絲並不是太硬，看到洋人吃四季豆，都不剝的。中國婦女手工幼細，才做這種工夫，別國的女人不懂。

四季豆當成菜餚，最普遍的就是生煸四季豆。所謂生煸，其實就是炸。與

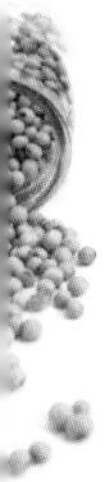

炸不同的是火要極猛，像大排檔那種熊熊火才做得到家，把四季豆投入鑊中，一下子炸熟，撈起。用另外一個鑊，以黏在豆上那麼一點點的油再加些麵醬和肉碎，兜兩下即成。

生煸煸得好時很入味，做得老就半生不熟，難吃到極點，絕對不像炸那麼多油，是一門很深奧的學問。

潮州人用醃製過的橄欖菜來炒四季豆，和生煸的做法差不多。因為橄欖菜惹味，很受食客歡迎，當今這道菜已流行到世界每一個角落的中國館子去。

日本人也很常吃四季豆，做法是將豆一分二，扔入沸騰滾水中，加上一匙鹽，灼它一灼，撈起備用。把雞胸肉蒸個七八分鐘，切成與四季豆一般粗，這時混上黑芝麻醬、醬油、木魚汁、山椒粉，就是一道很好的冷菜，但淥熟的四季豆，始終不像生煸那麼入味。

從他們用芝麻的方法，發現四季豆和芝麻配合得最佳，所以我做生煸四季豆不時用麵醬，換上剛磨好的芝麻，加點糖和肉末一塊炒，味道最佳。吃辣的話，加豆瓣醬和麻辣醬，更刺激胃口，各位不妨試試！

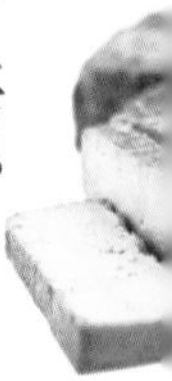

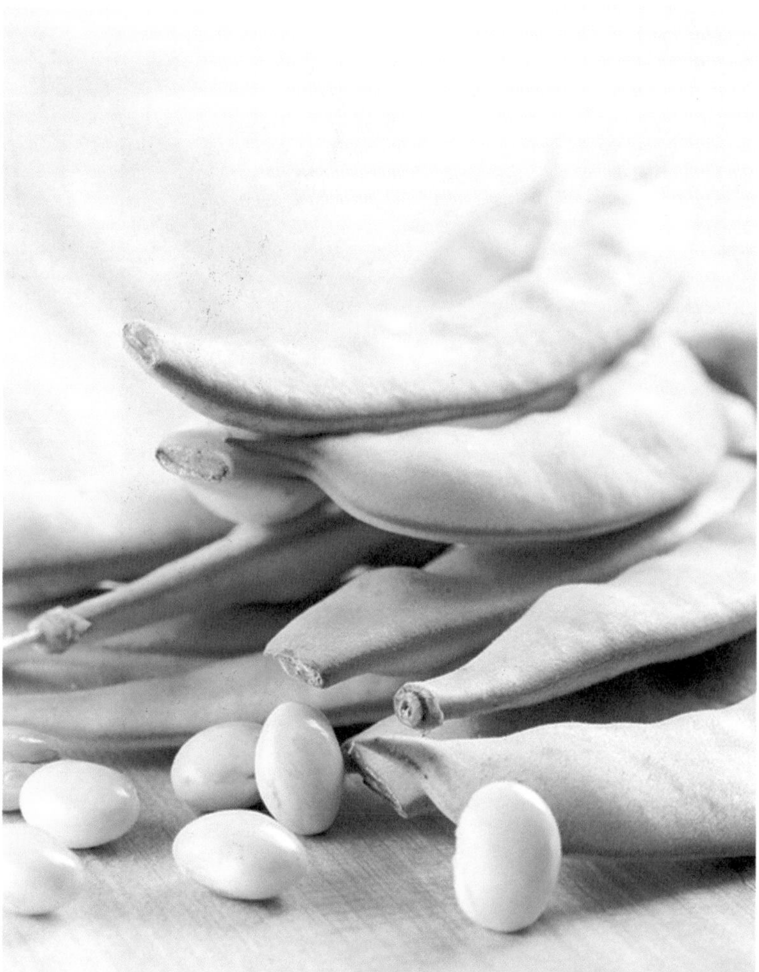

豆類

豆類

羊角豆（秋葵）

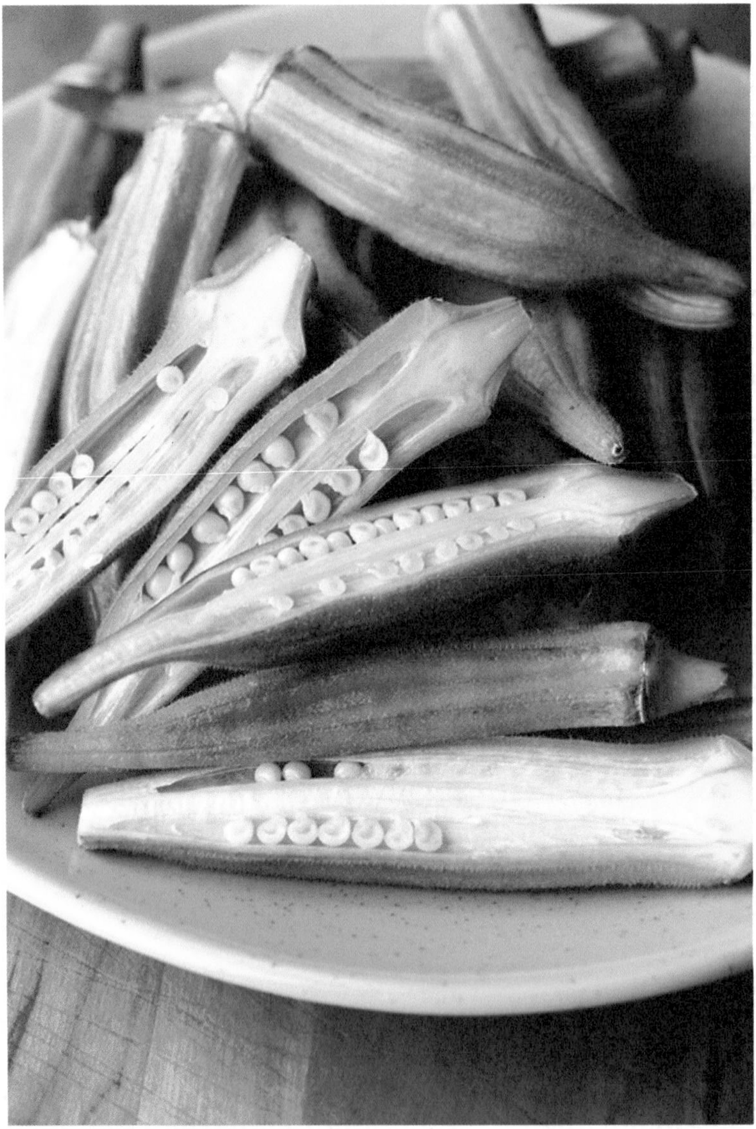

羊角豆有一個很美麗的名字，叫「淑女的手指 Ladies' fingers」。的確，加一點點的幻想力，這枝又纖細又修長的豆，形態和女孩子的手指很相像。

將羊角豆一剝開，裡面有許多小圓粒的種子，被黏液包着，人們愛吃的並非豆，因為它的皮或種子，是全部哽進嘴裡的那種黏黐黐的感覺，這種口感有些人會很害怕，試過一次之後就不敢再去碰它，但是一喜歡了，愈吃愈多，不黏的話就完全乏之味了。

羊角豆並不是一種中餐常入饌的蔬菜，卻在印度和東南亞一帶大行其道，烹調方法之多，數之不清。

一般人做咖喱加的是薯仔，但是印度人用羊角豆來煮咖喱，也很美味。但它只能當成副料，要是全靠它而不加魚或肉的話，就太寡了。

正宗的咖喱魚頭這道菜中一定加羊角豆。並不切開，整枝放進去，等到入味了，羊角豆裡面的種子一粒粒發脹，每咬一口，咖喱汁就在嘴中爆炸，是蔬菜中的魚子醬。

有時切細來炒馬來盞，也是一道很好的下飯菜。做法簡單，把羊角豆切成五毛錢幣般厚，備用，馬來盞是用蝦米、指天椒、大蒜舂爛後再猛火爆之，等到發香時下羊角豆，炒到爛熟，就能上桌了。

日本人也常把羊角豆當冷盤，切片後放進滾水中灼一灼，撈起，加木魚絲，最後淋上一點醬油，即成。他們的天婦羅也常用羊角豆來炸的。

在南洋生長的華人，羊角豆是用來釀豆腐的。釀豆腐為客家菜，把魚膠塞入豆腐或油豆腐之中煮熟。到了南洋，就地取材，羊角豆挖空了釀魚膠。

招待和尚尼姑朋友時，我曾經把大量的羊角豆剝皮，只取出種子。用雲南的牛肝菌加醬油紅炆後，用塊布包著榨出濃汁，再去煨羊角豆粒。客人都吃得津津有味，不知是用什麼食材做的。

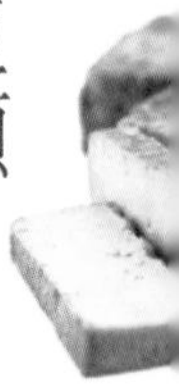

納豆

納豆是日本獨特的食物，臭氣沖天，討厭和喜歡非常之強烈，沒有中間路線，像我們的鹹魚一樣。

用大豆做的，煮了之後放進麴菌發酵，包在稻草包之中賣的鄉下納豆當今已少見，都是一包包塑膠袋裝的。奉送一小包醬油和一小包芥末。

納豆本身的鹹味不足，吃時要略加醬油，上面鋪些薑花，還要把一點點的黃色芥末混進去，匆匆忙忙拚命亂攪一番就可以吃了，挾進口之前旋轉揮動筷子，那些黐黏黏的絲才能抽斷，說是容易，但要長期訓練，才吃得完美。不慣的人總是弄得一塌糊塗，滿手滿臉都是納豆絲。

像南洋人說榴槤一樣，如果你能欣賞納豆，就可以在日本生活下去，怎麼也不喜歡的話，還是早點回家吧！

最通常的吃法是早餐時裝了一碗熱騰騰的白飯，鋪下納豆，再打個生雞蛋進去攪糊了吃，樣子和口感都是十分恐怖的。好在日本生雞蛋乾淨，不然吃了拉肚子都有份。

好幾片燻鴨，將蘿蔔乾切丁，增加爽脆的口感，紫菜切絲點綴，加生磨的山葵，日本人已認為豪華奢侈。

把納豆洗一洗，除掉薄皮，再加三杯酢，就是酸納豆。芋莖細切，加葱花，用納豆來煮味噌麵豉湯。用油爆香納豆，加雞蛋和冷飯一齊炒，便是納豆炒飯。和豬肉、牛肉或者海鮮混在一起再加咖喱醬，便是咖喱納豆了。鋪納豆在飯上，加山葵，用熱茶沖沖，叫納豆茶漬。當然用麵粉點了一點，再去炸，就是納豆天婦羅，把納豆放在雞蛋皮包起來，就是納豆蛋捲。

還有更花巧的納豆包，剖開一塊帶甜的豆腐包。把納豆裝在裡面，大功告成。旅行時，可帶一包脫水的納豆乾送啤酒，樂事也。

日本全國納豆總評會選出最好的納豆，叫「大力部屋」，只在新潟縣才買得到，若要訂購，地址：日本新潟縣北魚沼郡小出町大學十日町360。

納豆含有大量的維他命K，據說吃了延年益壽，不喜歡它的味道的人，寧死勿食。

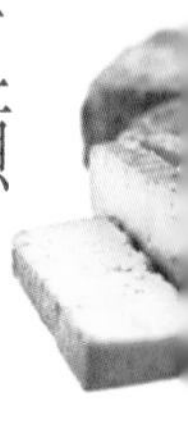

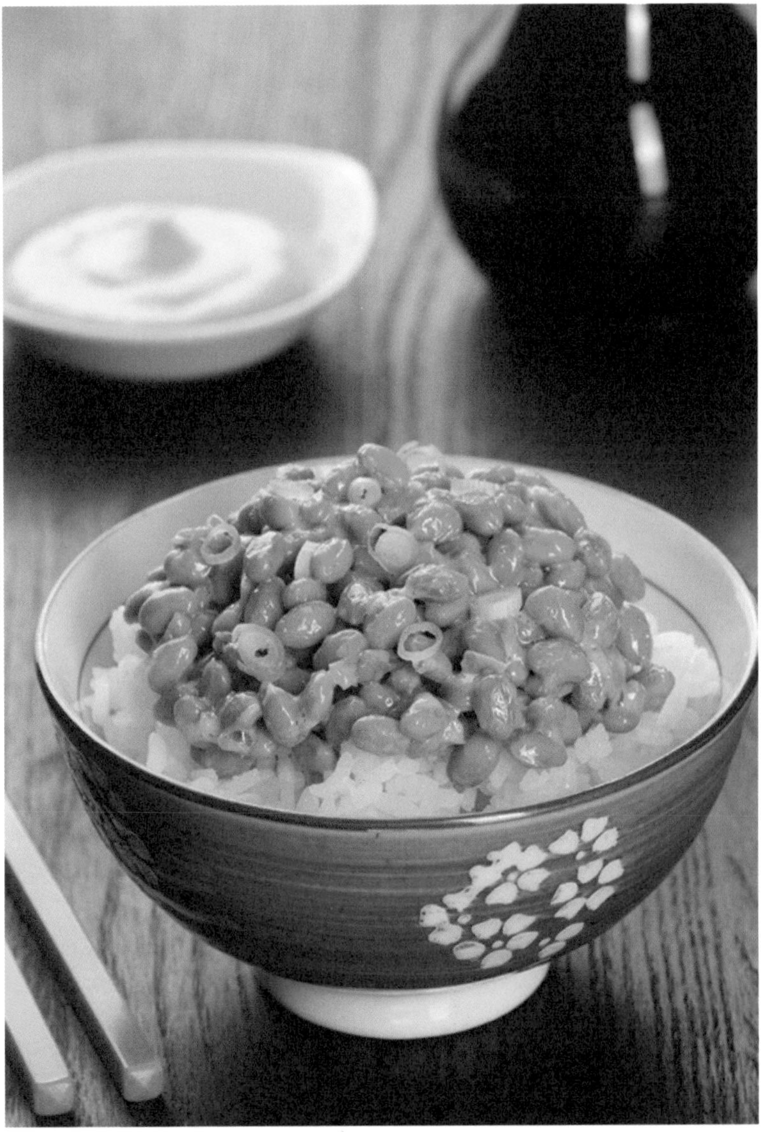

豆類

紅豆

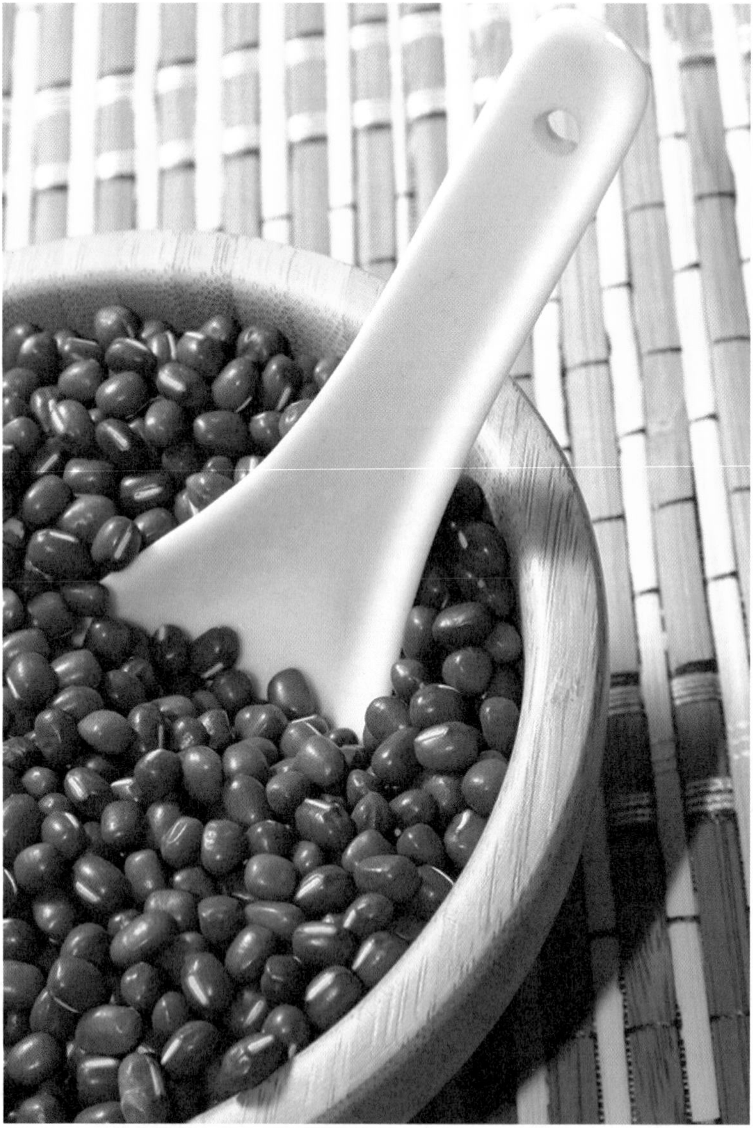

紅豆，又名赤小豆。原產於中國，傳到日本。在歐美罕見，英美人反而用日本名 **Azuki Bean**，又誤寫為 **Adsuki**，皆因洋人不會發 **Zu** 的音，其實應該是 **Azuki** 才對。

給王維的詩「紅豆生南國，春來發幾枝；勸君多採擷，此物最相思」迷惑了，但彼豆非此豆。王維的紅豆，樹高數十尺，長有長莢，爆發的紅豆，殼硬，不能食。真正的紅豆叢生於稻田中，收割了稻，秋冬期再種紅豆。開黃色小花，很美。

排在大豆後面，紅豆很受歡迎，所含營養超過小麥、山米和玉米，澱粉質極高。自古以來中國人都知道它有藥用，《本草綱目》的論述最為精闢，總為紅豆可散氣，令人心孔開，止小便數。其他記錄也有治腳氣、水腫、肝膿等作用。西醫也證實紅豆有皂素 **Saponin**，能解毒。

對民間生活來說，紅豆只是用來吃，不管那麼多的醫療。最普遍的就是磨糊，成為眾人所愛的紅豆沙，月餅中不可缺少的材料，包湯圓也非它不可。煮成紅豆湯，更是最簡單的甜品。

一碗平凡的紅豆湯，要把烹調過程掌握好，才會美味；手抓一把紅豆，可煲兩三碗的。洗淨後在水中泡二十分鐘左右，半小時亦無妨。水滾了放紅豆入鍋，猛火煮五分鐘，再放進砂鍋中，中火燜上一小時，完成後再下糖。

從前的人少接觸到糖，一做紅豆沙，非甜死人不可。當今已逐漸減少，有些人運用葡萄糖和代糖，但失原味。

日本人把紅豆當為吉祥物，混入米中，煮出赤飯來，在過年也煲小豆粥來吃。他們的紅豆沙，至今還是按照古法，做得很甜。

用大量的糖，配合糯米糰煮出來紅豆，叫「夫婦善哉」，甜蜜得很。

在日本，紅豆的規格很嚴謹，直徑 4.8mm 以上的，才可以叫「大納言小豆」，其他的只稱之為普通小豆，北海道十勝地區的種最好。

有一種比普通紅豆大幾倍的，叫「大正金時」，其實它不是大型紅豆，是屬於穩元豆類，不可混淆。

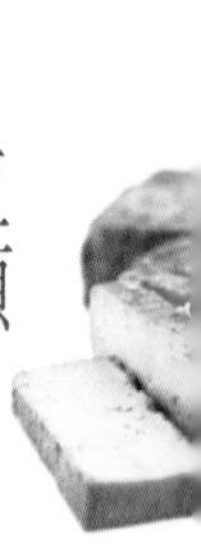

豆卜（油豆腐）

豆卜應該是只有中國人才會做的食材，製作過程如下：

先把大豆磨了，不必像做豆腐那麼細，粗一點也沒關係，加水，煮沸時下鹽，便產生一塊塊的凝結物，粵人稱之為花。把花撈起，水倒掉，放入一個木框中，再壓扁擠乾水，用刀剁成方塊，然後油炸。說也奇怪，切口會連結起來，中間充滿空氣，成方形氣排狀，非常輕薄。外表淡褐色，切開了連在壁上的豆腐碎是白色的，皮略有韌度，咬嚼起來，口感甚佳。豆卜中空，很有禪味。

將豆卜切片，和豆芽一齊清炒，是最家常的一道菜，但不容易做得好，過火了豆芽便萎縮，大量湯汁漏出，就難吃了，豆卜也得爆得略焦，才夠味。切記油下鑊後，要等到熱得生煙，才放豆卜，再撒豆芽，很迅速的加點魚露調味，兜兩下，大功告成。

鑊氣是最重要的，它能將豆芽和豆卜中的甜味提出。故此道菜不下味精亦甜，若複雜一點，加韭菜好了。

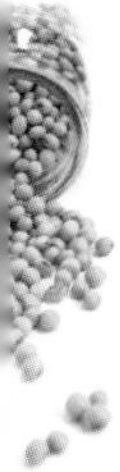

因為中空，是釀肉釀魚的最佳食材，客家人的釀豆腐，少不了豆卜。魚茸之中，加點鹹魚是秘訣。

如果在放大鏡下看，豆卜充滿氣孔，所以能吸油吸汁，滷豬雜時，加幾塊豆卜下去，比肉類更好吃。

蒸魚時，也用豆卜來墊底，讓它餵滿魚汁，不吃魚，本身已是一道菜。茹素者更喜用豆卜入饌，炆白菜、冬菰、髮菜和木耳，是道出名的齋菜。

愛吃葷的，做了紅燒豬肉，吃剩的醬汁中加水，放豆卜進去煮一煮即能上桌。買了魚餅、魚丸，吃不完放入冰箱，有雪味，這時可把水煮沸，加醬油、日本清酒和糖來煮，最後下豆卜，把湯汁吸乾，非常美味。

不能將豆卜和腐皮混淆。豆卜也不是生根，生根用麵粉做，與豆無關。有些人嫌豆卜太軟，製作過程中加了麵粉，較硬，是另一種吃法。

豆卜是最便宜的食材，百吃不厭，是中國人的飲食智慧，應受尊重。

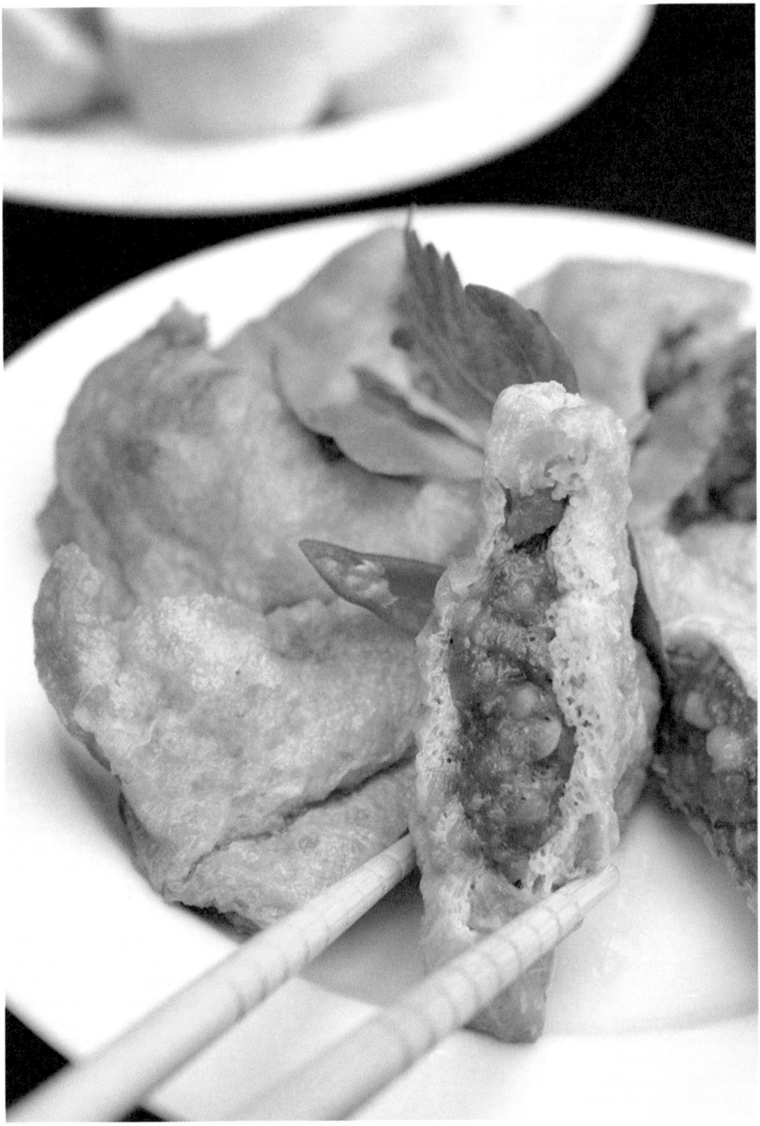

豆類

豆角（菜豆仔）

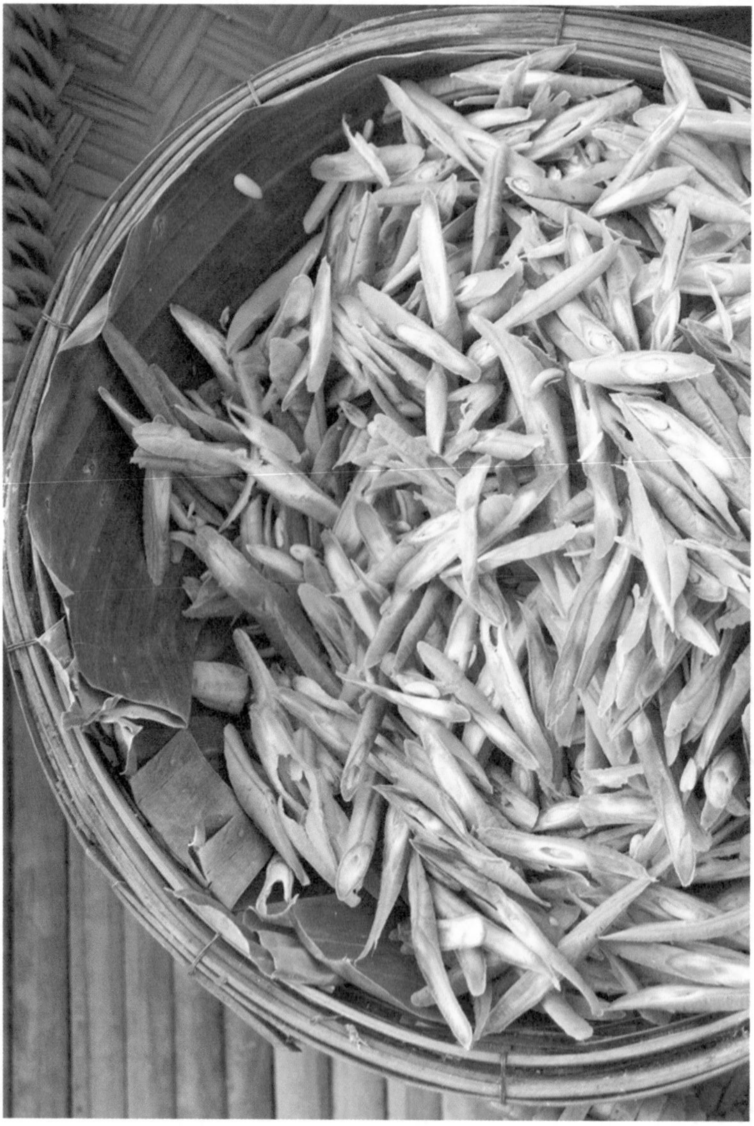

豆角，北方人叫豇豆，閩南話叫菜豆仔，真名鮮有人知。英文名為 Yardlong bean，長起來有一碼之故，又叫蘆筍豆 Asparagus Bean，但和蘆筍的身價差個十萬八千里。

原產地應該是印度吧。最大的分別是淺綠色肥大的種，和深綠瘦小的，我也看過白皮甚至於紅皮的豆角。

葉卵形，開蝶形花，有白、淺黃、紫藍和紫色數種顏色。它為蔓性植物，爬在架上，也有獨立生長的種。從樹幹上掛着一條條的豆莢，瘦瘦長長，樣子沒有青瓜那麼漂亮，也不可愛。

吃法也顯然比青瓜少，豆角味臭青，很少人生吃，除了泰國人之外，泰國菜中，用豆角沾着紫顏色的蝦醬，異味盡除。細嚼之下，可還真的值得生吃的。那蝦醬要是舂了一隻桂花蟬（**又名大田鼈，因體上生有香腺可釋放香味，加之外形有點像蟬，故俗稱桂花蟬**）進去，更香更惹味，但是醬的顏色和味道卻相當恐怖。

因為豆角裡面的果仁很小很細，不值得剝開來吃，我們都是把整條切段，再炒之罷了。

最普通的做法是把油爆熱，放點蒜茸，然後將豆角炒個七成熟。上鑊蓋，讓它燜個一兩分鐘，不用鑊蓋的炒出來一定不入味。

和什麼一齊炒？變化倒是很多，豬肉碎最常用，放潮州人的欖菜去炒也行。把蝦米舂碎後炒，最惹味。

印度人拿去煮咖喱，乾的或濕的都很可口，這種做法傳到印尼和馬來西亞，加入椰漿去煮爛，更香。

最愛吃豆角的，莫過於菲律賓人，可能他們煮時下了糖的關係，炮製出來的豆角多數黑黑的，不像我們炒得綠油油那麼美觀。

雖然很少生吃，但是在滾水中拖一拖，也不失其爽脆和碧綠，用這方法處理後，就可以和青瓜一樣加糖加鹽加醋，做成很刺激胃口的泡菜。

豆角的營養成分很高，也不必一一說明，最宜給小孩子吃，可助牙齒和骨骼。西洋人不會吃豆角，故煮法少了很多，連日本人也不會吃，更少了。

豆芽

最平凡的食物，也是我最喜愛的。豆芽，天天吃，沒吃厭。

一般綠豆芽和黃豆芽，後者味道帶腥，是另外一回兒事，我們只談前者。

別以為全世界的豆芽都是一樣，如果仔細觀察，各地的都不同。水質的關係，水美的地方，豆芽長得肥肥胖胖，真可愛。水不好的枯枯黃黃，很瘦細，無甜味。

這是西方人學不懂的一個味覺，他們只會把細小的豆發出迷你芽來生吃，真正的綠豆芽他們不會欣賞，是人生的損失。

我們的做法千變萬化，清炒亦可，通常可以和豆卜一齊炒，加韮菜也行。高級一點，爆香鹹魚粒，再炒豆芽。

清炒時，下一點點的魚露，不然味道就太寡了。程序是這樣的：把鑊燒熱，下油，油不必太多，若用豬油為最上乘。等油冒煙，即刻放入豆芽，接著加魚露，兜兩兜，就能上菜，一過熱就會把豆芽殺死。豆芽本身有甜味，所以不必加味精。

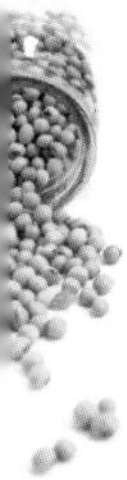

「你說得容易，我就不會。」這是小朋友們一向的訴苦。

我不知說了多少次，燒菜不是高科技，失敗三次，一定成功，問題在於你肯不肯下廚。

起碼的工夫，能改善自己的生活。就算是煮一碗泡麵，加點豆芽，就完全不同了。

好，再教你怎麼在泡麵中加豆芽。

把豆芽洗好，放在一邊。水滾，下調味料包，然後放麵。用筷子把麵糰撐開，水再次冒泡的時候，下豆芽。麵條夾起，鋪在豆芽上面，即刻熄火，上桌時豆芽剛好夠熟，就此而已。再簡單不過，只要你肯嘗試。

豆芽為最便宜的食品之一，上流餐廳認為低級，但是一叫魚翅，豆芽就登場了。最貴的食材，要配上最賤的，也是諷刺。

這時的豆芽已經升級，從豆芽變成了「銀芽」，頭和尾是摘掉的，看到頭尾的地方，一定不是什麼高級餐廳。

家裡吃的都去頭尾，這是一種樂趣，失去了絕對後悔。幫媽媽摘豆芽的日子不會很長。珍之，珍之。

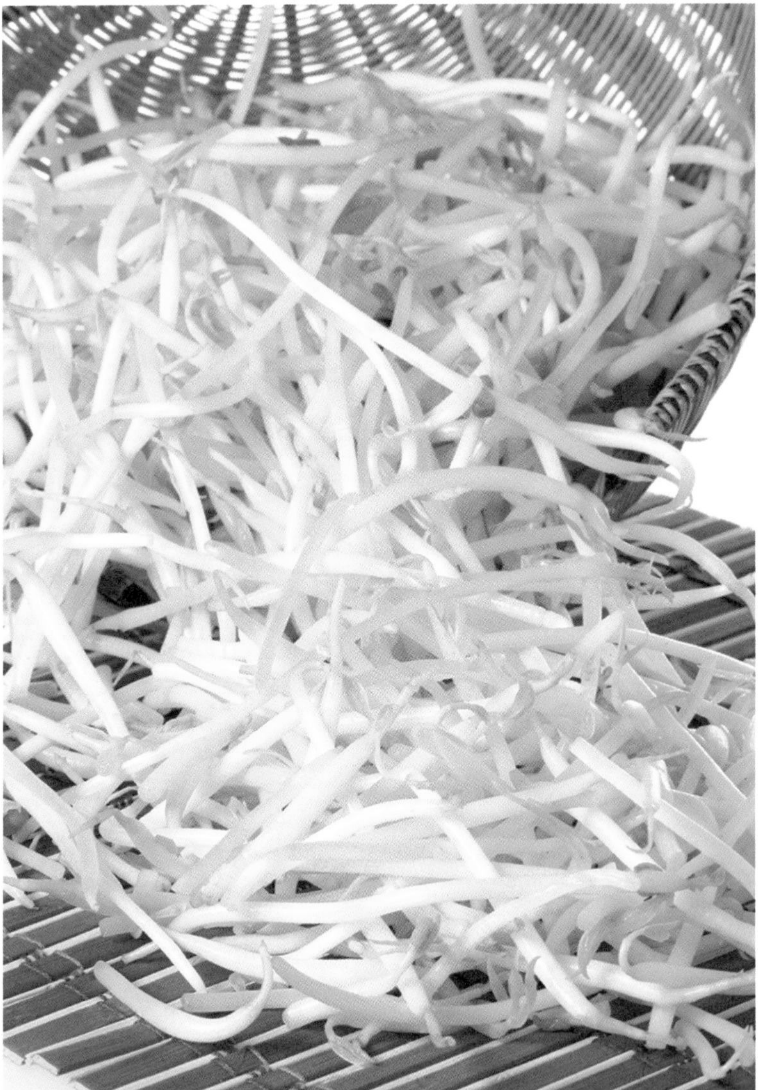

豆類

豆腐

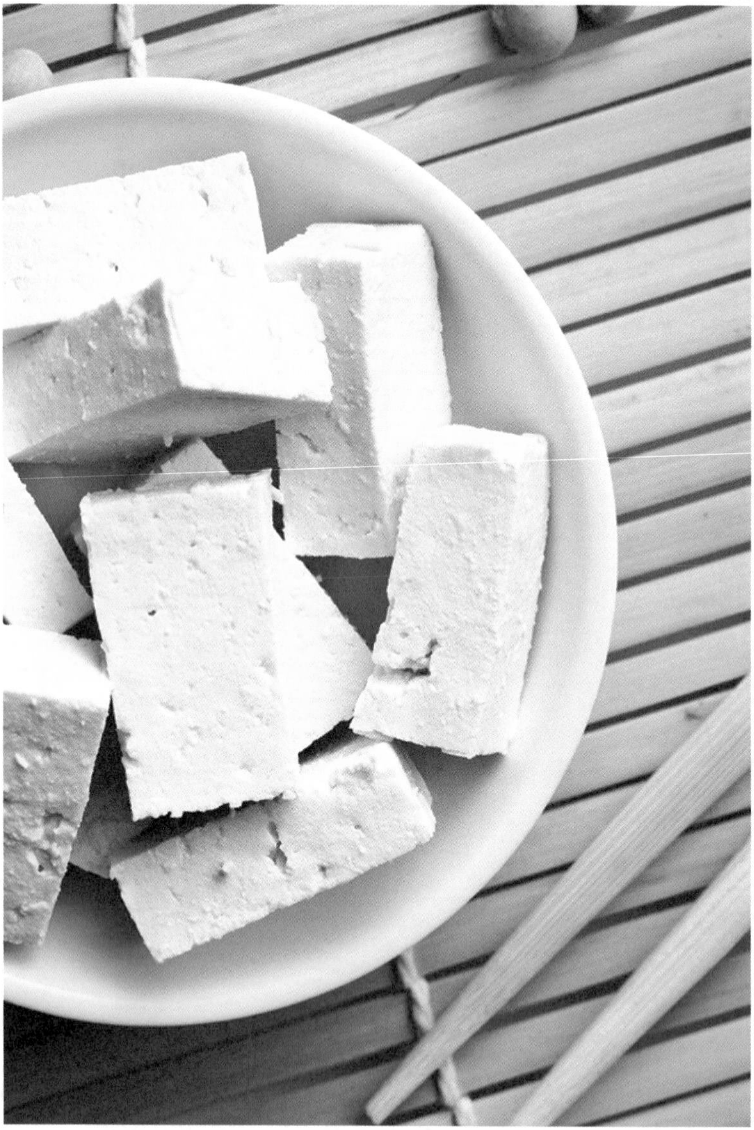

英國人選出最不能嚥喉的東西之中，豆腐榜上有名，這是可以理解的。就是那麼一塊白白的東西，毫無肉味，初試還帶腥青，怎麼會喜歡上它？

我認為豆腐最接近禪了。禪要了解東方文化，禪要到中年，才能體會。我喜歡吃豆腐較早，即是在做學生去京都的時候。

寒冬，大雪。在寺院的涼亭中，和尚捧出一個砂鍋，底部墊了一片很厚的海帶，海帶上有方形的豆腐一大塊。

把泉水滾了，撈起豆腐蘸醬油，就那麼吃。刺骨的風吹來，也不覺得冷。喝杯清酒，我已經進入禪的意境。

這個層次洋人難懂。他們能接受的，限於麻婆豆腐。

豆腐給這個叫麻婆的人做得出神入化，我到麻婆的老鄉四川去吃，發現每家人做的麻婆豆腐都不一樣。和他們的擔擔麵相同，各有各的做法。

我們就從最基本的說起吧！首先，用油炸辣椒起。麻煩的話，可用現成的辣椒油。再把豬肉剁碎，是七分油三分肉的比例。麻煩的話，可買碎肉機磨出來的。油冒煙時就可以爆香肉碎，最後加豆腐去炒。麻煩的話，可在超級市場真空包裝的豆腐。

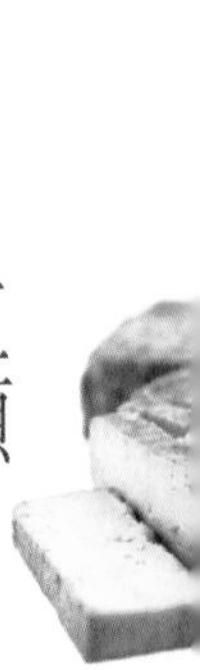

豆腐的製作工序很細緻。先磨成豆漿，滾熟後加石膏而成。一切怕麻煩，就失去了豆腐的精神。

至於麻辣中間的麻，則罕見，但可在日資百貨公司買一小瓶吃鰻魚飯用的「山椒粉」，撈上一些，就有麻的效果。

用豆腐滾湯也美味，最簡單的是番茄豆腐湯，不然把雞雜或豬雜用菜心炒了，再去滾湯也可。要豪華一點，把吃剩的龍蝦頭尾加大芥菜和豆腐炮製。

古人讚美豆腐的文字無數，值得一提的是蘇東坡在〈蜜酒歌答二猶子與王即和〉的句子：「脯青苔，炙青蒲，爛蒸鵝鴨乃瓠葫。煮頭作乳臘為酥。高燒油燭斟蜜酒，貧家萬物初何有？」

腐乳

腐乳可以說是百分之百的中國東西，它的味道，只有歐洲的乳酪可以匹敵。

把豆腐切成小方塊，讓它發酵後加鹽，就能做出腐乳來，但是方法和經驗各異，製成品的水準也有天淵之別。

通常分為兩種，白色的和紅色的，後者甚為江浙人所嗜，稱之為醬汁肉，顏色來自紅米。前者也分辣的和不辣的兩種。

一塊好的腐乳，吃進去之後，先聞到一陣香味，口感像絲綢一樣細滑。死鹹是大忌，鹽分應恰到好處。

凡是專門賣豆腐的店，一定有腐乳出售，產品類型多不勝數，在香港，出名的「廖孖記」，水準比一般的高出甚多。

但至今吃過最高級的，莫過於「鏞記」託人做的。已故老闆甘健成生前孝順，知父親愛腐乳，年事高，不能吃得太鹹，找遍全城，只有一位老師傅能做到，每次只做數瓶，非常珍貴，能吃到是三生之幸。

劣等的腐乳，只能用來做菜了，加椒絲炒蕹菜，非常惹味。炆肉的話，則多用紅腐乳（加紅糟製成的豆腐乳）。紅腐乳也叫南乳，炒花生的稱為南乳花生。

腐乳還能醫治思鄉病，長年在外國居住，得到一樽，感激流涕，看到友人用來搽麵包，認為是天下絕品。東北人也用來搽東西吃，塗的是饅頭。

據國內美食家白忠懋說，長沙人叫腐乳為貓乳，為什麼呢？腐和虎同音，但吃老虎是大忌諱，叫成同屬貓科的貓乳了。

紹興人叫腐乳為素扎肉，廣東人也把腐乳稱為沒骨燒鵝。

貴陽有種菜，名為啤酒鴨，是把鴨肉斬塊，加上豆瓣醬、泡辣椒、酸薑和大量的白腐乳煮出來的。

當然，我們也沒忘記吃羊肉煲時，一定有點腐乳醬來沾沾。

腐乳傳到日本，但並不流行，只有九州一些鄉下人會做，但是傳到了沖繩島，則變成了他們的大愛好。我們常說好吃的腐乳難做，鹽放太少會壞掉，太多了又死鹹，沖繩島的腐乳則香而不鹹，實在是珍品，有機會買樽回來試試。

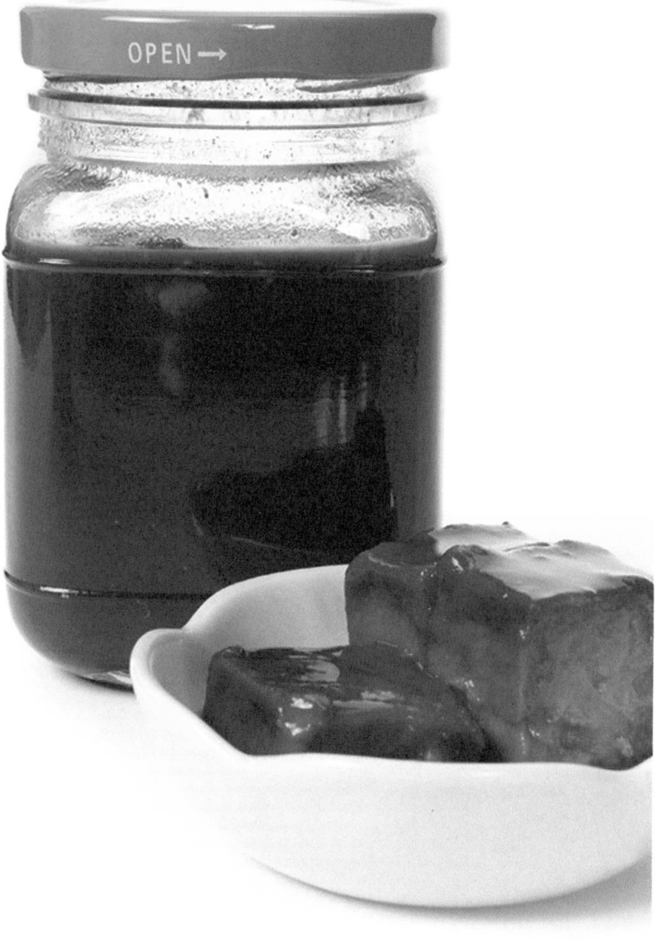
OPEN→

教你煮好料：

有時半夜想吃東西，又不想花時間煮食，腐乳也是很好的選擇。將兩塊腐乳放在小瓷碟上，撒些白糖，再切些薑絲放在上面，用筷子一點一點夾起來吃，是很好的小食。嫌腐乳太單調，也可以用麵包或鹹餅乾蘸着吃，再配一杯溫熱的花雕；絕對不遜於西方的紅酒伴起司，但價錢卻便宜一大截。

想吃得充實一點，可以用腐乳來炒蛋。將腐乳和蛋一同放在大碗中攪勻，再切些蔥粒下去；加豬油下鑊，用大火將鑊燒紅，直至冒煙。這時候馬上熄火，將蛋漿傾進鑊中，用鑊的餘溫將蛋炒熟，這樣炒出來的蛋才會滑。每次煮這道菜給朋友吃，他們都不敢相信蛋和腐乳竟可如此配合。

用腐乳來煮的五花肉，也是另人垂涎的菜式。先將五花肉切塊，灼水後撈出。下油燒至微熱，便轉小火，放入冰糖，將糖炒至微微發焦，便可放入五花肉。改大火，快速翻炒，令糖色均勻地沾在五花肉上。然後將兩塊腐乳用熟油拌勻成腐乳汁，倒入鍋中，翻炒均勻；待五花肉炒至五六成熟，便可再加少許花雕酒繼續炒。這時肉已有七八成熟，便可再轉小火，蓋上鍋蓋炆煮，將腐乳的香味逼入肉中，便可上桌。有這一碟肉，可下白飯三大碗。

羅望子

羅望子，俗名酸子，英文為 Tamarind。

小時候，看小販弄「囉喏 Rojak」，一種馬來人的沙拉，先下黑色的蝦膏，放大量花生碎、糖，再加一匙匙褐色的漿水，攪勻了，削青瓜、鳳梨、粉葛等生蔬菜進鍋中，攪拌之後，大功告成，酸酸甜甜，很惹味，那酸味就是來自羅望子汁了。

羅望子的樹長得又高又大，是設計花園的素材，偶數羽狀複葉，有些像大型的含羞草。長小花白色，有紫色脈紋，豆莢長成後，像巨型花生，剝掉硬皮，裡面有些僵硬的纖維，就是含有濃漿的羅望子了。羅望子有核，亦可煮熟了來吃。

從前搬運羅望子，是將它壓成一塊塊的磚，酸性令它不會腐爛，在菜市中剁成小塊出售，溶於水，便可以用它來代替白醋之外的任何需要酸味的食材。

最普通的吃法就是加了糖，加了水，成為夏日的飲品，當今在泰國雜貨舖中可以買到一罐罐的羅望子汁。

當它為清涼劑極佳，但不能多喝，因為微瀉作用。

北部的泰國菜，用羅望子的情形極多，它的豆莢幼細時可炒來吃，葉子也能煲魚湯，味道相當清新，又刺激胃口。

在印度，羅望子更被視為萬能的，它能醫疳積、治壞血症和黃疸病。如果眼睛腫了，更用羅望子水來清洗，實在神奇。

有個傳說是羅望子的酸性太強，如果在它樹下睡覺，人會酸死。

樹幹用來搭屋子，燒成炭後是火藥的原料，印度人除了用它炮製咖喱之外，還用來做酸果醬。有一種鹹魚，是用羅望子漬成，當地人認為是天下極品。

有人在一八四〇年，在Worcester藥房Lea Perrin訂購了一桶醋，久久未來領，藥房本來要把它丟掉，後來一試，味道奇佳，就演變成為當今流行到世界各地的辣醬油，連廣東人也大量用來點春卷，其實原料不過是羅望子。

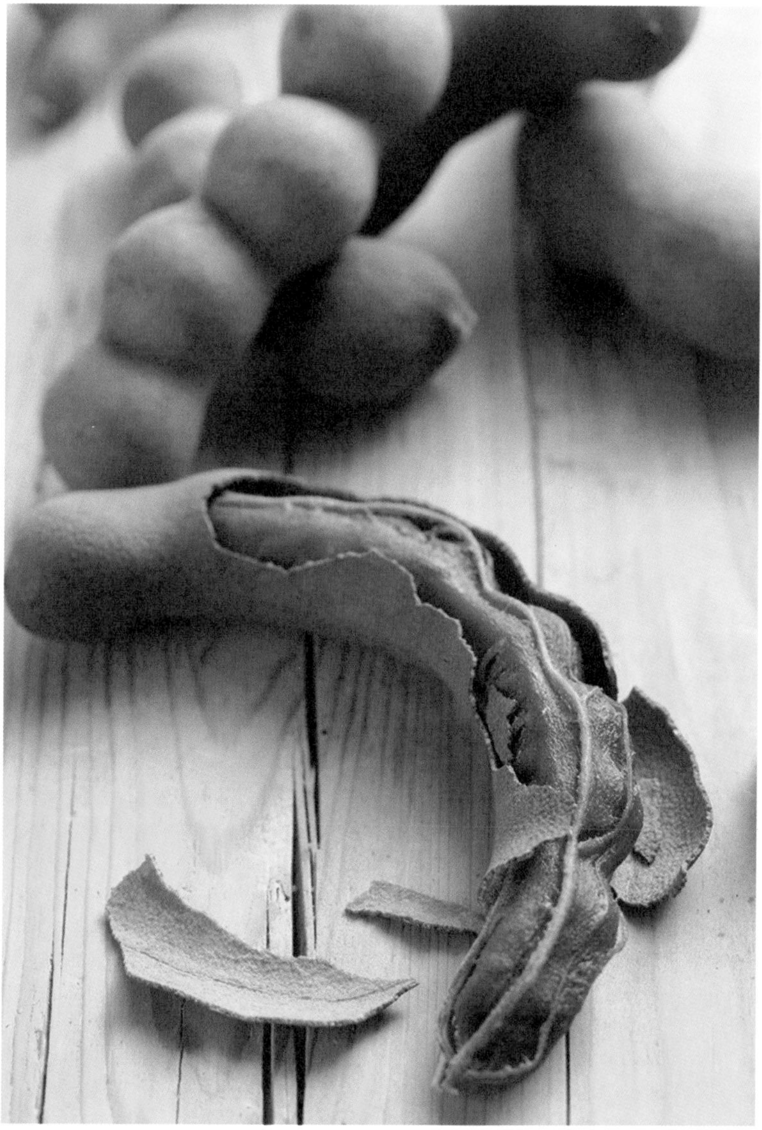

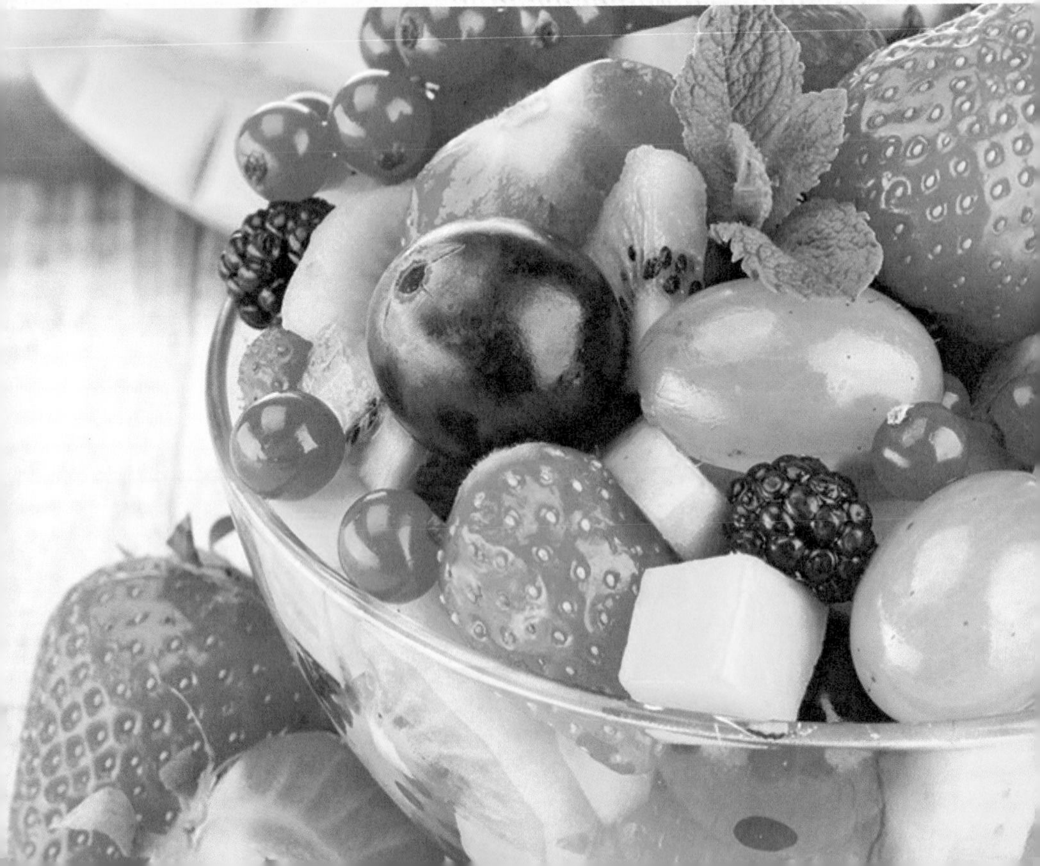

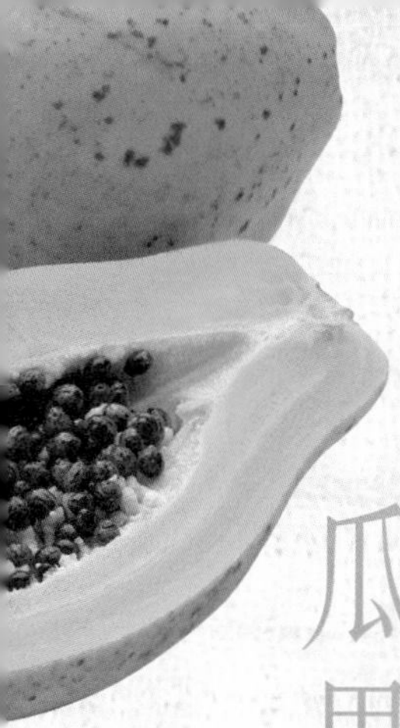

瓜果類

木瓜
紅毛丹
檸檬
水瓜（絲瓜）
香蕉
青檸（萊姆）
西瓜
桃
蘋果
冬瓜
楊桃
櫻桃
青瓜（黃瓜）
荔枝
苦瓜
龍眼
蜜瓜
海底椰
榴槤
野莓
山楂
無花果
山竹
菠蘿（鳳梨）
火龍果
黃皮
西梅
番石榴（芭樂）
芒果
番荔枝（釋迦）
枇杷
椰子
柿子
鳳眼果
奇異果
橙
柚
熱情果（百香果）
桔子
蓮霧

瓜果類

木瓜

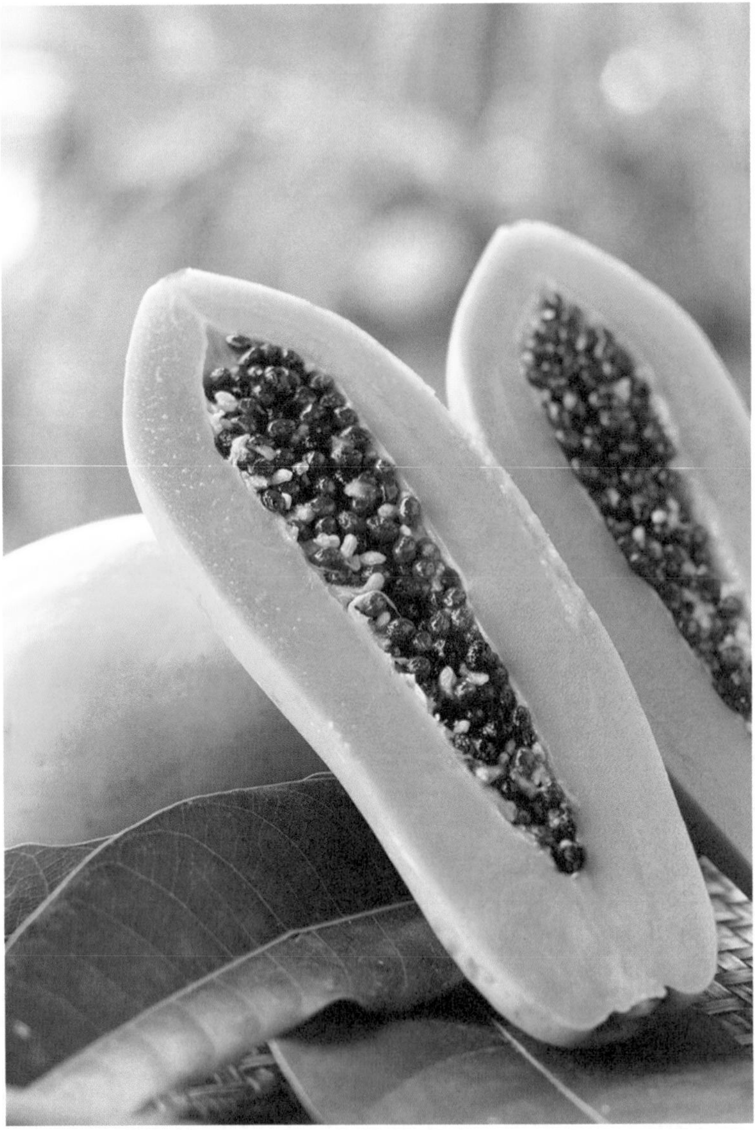

來到曼谷，第一件事就是找木瓜。

泰國菜辛辣，不吃木瓜的話翌日後患無窮，但木瓜有一陣個性很強烈的味道，像嬰兒吐奶，討厭起來是難於接受的。

最清香的是夏威夷種，毫無星馬泰木瓜的異味，甜度也不惹人反感，但是賣得很貴，香港果欄很少入貨，非常難找。

市面上看到印有夏威夷牌子的，大多數是拿了當地種子到馬來西亞種出來。土壤有別，口感還好，但香味盡失。

雖說是熱帶水果，香港也長木瓜。多年前的新界木瓜很好吃，近來的好像差了一點，不知是否與空氣污染有關。

吃木瓜時，大多數人都喜歡把種子刮淨，再切成一塊塊上桌。我認為所有水果都應該盡量用手指接觸，最佳吃法是一刀切成兩邊，去籽，直用茶匙舀了送進口。

木瓜可生吃，沒有甜味，但咬起來爽脆。泰國菜的宋丹，就是刨了木瓜絲後和花生、蜜糖、番茄、蝦米和蟛蜞一塊兒舂碎來吃的。

成熟的木瓜也能夠入饌，友人徐勝鶴的家務主理時常拿它和雞一塊兒做湯。煲的話全稀爛，還是清燉較好。

香港大廚周中，是第一個拿木瓜代替冬瓜做菜的師傅。以冬瓜盅的做法，放豬肉丁、乾貝、火腿等。豪華起來，加海膽燉之。一人一個，日本和西方客人喜愛這種吃法。流行起來，當今將木瓜美名為萬壽果。

當成了甜品，塞燕窩進木瓜清燉。但以白木耳代之，更有咬頭，加上南北杏和冰糖。據說能滋陰，我們則覺得好不好吃才最重要。

把女人豐滿的胸部形容為木瓜，也頗妥當。潮州本來就把木瓜叫為奶瓜。小時候家裡四圍都種，一長就是數十粒，樣子的確像乳房。當今小孩住公寓，看不到木瓜樹了。

其實種起來也很簡單，當成盆栽好了，木瓜播了種，幾個月便長成，一年後開花結果。但壽命也短，第三年年尾便要死去。有些需要在四棵雌樹中種一棵雄的，才能播種。有些雌雄同體。我看過一個大木瓜，有九公斤重，很多人又以為我在撒謊，後來翻植物字典證實我的話沒錯。

水瓜（絲瓜、菜瓜）

水瓜是廣東人的叫法，大概是因為多汁，煮或煎出來水汪汪而得名。

廣東以外的地方叫為絲瓜，台灣人俗稱菜瓜，有短圓形和長圓形等種類，有些皮上長著細小的尖刺，有些只是些細毛。

味甘、性涼，水瓜具有清熱利腸的功效，解毒、通經絡、行血脈、生津止渴、化痰、解暑降溫等，作用廣大。

體質較燥熱的人應多吃水瓜，幫助清熱通腸，發燒者也可以喝水瓜汁治之，如果將新鮮水瓜搗碎外敷，也還能有消腫止痛的效果。

選購時應注意形體正直，果體完整無損傷的，拿在手上，愈重的愈好。

去皮去籽，切條切片均可，就那麼生炒最佳，先下點米酒爆香，再放水瓜去炒，味道更豐富。但是炒熱之後，菜汁會變黑，雖然無毒性，但有礙美觀，應該避免。方法很簡單，只要記得鹽或生抽老抽（顏色較深，醬味濃郁，一般用於給菜肴上色）一類的調味品，要最後才下。

說起水瓜，當然是想起潮州人水瓜烙，這一道菜已是潮州菜的代表之一。

水瓜烙的做法和蠔仔烙一樣，都要用平底鍋，蠔仔烙是蠔仔最後才下，但水瓜烙則要先煎水瓜。大家都說用鴨蛋好過雞蛋，煎時加點太白粉即成，做法好不好全靠經驗。火候和時間控制得準就是，失敗過一兩次一定成功，調味品記得千萬別用醬油或鹽，要用魚露。

若有蛤蜊，廣東人叫蜆，則可用水瓜來煮湯，把水瓜大塊直切，待水滾把蜆一齊放進去，再加點薑絲，煮個三兩分鐘即可上桌，最後才下鹽。

茹素者可用竹笙或其他有甜味的菇類來代替蜆，但要煮久一些，讓水瓜和菇出味。

半煎煮的烹調法中，水瓜是重要的食材，先把魚或蝦煎了一煎，再加水瓜去煮，味道極鮮，但秘訣在於再加點蝦米來滾。

台灣菜中用水瓜的極多，他們的澎湖產水瓜最為清甜，不可多得，賣得很貴。有道絲瓜麵線的，把水瓜和麵線炒一炒，加上湯，燜個幾分鐘，起鍋前再加調味品，最後鋪上金不換，台灣人叫為九層塔的葉子，一流。

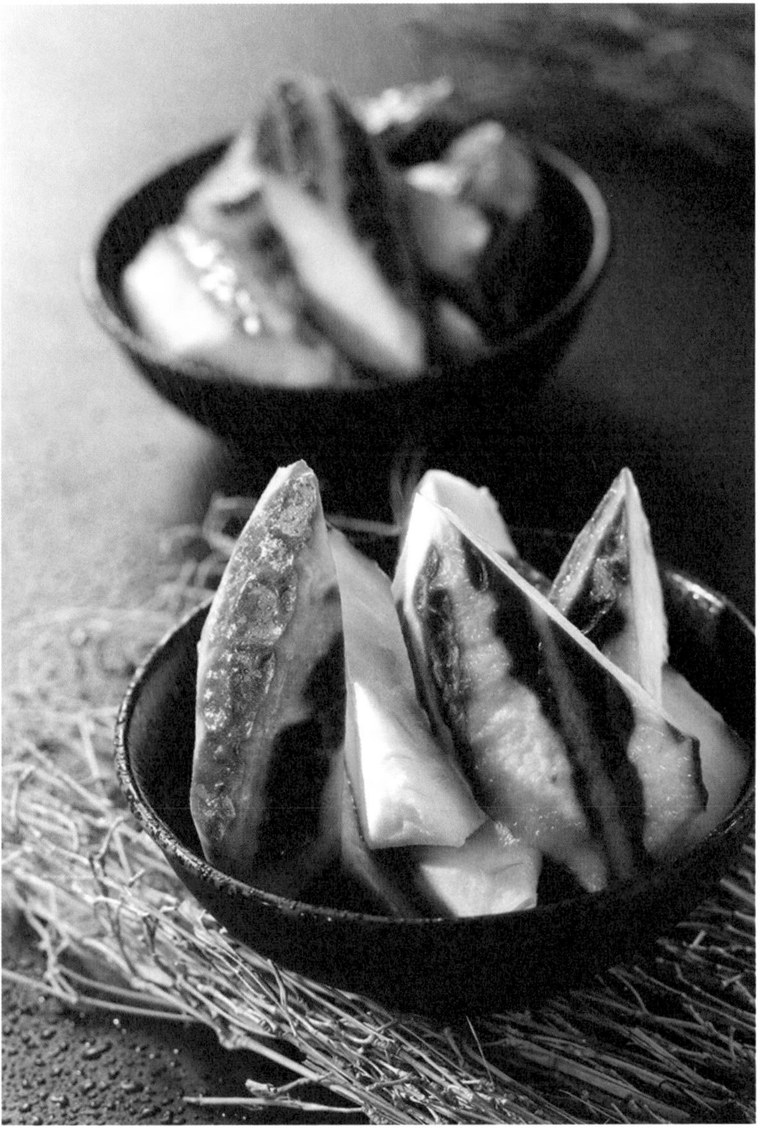

瓜果類

西瓜

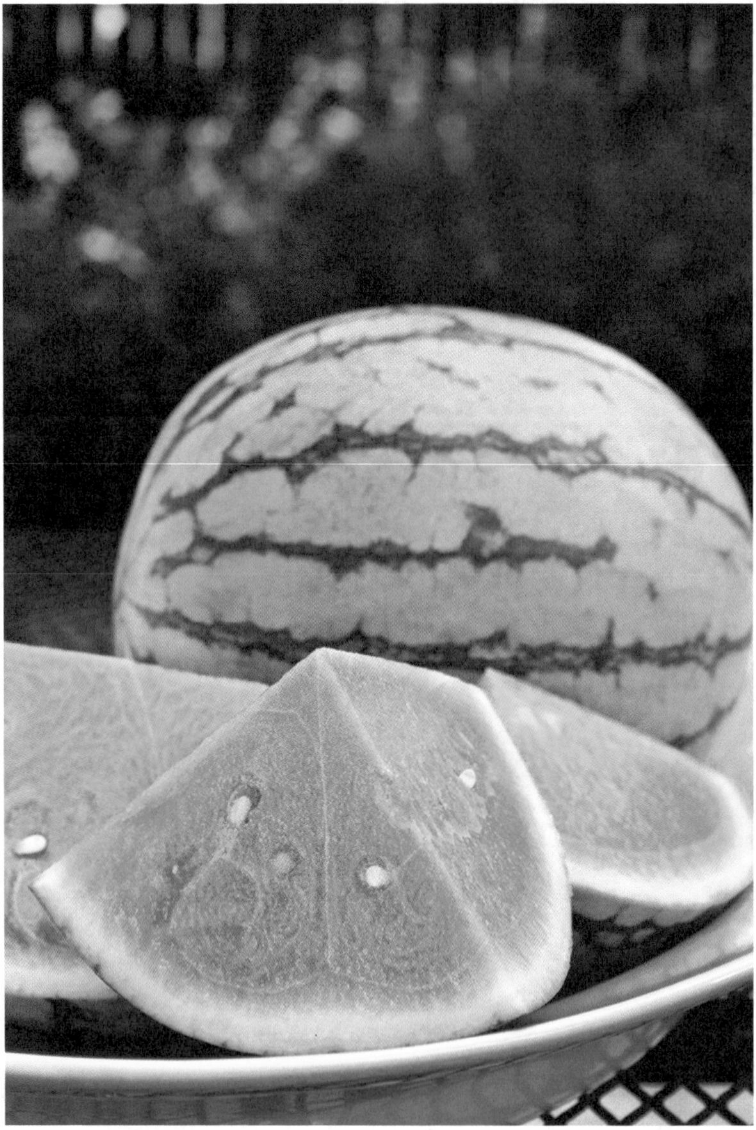

夏日炎炎，最受人歡迎的水果，莫過於西瓜了，它的水分達九成以上。有一個西字，當然是從西域傳來，原產地應該是非洲中部，尚有野生的。

當今的西瓜既然是人工種植，就變出各類形態來，像籃球般大的最普通，有的是枕頭形的。日本人頑皮，種出四方形西瓜，流行過一陣子。樣子看厭了，價錢又貴，沒什麼人買，又種出金字塔形的招徠。

最好吃的西瓜，來自北海道，皮全黑，叫 Densuke，有普通西瓜的兩倍之大。當今有人嫌黑不雅，已種出金黃色的了。

肉有紅的和黃的，有種子和無種子兩類，瓜子曬乾後拿去炒，中國人愛嗑，豐子愷先生有篇文字寫吃瓜子，最為精彩。

除了當水果那麼吃，將西瓜入饌的例子並不多，吃到不甜的西瓜，別丟掉，拿來煲湯好！

切為大塊，和排骨一起煲出來的湯甚鮮，西瓜的糖分恰到好處，所以不必下味精。煲得過火也不爛，只要注意水不煲乾就是。

我們做菜，有時也可以拿顏色來分。做一道全黃的，那就是以雞蛋和南瓜為主，黑色系統的用髮菜、冬菇等。紅色的，把西瓜切成薄片，和番茄、蝦仁一塊炒，孩子們看得有趣，就肯吃了。

未成熟橘子般小的西瓜，可以拿來鹽漬，經發酵，帶酸，是送粥的好食材，茹素者不妨醃漬來起變化。

把西瓜挖空，剝下些肉，學習冬瓜盅的做法，把各類海鮮放進去燉，也是一種不同的湯。

當成甜品倒是千變萬化，西瓜皮夠硬，可以雕刻出種種美麗的花紋，泰國人最拿手了，簡直是藝術品，吃完不捨得丟掉。

整塊西瓜就那麼咬來吃，嘴邊都沾滿汁液，所以有人發明了一個小器具，像挖冰淇淋的一樣，炮製出一粒粒圓形的迷你西瓜，容易入口。

有些大廚嘗試把西瓜皮炆了做菜，但效果不佳，它始終無味，也不像柚子皮那麼有口感，雖然窮地方人甚麼都吃，但西瓜皮要煮得很久才爛，柴火的花費更多。沒辦法，只有用來當飼料餵豬了。

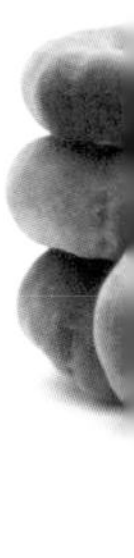

冬瓜

天熱了，蔬菜不甜，吃瓜類更理想，而冬瓜，是夏天代表性的食材。英文名字叫 Wax Gourd，原產地為東南亞，至於為什麼夏天吃的瓜類帶一個「冬」字呢？大概是冬瓜外表有層蠟質，一年四季均能保存，當天冷時也能見到，故稱之吧。

外形有圓有橢，如足球，至到圓筒形的抱枕般大的都有，顏色淡綠中帶黃，或全白色，一般都是墨綠色。選購時擇大的，兩端大小相近，無病斑、手指一彈有迴響，拿在手中沉甸甸的最好。

冬瓜是東方人的食材，西洋料理中罕見入饌，歐美菜市場中也看不到。果實皮薄肉厚，白色而多汁，九十六巴仙是水分，含有維他命B、B2及C，營養豐富。《本草綱目》說：「甘、微寒，利小便、止消渴。」消渴，就是當今的糖尿病，患者應多吃冬瓜。可跟切片後置於瘡上，分散熱毒痤疽。古時少治療成藥，多以性涼的瓜皮撫之。

冬瓜的葉子為圓形中首有五個尖角，瓜莖蔓延於土上，在寒冷的地方也生長，果實起初青綠，經霜降像鋪上一層白粉。開黃色小花，狀甚美。瓜農多留數粒肥大者，待枯，瓜破取其子身種植。

白瓜子殼薄，容易啃開，為黑瓜子之外最受歡迎之小食。仁有綠衣，肥胖者甚香。

冬瓜入饌，最簡單的是和鹹蘿蔔乾一起煮。不下肉，亦美味，為素食中的一道好菜，天熱時不妨多煲，當茶喝。

因為口味和樣子都清淡，日本人的精進料理和懷石料理中多用冬瓜。

廣東名菜中，冬瓜盅是夏日代表性的佳餚。做法是把冬瓜置在一個深底的碗中，挖出瓤和子，再把燒鵝、瘦豬肉、蓮子、江瑤柱、冬菇等食材切丁，置於瓜內，再燉兩小時而成，豪華者可放鮮蟹肉。但不可少的是夜香花了，把夜香花摘去蒂，放在冬瓜邊緣上，上桌前推入湯中，才不過老，香上加香。

做冬瓜盅好玩的是在瓜皮雕花，找喜歡的圖案，愈複雜愈好，影印後貼在瓜上，用把尖銳的刀，一下子就能刮出。或在書法字典查了王羲之的字。為家長祝壽時雕上「長命百歲」四個字。懷著孝心，老人家看了一定高興。

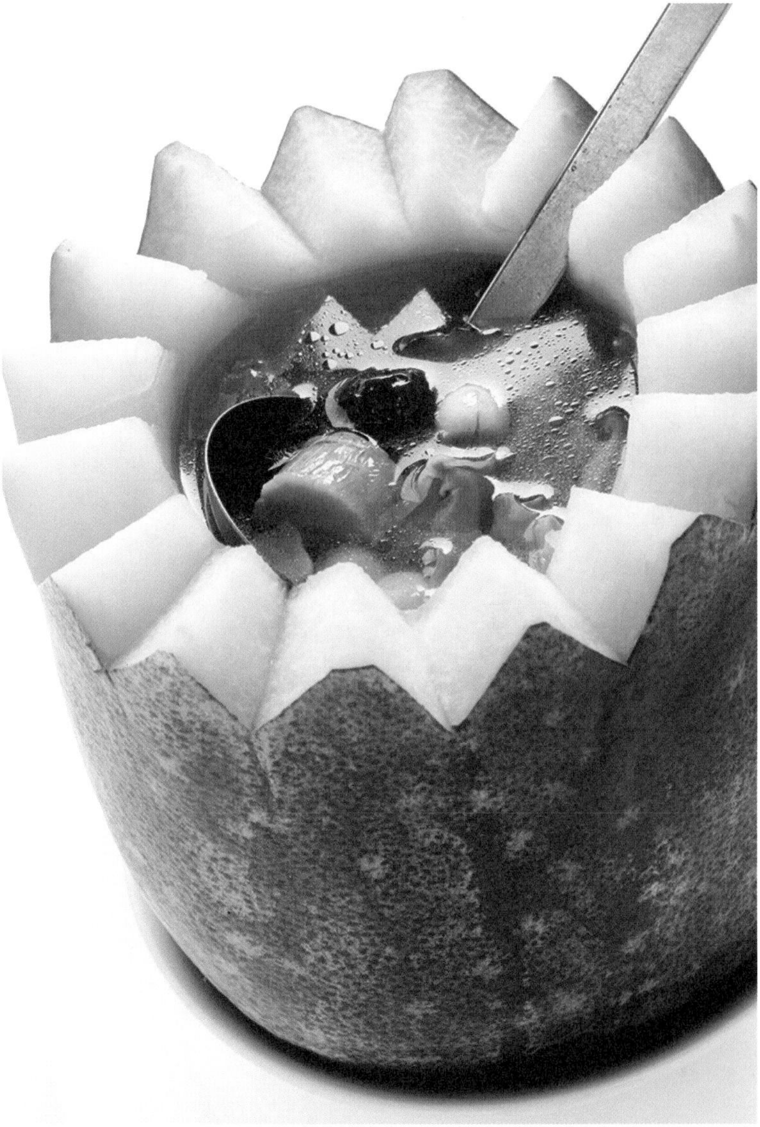

瓜果類

青瓜（黃瓜）

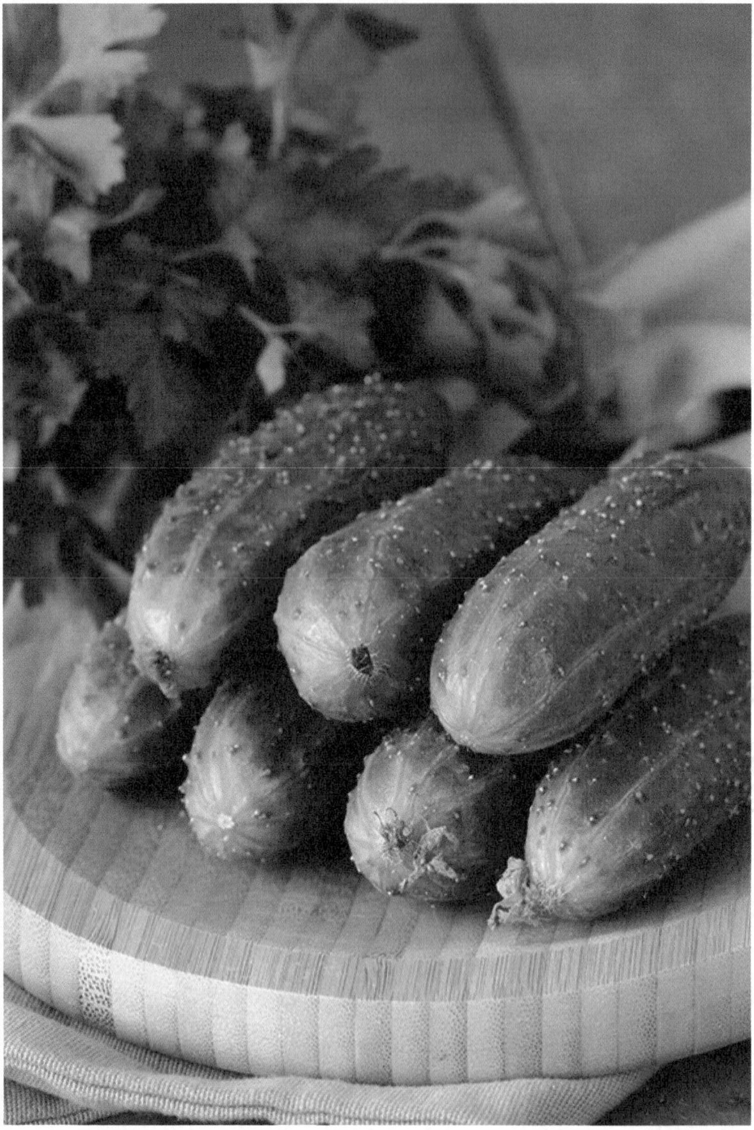

青瓜本名胡瓜，當是外國傳來，北方人稱之為黃瓜或花瓜，青瓜本來多呈青色的嘛，還是廣東人叫為青瓜直截了當。

分大青瓜和小青瓜兩種，前者中間多核，核可吃，有它獨特的味道；當今的人流行吃小青瓜，外皮有不刺人的刺，故也叫為刺瓜，肉爽脆，最宜生吃。

最簡單就是切片或切條，點鹽或淋醬油生吃，日本人會拿來沾原粒豆炮製的麵豉，此種味噌帶甜，稱之為Morokyu。洋人用在沙拉之中。

泡青瓜可以很容易地即切片後捏一把鹽即成。要更惹味，加糖和醋；更刺激的話，切辣椒、舂蝦米花生去泡，非常開胃。

複雜的是將它頭部連起來，身切十字形，中間放大量蒜頭、辣椒粉和魚腸，這是韓國人的做法，叫Oi-Kimchi。

德國人最愛用整條青瓜浸在醋中，撈起就那麼吃，切片則用在熱狗中。

烹調起來，有繁複的潮州半煎煮，把鮮蝦或魚煎了，再炒青瓜，最後一起拿去滾湯，鮮甜到極點。

南洋雞飯也少不了青瓜，通常用的多核的大青瓜，放在碟底，再鋪上雞肉。

大青瓜帶苦，除苦的方法是切開一頭一尾，拿頭尾在瓜身上順時針磨，即有白沫出現，洗淨，苦味即消。

拿它來榨汁喝，有解毒美容和抗癌的作用，切開了貼在臉上，比SKII面膜的功能更顯著，一片面膜的錢，可買幾十條青瓜。

青瓜為攀附式的植物，當今栽培，多立枝或拉網，沒有古人竹棚下長瓜的幽雅了。

葉呈心形，雌雄皆開黃色的花，很漂亮，最可愛的吃法是把連花結成小小條的青瓜，擺在碟上沾五種醬料吃，悅目又可口。

英國上流社會愛吃青瓜三明治，在王爾德的小說中多次出現，我們常笑太過貧乏。

英國人窮也窮得樂趣，正宗的青瓜三明治做法是：把大青瓜削皮，切成紙般的薄片，揉點鹽，放個十五分鐘去水再把毛巾壓乾。麵包去皮，不烘，塗上奶油，下面那片疊上面層的青瓜，撒胡椒和鹽，蓋在上面那層也得塗牛油。合之，斜切半，則成。

瓜果類

苦瓜

苦瓜，是很受中國人歡迎的蔬菜。年輕人不愛吃，愈老愈懂得欣賞，但人一老，頭腦僵化，其迷信，覺得苦字不吉利，廣東人又稱之為涼瓜，取其性寒消暑解毒之意。

種類很多，有的皮光滑帶凹凸，顏色也由淺綠至深綠，中間有子，熟時見紅色。

吃法多不勝數，近來大家注意健康，認為生吃最有益，就那麼榨汁來喝，愈苦愈新鮮。台灣人種的苦瓜是白色的，叫白玉苦瓜，榨後加點牛奶，大家都白色。街頭巷尾皆見小販賣這種飲料，像香港人喝橙汁那麼普遍。

廣東人則愛生炒，就那麼用油爆之，蒜頭也不必下了。有時加點豆豉，很奇怪地豆豉和苦瓜配合甚佳。牛肉炒苦瓜也是一道普遍的菜，店裡吃到的多是把牛肉泡得一點味道也沒有，不如自己炒。在街市的牛肉檔買一塊叫「封門柳」的部分，請小販為你切為薄片，油爆熱先兜一兜苦瓜，再下牛肉，見肉的顏色沒有血水，即刻起鍋，大功告成。

用苦瓜來炆的東西，像排骨等也上乘。有時看到有大石斑的魚扣，可以買來炆之。魚頭魚尾皆能炆。比較特別的是炆螃蟹，尤其是來自澳門的奄仔蟹。

日本人不會吃苦瓜，但受中國菜影響很大的沖繩島人就最愛吃。那裡的瓜種較小，外表長滿了又多又細的疙瘩，深綠色。樣子和中國苦瓜大致相同，但非常苦，沖繩島人把苦瓜切片後煎雞蛋，是家常菜。

最近一些所謂的新派餐廳，用話梅汁去生浸，甚受歡迎，皆因話梅用糖精醃製，凡是帶糖精的東西都可口，但多吃無益。

也有人創出一道叫「人生」的菜，先把苦瓜榨汁備用，然後浸蜆乾，切碎酸薑角，最後下大量胡椒打雞蛋加苦瓜片和汁蒸之，上桌的菜外表像普通的蒸蛋，一吃之下，甜酸苦辣皆全，故名之。

炒苦瓜，餐廳大師傅喜歡先在滾水中燙過再炒，苦味盡失。故有一道把苦瓜切片，一半過水，一半原封不動，一齊炒之，菜名叫為「苦瓜炒苦瓜」。

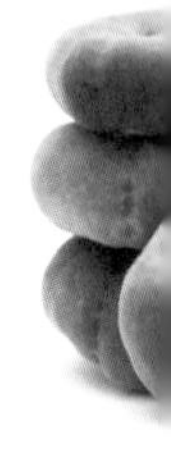

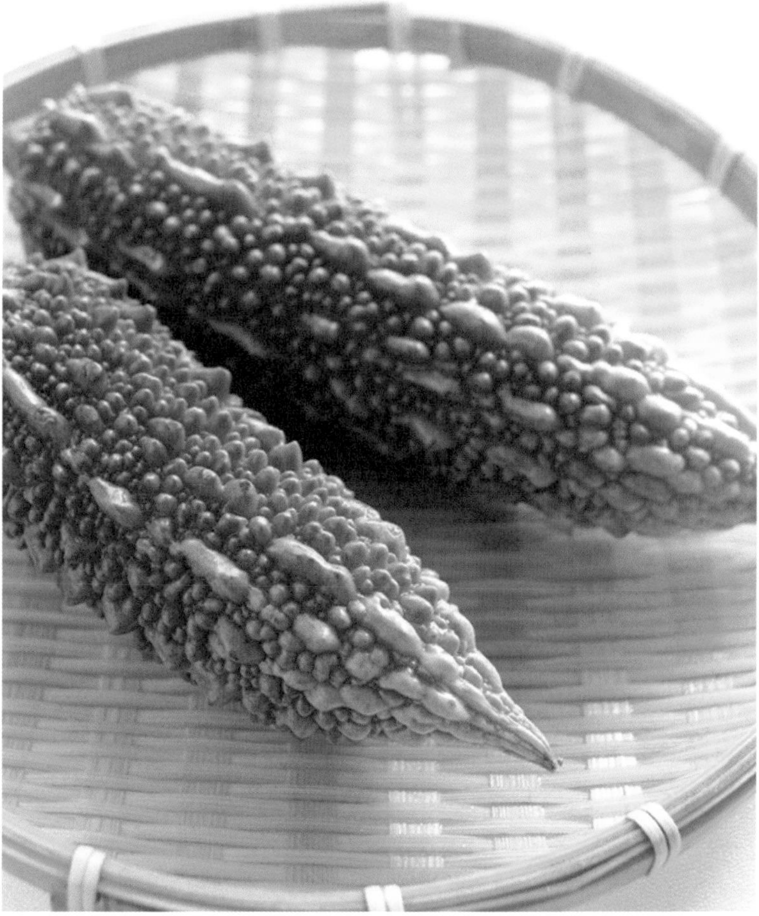

瓜果類

瓜果類

蜜瓜

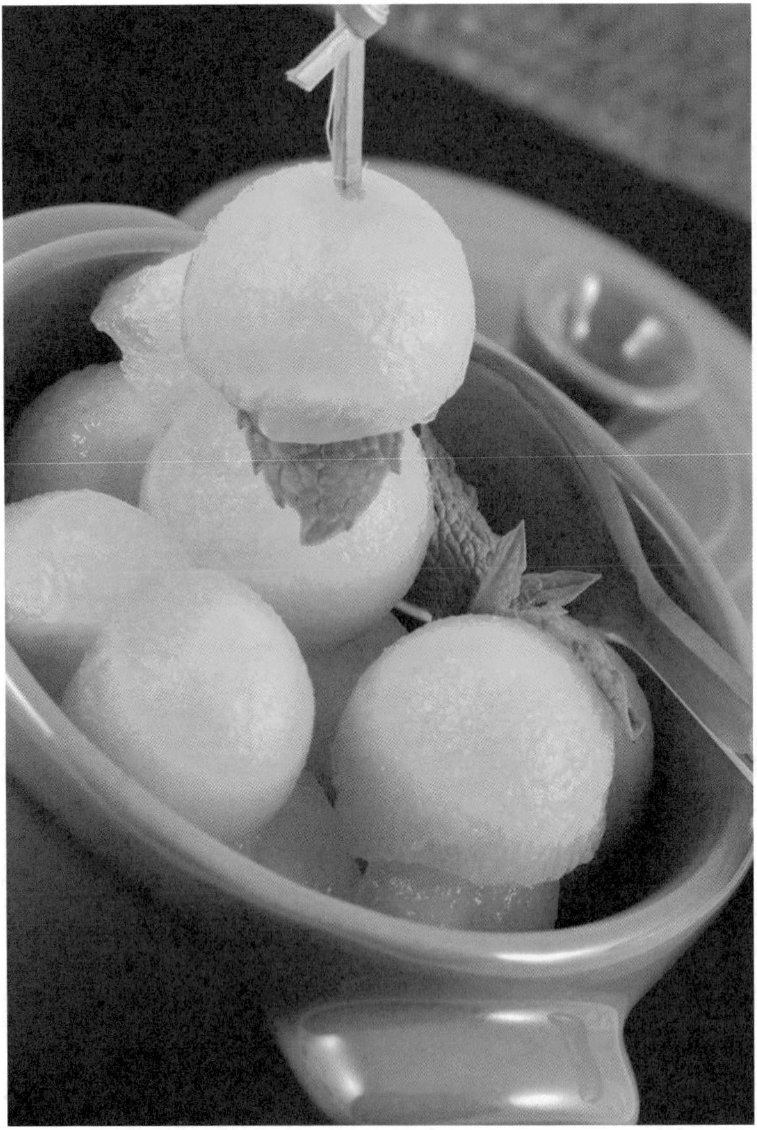

一講起蜜瓜，人們就想起了哈蜜瓜和日本的溫室蜜瓜，其實它的種類頗多，大致上可以分夏日蜜瓜 Summer melon 和冬日蜜瓜 Winter melon 兩大類。前者以義大利的 Cantaloupe 和新疆的 Musk melon 為代表，果肉大多是橙色的。Musk melon 又叫 Netted melon，外皮有網狀的皺紋，日本蜜瓜屬此類，但品種已改良了，肉也呈綠色。

後者以美國的 Honeydew melon 為代表，皮圓滑，呈淺綠色，完全是甜的。夏日蜜瓜可當沙拉，但最多的例子是和生火腿一塊吃，也不知道是誰想出來的主意，一甜一鹹，配合得極佳。

有些夏日蜜瓜並非很甜，尤其是個子小，像柚子般大的綠紋蜜瓜，可以拿來和紅酒一塊吃。一人一個，把頂部切開當蓋，挖出瓜肉，切丁，再裝進瓜中，倒入紅酒，放進冰箱，約兩小時，這時酒味滲入，是西方宮廷的一道甜品。

著名的法國大廚維特爾，宴會前國王由巴黎運來的玻璃燈罩被打破，負責人不知道怎麼辦時，維持爾把蜜瓜挖空當燈飾，傳為佳話。

當今新派菜流行，也有人要把蜜瓜代替冬瓜，做出蜜瓜冬瓜盅來，但蜜瓜太甜，吃得生膩，並非可取。

蜜瓜當然可以榨汁喝，也有人拿去做冰淇淋和果醬。其實，切開後配着起司吃，也很可口。

日本的溫室蜜瓜多數在靜岡縣、愛知縣種植。北海道種的叫夕張蜜瓜 Yubari melon，外表一樣，但肉是橙紅顏色的，檔次不高。

肉綠色的溫室蜜瓜，價錢也分貴賤，大致上夏天比冬天便宜。

貴的原因，是溫室中泥土一年要換一次，不然蜜瓜的營養就不夠了。為了使它更甜，當一株藤長出十多個小蜜瓜的時候，果農就把所有的都剪掉，只剩下一個，把營養完全給了它。「一株一果」的名種，由此得來。普通蜜瓜一個三四千円，這種一株一果要賣到一萬多兩萬円了。

蜜瓜可貯藏甚久，要知道它熟了沒有，可以按按它的底部，還是很堅硬時，就別去吃它。

榴槤

榴槤是水果嘛，怎麼當食材？其實任何一種水果，都能入饌。用榴槤來煲湯，大概是香港的媽姐（來自廣東順德的女傭）們發明的吧！數十年前旅行並不熱門，只有少數的公子哥兒到過南洋，愛上了榴槤，帶回家裡。吃剩了，順德媽姐起初嫌臭，後來偷吃了一塊，大呼看走眼，從此上癮。媽姐們最拿手煲湯，也迷信榴槤很補，是老雞燉個數小時，一道精美的榴槤雞湯就此誕生。好喝嗎？不好喝。

榴槤作為甜品，倒是千變萬化。起先有家甜品店將它放入 pancake 裡去，包了起來，就那麼吃，實在美味，後來跟著做蛋撻、餅乾等，凡是遇到奶油之類的材料，都能用榴槤來代替了。

這些甜品的確不錯，要是你敢吃榴槤的話。除了慕絲，有天吃過一個用榴槤做的慕絲，味道雖好，但吃了覺得空虛得很。

臭與香是相對的，一愛上就沒有分別。東方人的臭豆腐，西方人的起司，都是相同的一回事。但是不香又不臭時，才是天下最不過癮的。我上次去新加坡，想吃榴槤，但不是季節，聽到芽籠區有幾檔全年供應，就摸上門去。小販笑嘻嘻地說，貨是有的，而且很甜，只是香味不夠。我豈可罷休，即來一粒，吃了像棉花浸甜漿，氣死人也。

如果你不喜歡吃榴槤，人生之中就少了一種味覺。那麼臭，怎能入口？你說。方法是有的。

買剝好的榴槤，用錫紙包起來，放入冰箱的冷凍庫中，等它凝固，這時的榴槤也不像石頭那麼硬，倒似冰淇淋，可拿刀子切下來一片片送入口。吃了幾片，你就會像順德媽姐一樣，上癮了，打開一個味覺的新天地。

榴槤也有不同的種類，大致上分泰國的和馬來西亞的，前者是摘下來等熟了吃；後者熟了從樹上掉下來，翌日不吃，就壞了，所以香港吃不到。

會吃榴槤的人，都選馬來西亞的，肉雖薄，又帶點苦味，但奇香無比，是天下極品，再多錢也肯買來吃，才明白為什麼有「當了沙龍買榴槤」這句話的意思。

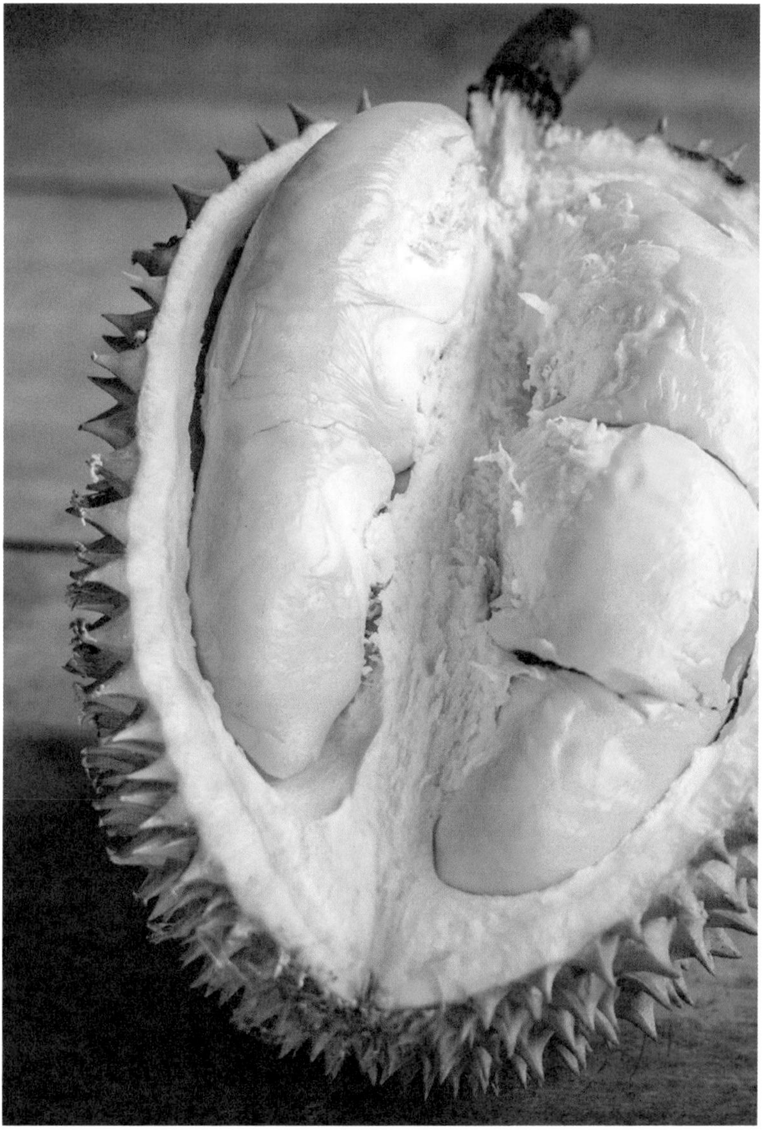

瓜果類

山楂

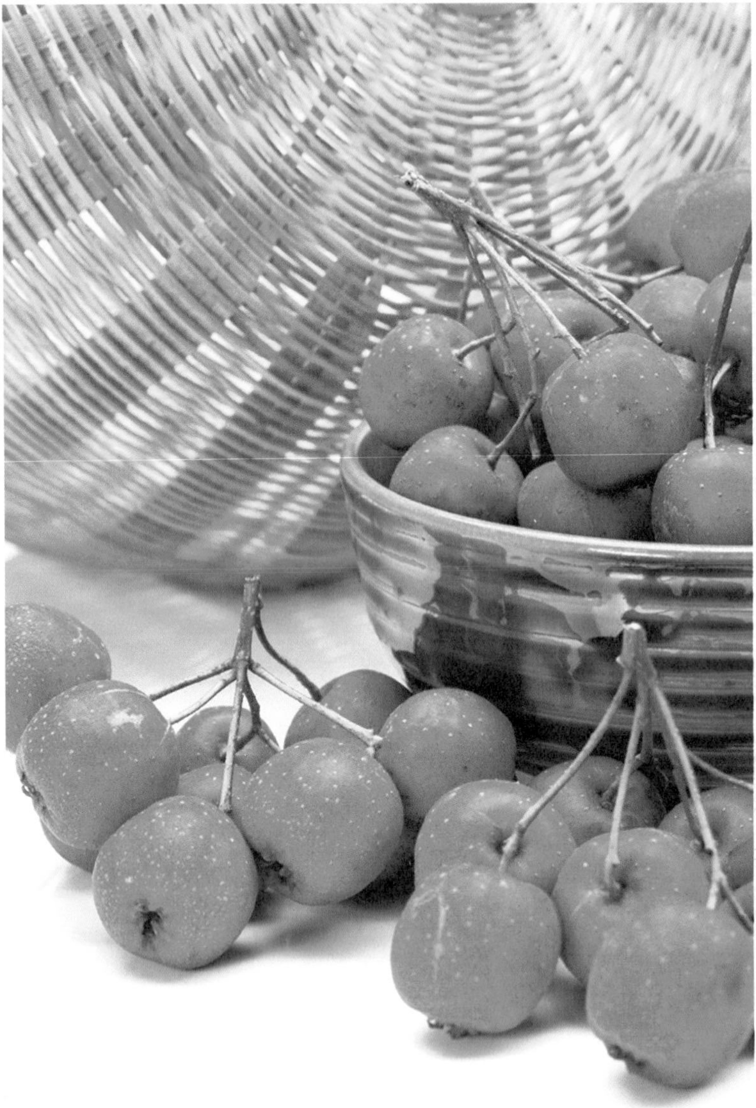

山楂，拉丁學名為Crataegi Fructus，沒有俗名，可是不是與西洋人共同喜歡的食物，中國的別名有焦山楂、山楂炭、仙楂、山查、山爐、紅果和山裏紅。

山楂可以長高至三十尺。春天開五瓣的白花，雌雄同體，由昆蟲受精後長出魚丸般大的果實，粉紅至鮮紅。秋天成熟，收穫後三四天果肉變軟，發出芳香。新鮮的山楂果在東方罕見，看到的多數是已經切片後曬成乾的。一顆顆的紅色山楂果實，可以生吃，但酸性重，頑童嚐了一口即吐出來，大人則在外層加糖，變成了一串串的糖葫蘆。

到南美或有些歐洲國家旅行，有些樹上長的，像迷你型的蘋果，很多人不知道，其實也屬於山楂的一類，通稱墨西哥山楂，英文名字為Hawthorn，味甚酸，當地人也喜歡用糖來煮成果醬的。營養很高，一百克的山楂之中，含有九十四毫克的鈣、三十三毫克的磷和二克的鐵。富有維他命C，比蘋果要高出四五倍來。

凡是有酸性的東西，中醫都說成健脾開胃、消食化滯、活血化痰等，更有醫治瀉痢、腰痛疝氣等的功能。

最實在的用途，是聽老人家的教導：在炆老雞、牛腿等硬綳綳的肉塊時，抓一把山楂片放進鍋中，肉很快就軟熟，此法可以試試看，非常靈驗。

最普通接觸到的，當然是山渣膏或山渣片了。喝完了苦澀的中藥，抓藥的人總會送你一些山楂片，甜甜酸酸，非常好吃，也吃不壞人，當成零食，更是一流。

因為酸性可以促進脂肪的分解，山楂當今已抬頭，變成纖體健康食品。台灣人發明了一種叫「山楂洛神茶」的，用山楂、洛神花、菊花、普洱茶來炮製，說成是最有減肥作用的飲品。

如果要有效地清除壞的膽固醇，用山楂花和葉子來煎服用亦行。

山楂涼凍是用大菜來煲山楂，加冰糖蜜糖，煮成褐色透的液體，有時還會加幾粒紅色的杞子來點綴，結成凍後切片上桌，又好吃又美觀。

而和日常生活最有關連的就是山楂汁了，做法最為簡單：抓一把山楂片，用水滾過半小時，最後才下黃糖即成，味淡冷凍來喝，過濃加冰。

為什麼有些地方的山楂汁更好喝呢？用料就是複雜一點，加金銀花、菊花和用蜂蜜。

當成食物，可用山楂加糯米煮成山楂粥。當成湯，可用山楂加荸薺及少許白糖煮成雪紅湯。

日人叫為山查子 Sanzashi，當今在日本已見有罐頭的榨鮮山渣汁出售，也有人浸成水果酒。

近年來，西醫也開始重視山楂，認為是治血壓高的良方。在德國，一項研究指出山楂有助強化心肌，對於肝病引發的心臟病有療效，製成藥丸來賣。

有種中國的成藥叫「焦三仙」，是由山楂、麥芽、神曲製成，用於消化不良、飲食停滯，從前的老饕都知道有這種恩物。

如果不買成藥，老饕們也會自己煲山楂粥來增進食慾，或用山楂和瘦肉來煲湯。

最有效的，應該是山楂桃仁露，做法為把一公斤山楂，100g 的核桃仁煲成兩三碗糖水，最後下大量的蜜糖。

瓜果類

山竹

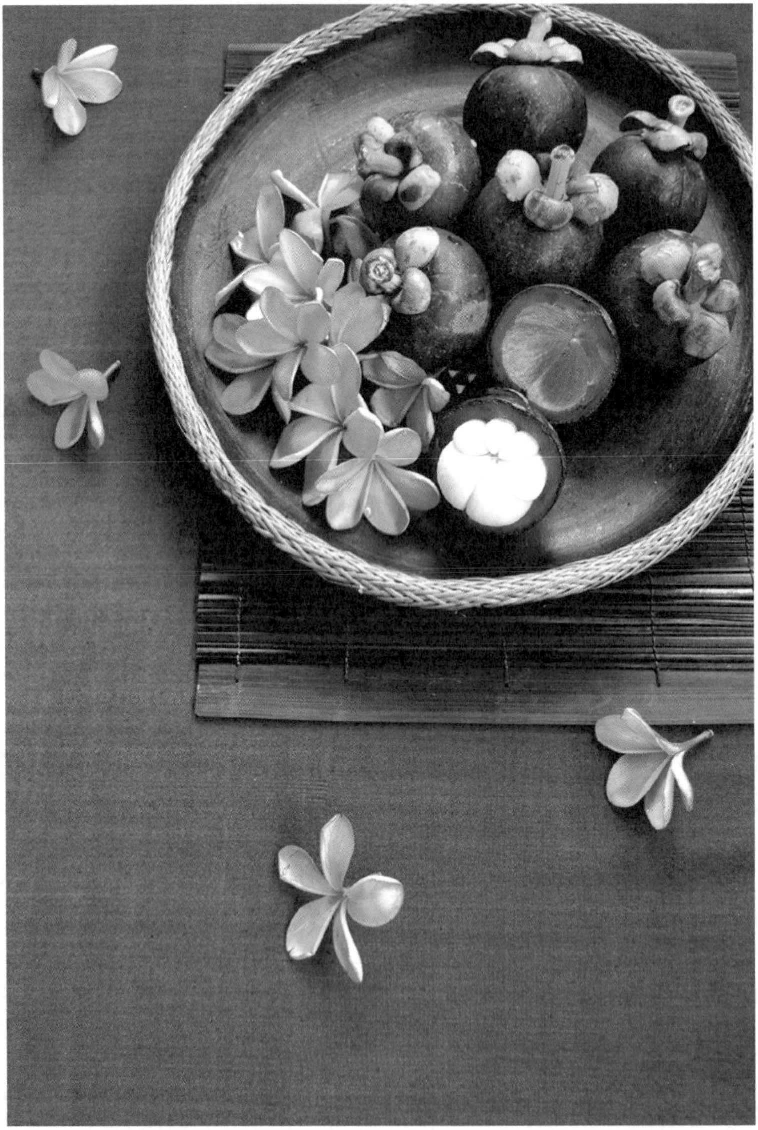

榴槤為水果之王，山竹是水果之后。山竹的地位，永遠較為低微。正是山竹味道清新，並不劇烈之故，凡是個性不強的東西，總次之。

山竹，英文名為Mangosteen，名中有個芒果的字，但與芒果一點關係也沒有。

樹形甚美，可長高一二十米。單葉對生，葉呈橢圓形，開紅色的花，結果季節與榴槤相同。山竹木堅硬，又甚甸重，可製造傢俬。

果實和網球一般大，又紫又黑。蒂有黃綠色的果柄，果蒂有如半個銀鈴，一共有五六瓣。皮很厚，但不堅硬，用雙手一掰，即能打開。考究一點，用把刀在圓果中間橫剖，便能把半圓球形的上半殼打開，果皮肉瓤是很美麗的紫色，中間便有雪的果實了。

如果把果實一翻，在底部有個花朵形的圖案，就是它的臍了。臍有多少瓣，裡面的果實便有多少瓣，一定不會錯，可以和洋人及小孩玩這個遊戲。也可以警告他們，千萬別給果皮的紫色液體沾到衣服，否則絕對洗不掉的，也因為如此，有些人用山竹皮液來當染料。

果肉像蒜瓣一樣藏在皮中，有時給蒂上的粘液染成黃色，並不必介意，不會影響其味。熟透的果實，有時會變成半透明，這情形之下最為甜美，一般的帶酸居多。

小瓣的無核，大瓣的帶核，吸噬後露出核來，但也有很多纖維粘住，吐在泥土中，當成幼苗的營養。

山竹具有清涼解熱的作用，這剛好與榴槤的乾燥相反，一屬大熱，一屬大寒，上天造物，實在奇妙。

通常都是當成水果生吃，但也有例外，在加里曼丹和菲律賓之間的蘇祿群島中，所生的山竹特別酸，當地人用黃砂糖泡之。

馬來西亞人也醃製山竹，稱之為 Halwa Manggis。

當今的山竹品種已改良，能耐久。原始的易壞，怪不得在十九世紀英國維多利亞女皇歎息，說自己的領土上生長的果子，還有吃不到的。

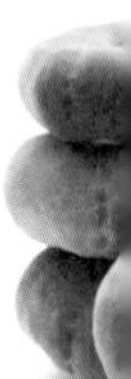

火龍果

火龍果是近年才流行起來的水果，最初來自越南，市面上見有一顆顆的果實，形狀甚異，身上帶着尖刺般的綠色軟鱗葉，整粒果實顏色紅得有點像假。用刀切半，露出灰白色的肉，有一點點像芝麻般大的小種籽，試食之，淡而無味，雖然帶點甜，但糖度不足，故流行不起來。

之後移植海南島、廣西、福建等地，因根系旺盛，吸水力強，具很強的抗熱、抗旱能力，打理簡單，無甚病害，修剪容易，省工省錢，成本很低，大量種植起來，品種也作變更。

當今已有紅皮紅肉的火龍果出現，基因改造，已開始甜了起來，但還是屬於低等的水果。

原產於墨西哥及南美，英文名字也用墨西哥名為Pitahaya，是仙人掌類的果實，外形較蘋果大、芒果小，長在三角形的柱狀上。當今人工栽培，多用架子讓樹枝蔓延，會開巨大的花朵，大花綻放時發出香味，可作觀賞用，又給人吉祥的感覺，亦有名為吉祥果。

當今在高級水果店中，可以買到黃顏色的火龍果。肉白色，來自哥倫比亞，港人美名為麒麟金果，味道有意想不到的甜美，和一般的火龍果相差十萬八千里，價錢亦然。

廉價的火龍果，對人體的健康和哥倫比亞產的是一樣的，主要含有一般水果少有的植物性蛋白質及花青素，維他命C含量又比其他水果高，並有胡蘿蔔素、鈣、磷等物質。

吃法最普通的是切開，剝皮後生吃，也有榨成果汁的。因其皮韌度夠，形狀又甚美，有些大廚就把肉挖出來後，將火龍果汁和魚膠粉製成果凍，切粒，再裝進果殼中上桌，這都是因為火龍果本身味淡而做的工夫，哥倫比亞的黃色麒麟金果，就怎麼吃也行。

雖屬仙人掌科，但與真正仙人掌生長出來的果實不同，名字各異。仙人掌果英文名字叫 White sapote，西班牙文為 El zapote blanco，產於墨西哥高原，皮有尖刺，也有些是平坦的，顏色並不鮮豔，像番薯，也有黃色的，切後見其肉是赤紅色，也有芝麻般的小種子，此果最甜，亦能釀酒，做果醬和冰淇淋，用處諸多。在墨西哥受歡迎的程度，比火龍果高，兩者不可混淆。

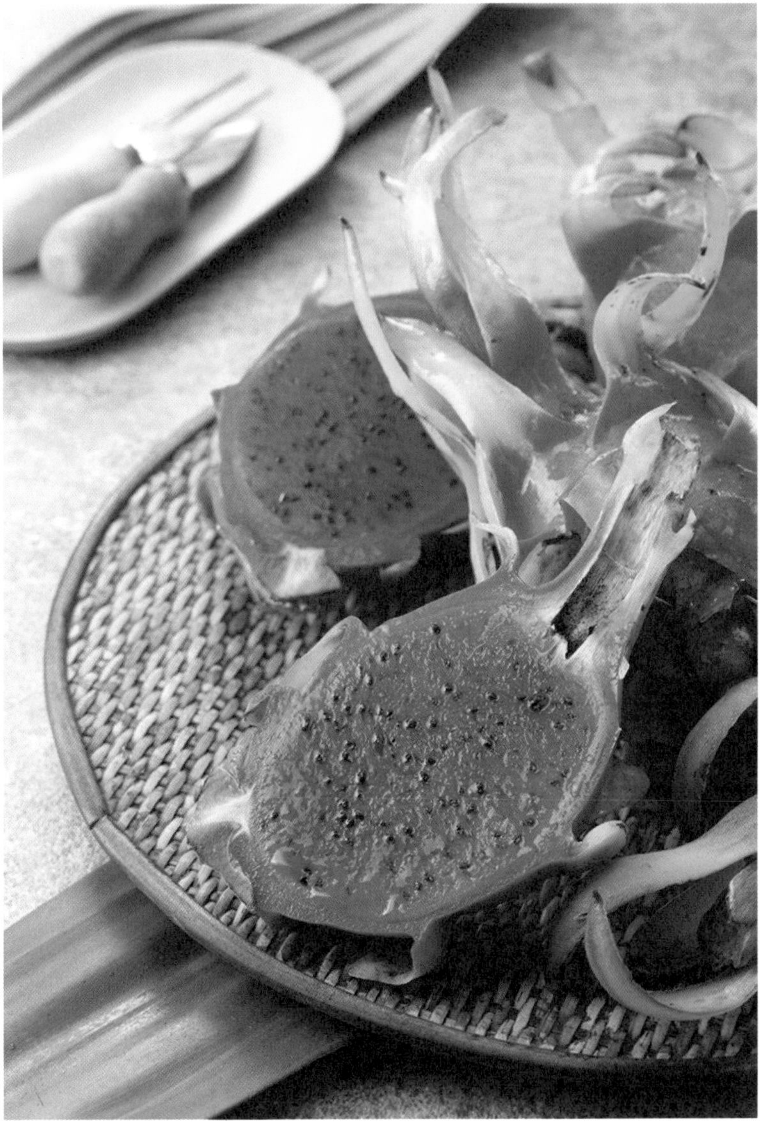

瓜果類

西梅

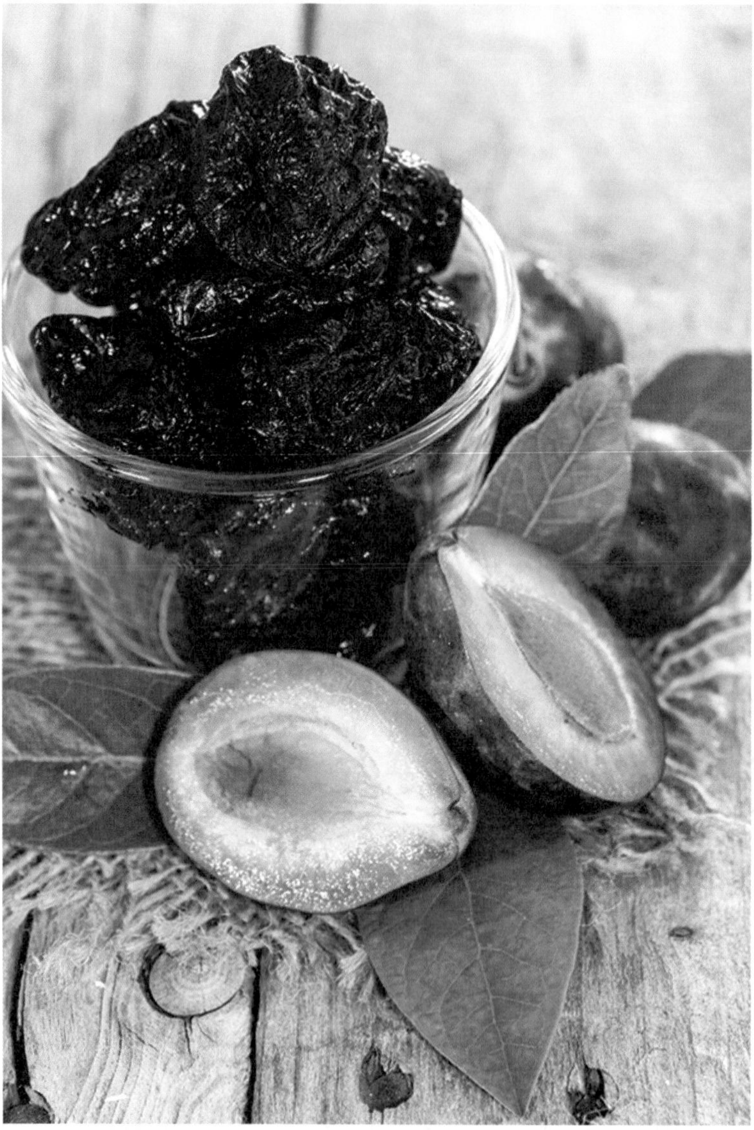

西梅，有個西字，顯然是西方進口，香港人叫布冧，是英文名 Prune 的音譯。與在中國種的李有點不同。日本人則稱之為醋桃 Sumomo。

果實為橢圓形，日本種是圓的，深紫色，包著白色的粉狀物質，被叫為醋桃，是因為未成熟。在樹上看到，表皮有點皺的才可採下來吃，此刻最甜。

曬乾後，紙盒包裝的西梅，賣得最多，都是美國製造的。西梅原產於黑海，在十九世紀傳到了美國，目前佔全世界產量的七成以上。

種植西梅，可由種子播起，也能在外國的園藝店買到樹苗。注意一種就要種兩棵，因為這樣花粉才能互相傳播，否則很難長出果實來。

樹苗一吸收陽光，很快地往上長，一兩年就可以高到五六呎來。園藝家們在樹苗長到三呎高時，將它橫折。西梅察覺再也不能長大時，就拚命傳後代，長出又肥又大的果實來。

西梅和杏、桃、李都屬同科，和櫻桃尤其接近，大小不同罷了。現代果農將它們接枝，種出桃駁李、李駁梅等新品種來，但是純種的紫色西梅，是最甜的。

西洋料理中，西梅是重要的食材，塞在乳豬或鴨鵝裏面來拿去烤，西梅的酸性使肉質柔軟，甜的物質則用來代替砂糖。

一般都是當水果生吃，產量多了就拿來做果醬，或製成果凍，中國菜中很少用西梅入饌，中國人也對西梅的認識不多。

其實西梅除了紫色的，也有白梅 White Plum，皮白肉白，圓形，七月中旬結果。這種梅酸性少，大多是甜的。

肉硬，顏色由淺紅至深紅的種叫 Santa Rosa，是北美洲的土產梅子，從名字聽來，似乎是西班牙人在墨西哥發現的。

鮮紅顏色的名字很好聽，稱之為「美 Beauty」，酸甜適中，多汁。

至於暗紅帶綠，表面有粉的名字是 Soldam，在市場上常見，但已叫不出是梅，是桃或是李了。

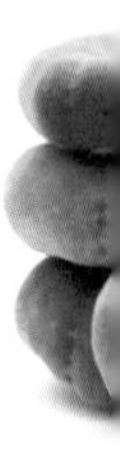

芒果

芒果應該是原產於印度，早在公元前兩千年，已有種植的紀錄。英名Mango、法名Mangue、菲律賓叫它為Mangga。中國名也有種種變化：望果、蜜望等。

除了寒帶之外，到處皆產，近於印尼、馬來西亞、菲律賓；遠至非洲、南美洲諸國，當今海南島也大量種植。

樹可長至二三十尺高，每年十月前後結果，如果公路上種的都是芒果，又美觀又有收成。也有瘋狂芒果樹，任何一個季節都能成熟。種類多得不得了，短圓、肥厚、肩平。大小各異，有和蘋果接枝的蘋果芒，粉紅色；也有大如柚子的新種，本來的顏色只有綠和黃兩種。

東南亞一帶的人也吃不熟的，綠芒果有陣清香，肉爽脆，最為泰國人喜愛。一般的吃法是削絲後拌蝦膏和辣椒，也有人點油和糖。

中國古代醫學說芒果可以止嘔止暈眩，為暈船之恩物，但芒果有「濕」性，能引致過敏和各種濕疹。西醫沒有這個「濕」字，也警告病人有哮喘病的話，最好少吃。芒果吃多了也會失聲，也會引起嘴唇浮腫，應付的方法是以鹽水漱口，或飲之。

吃法千變萬化，就那麼生吃的話，用刀把核的兩邊切開，再像數學格子那麼劃割，最後雙手把芒果翻掰，一塊塊四方形的果肉就很容易進口了。

好的芒果，核薄，不佳的巨大，核曬乾了可成中藥藥材，可治慢性咽喉炎。肉可曬成芒果乾，或製成果醬。

近年來，把芒果榨汁，淋在甜品上的水果店開得多，芒果惹味，此法永遠成功。又用芒果汁和牛奶之類做的糖水，取個美名，稱之為楊枝甘露，也大受歡迎。

日本人從前吃不到芒果，一試驚為天人，當今芒果布丁大行其道。一愛上了，自己研究耕種，在溫室中培養出極美極甜的芒果，賣得很貴。

適口者珍，但公認為最佳品種，是印度Alphonso，從前只有貴族才有資格吃的，當今已能在重慶大廈買得到。

芒果很甜，又有獨特的濃味，別的水果吃多了會膩，但只有芒果愈膩愈繼續吃，有點俗悶，擠不進高雅水果的行列。

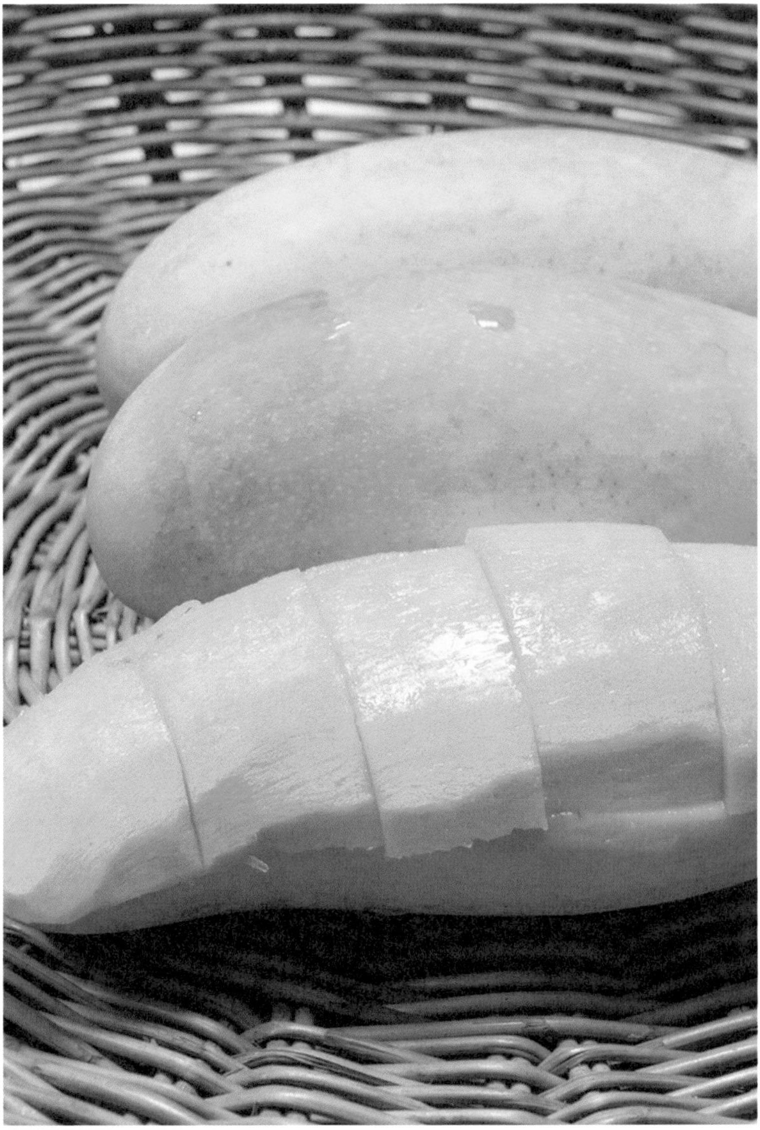

瓜果類

枇杷

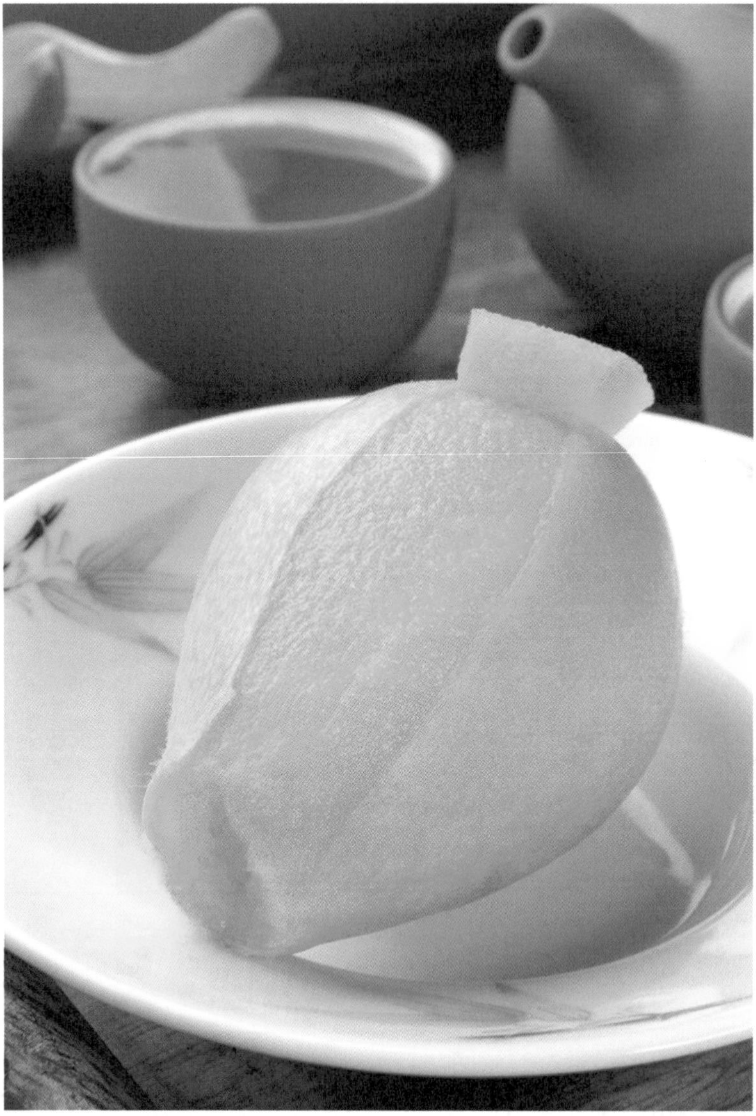

枇杷原產於中國，一千年前已有人培植，後來傳播到日本去，因為它耐熱禦寒，可以種植在很廣闊的地帶，從以色列、印度到美國和歐洲諸國都能生長，但其味道太過清淡，並沒在中國和日本之外流行起來。

屬於玫瑰科的常綠樹，枇杷可以長到二十三呎高，木質優秀，拿來做管弦樂器是一流的，英文名為 Loquat，最初傳到歐洲，是當為觀賞用的，很少人會去吃它。

果實有雞蛋般大，有黃、橙和琥珀色的外皮，若帶斑點，則表示已經完熟，是最甜的時候。中間有四至十顆的硬核，洋人曾經將核磨成粉當香料，但已失傳。

日本人的枇杷，洋人叫為「日本枸杞 Japanese medlar」，和枸杞也有親戚關係，但枸杞實際從來沒長得那麼大，這個叫法有點不當。

古時枇杷摘下之後容易腐爛，做為商品並沒太大的價值，但最近已把它的基因亂改，已能耐久。不過其味盡失，當今要吃到又甜又軟熟的枇杷，已經難得。

真正的枇杷有陣清香，是別的水果所無，水分糖分都充足，但為期極短，當今只能在日本找到，價錢極貴。

皮有細毛，多數人會剝了才吃，其實皮的營養極為豐富，只要洗得乾淨，又將細毛揉走，就那麼連皮吃，味道更佳。

除了生吃，枇杷還可以製果醬，也能混入魚膠粉，做為果凍，喜歡它的清香的洋人，也有把枇杷當成沙拉來吃的。

當今在市場上買到的枇杷，酸的居多，又甚硬，但是個頭比從前的大，肉又厚，售價便宜，唯有將之入饌。

頂部片掉，挖空核後，把蝦、豬肉剁爛，撒上大地魚乾磨成的粉末，混在一起後釀入枇杷中，隔水猛火蒸個十五分鐘，即成。記得把枇杷的底部也削它一小刀，才能平放，上桌時在碟子上排成一圈，又美麗又好味。

將酸枇杷用糖水煮一煮，切半，挖出種子，然後用玫瑰、青檸和黑加侖汁煮各種不同顏色和味道的大菜糕，澆入枇杷中，冷凍凝固後，又是一道很特別的甜品。

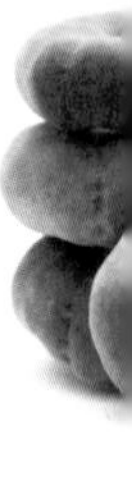

柿子

秋天，是柿子最成熟的季節。

柿子種類很多，分吃硬和吃軟的，前者的樣子千變萬化；雞心形、肥矮形，還有四方形的，剝了皮來吃，很爽口；後者愈熟愈軟愈甜，冰凍了更美味。

樹極好看，幹烏黑，有時葉子全部掉光，只剩下一樹的柿子，上千個之多，下雪時果實打不掉，在一片白茫茫之中濺了幾滴血。

吃不完，有的在樹上乾了，就變成了天然的柿餅，在寒風中僵硬，沒有了水分，可以保存很久都不壞。

柿餅切成薄片，也可以當成甜品，煮起糖水放進幾片，很可口。

新鮮的硬柿，是做齋菜的好材料，一般齋菜中放味精，是我最反對的，為什麼不用本身甜蜜的果實入饌呢！

把柿子切成粒炒西芹和豆腐乾，或者用它來燉腐皮。它可代替番茄煮義大利麵，盡顯另一番滋味。

硬柿還能當盛菜的器具呢。把連枝連葉的柿子剪下，在頭上切它一刀當蓋子，柿身挖空，肉和其他蔬菜炒，再裝進去，美觀又好吃。

當成水果上桌時，則最好選硬中帶軟的柿子，切成一口一塊那麼大，裝在一個鋪滿碎冰的碟中，又紅大白，煞是好看。求變化，再加蜜瓜切塊點綴，更誘人。

榨紅蘿蔔汁時，加一個硬柿進去磨，同是紅色，但味道就錯綜複雜得多。

在西安的市場中，看到當地人最喜歡吃的柿餅，並非整個曬乾了壓扁那種，而是將軟柿打糊，加入麵粉中搓後炸熟的。此餅可以保存幾天不壞，也是怪事，可能柿中有些殺菌的元素吧？

日本的柿，最出名的是富有柿。但是真正好吃的，是叫「西條柿」，產於島根，採下後噴清酒殺澀，甜美之極。日本年輕人也不知道有這種柿。

柿不會吃到酸的，最多是沒有什麼甜味，如嚼發泡膠。遇到這種啞巴柿，只有加糖曬成柿餅，或者整棵樹砍掉拉倒。

古人說柿上市時，螃蟹當肥，但兩者不能一起吃，否則肚子痛。我年輕時不信邪，照吃，果然靈得很，真是不聽老人言，吃虧在眼前。

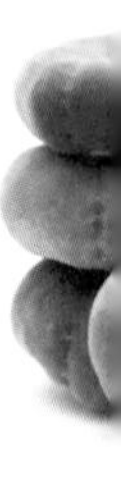

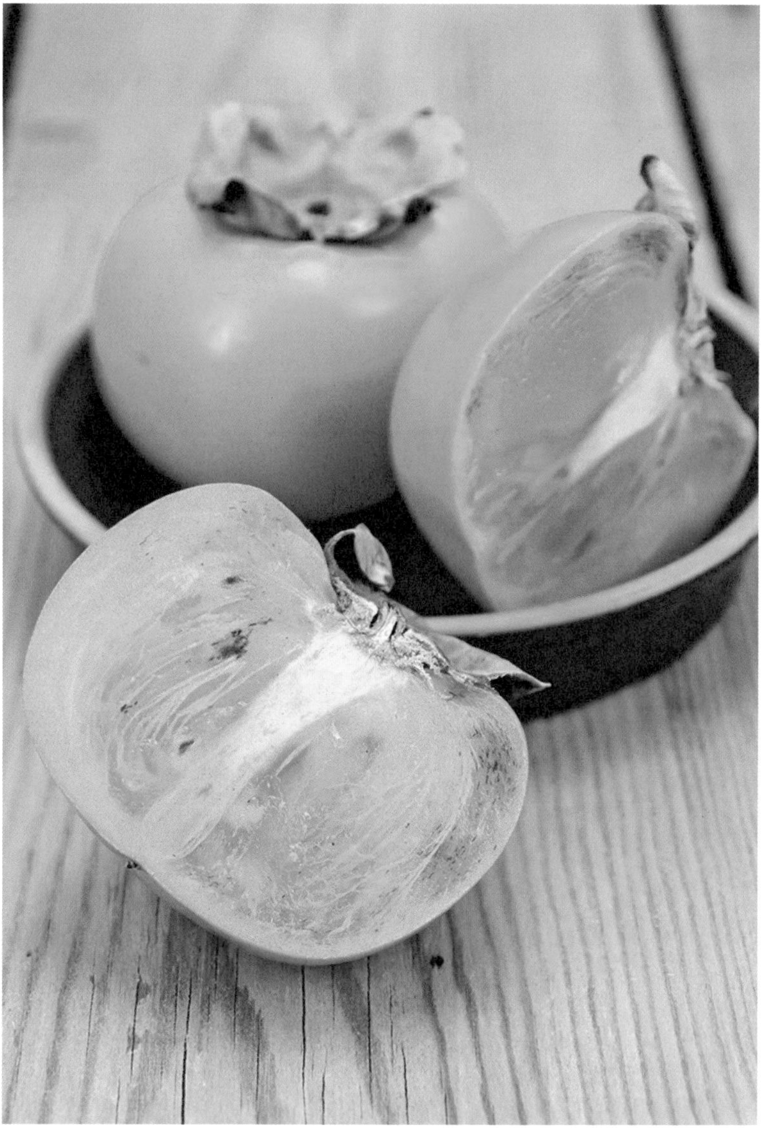

瓜果類

奇異果

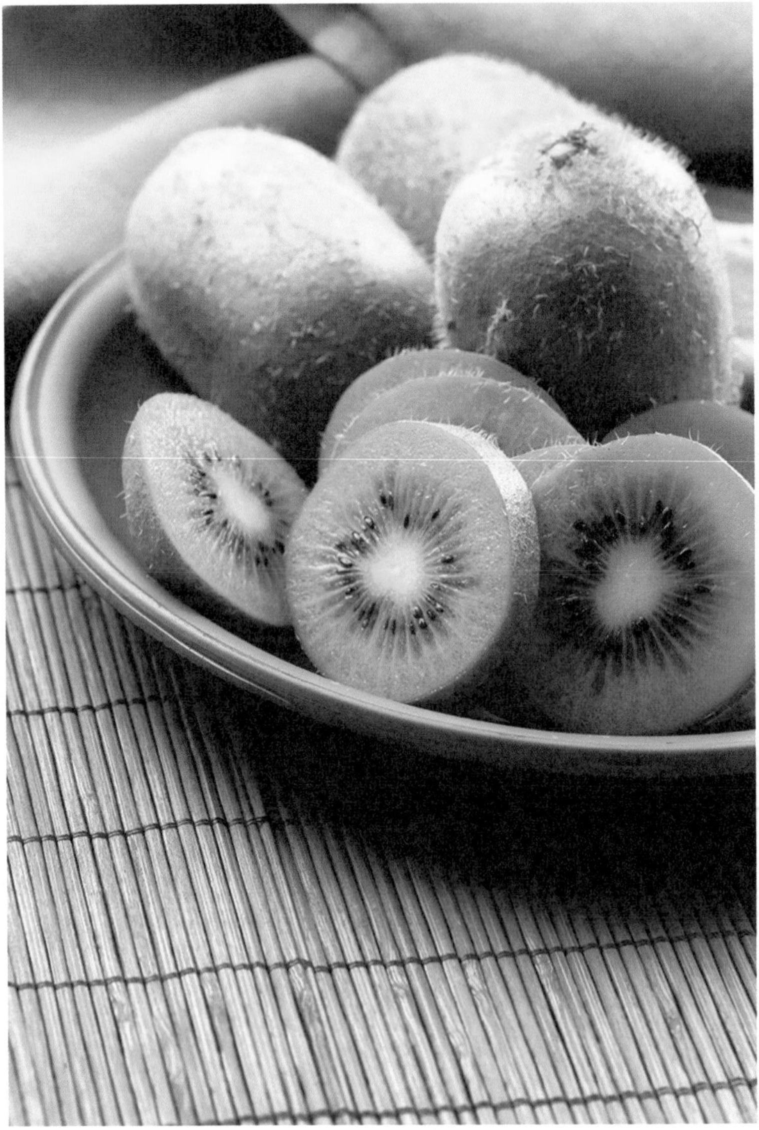

奇異果這個名字取得好，不知情的人聽其名，還以為像百香果一樣，是外國輸入。但據專家研究，它其實就是中國古名為獮猴桃的水果，反而是從中國移植到澳洲和紐西蘭去的。

澳洲人已把它當成國寶，名叫 Kiwifruit，因為它毛茸茸，像隻 Kiwi 奇異鳥。後來，澳洲人乾脆叫自己為 Kiwi。

橢圓形，像雞蛋那麼大，表皮褐色，帶著細毛。切開來，肉呈綠色，有並排的黑色種子，味道甚獨特，一般都很酸。

種植最多的反而是紐西蘭，他們在近年還改良品種，種出外皮金黃的奇異果來，汁多，肉也轉甜了，非常美味。

以色列更在沙漠中種出奇異果，皮綠色，個子很小，只有葡萄那麼大，也很甜。

因為產量多而需大肆宣傳，由紐西蘭發出的消息，簡直把奇異果當成神奇的藥物，能減壓、益智、促進腸蠕動、令人安眠，又是美容聖品；要減肥，非靠它不可。

中醫解為：味酸、性寒、清熱生津、利尿、健脾。這一說，好像較為踏實。

因性寒，容易傷胃而引起腹瀉，不宜過量食之反而是真的；尤其脾胃虛弱的人，更應忌之。胃酸過多的，可用奇異果滾湯來中和。做法是下甘菊花、黨參、杜仲。先在水中滾一滾，倒掉，然後加瘦肉和奇異果去煲。但記住別用鐵鍋，沙煲較宜。

洋人多是就那麼削皮當水果吃，做起甜品來，因奇異果綠鮮豔，也已經是不可缺少的裝飾品，榨汁喝也最為普遍。為了減少酸性，可將綠色的奇異果摻以黃色的，再加上細粒的以色列種，下點甜酒飯後吃，就比較好玩和美味。

也有人把整顆的奇異果放進紅色果凍之中，魚膠粉放多一點，令果凍較硬，冷凍後切片，煞是好看。

中菜裡也有吃凍的，先炒香中芹，油爆鯇魚腩去腥，最後放入奇異果，下大量胡椒粉，滾成濃湯。鯇魚有膠質，攤冷後放進冰箱，結成凍，是夏天的一道很好的開胃菜。

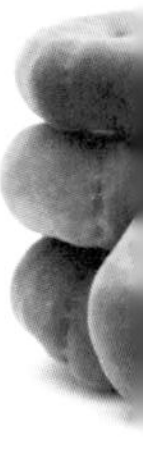

柚

柚，產於印尼和馬來西亞，當地名叫 Pumpulmas，荷蘭人在殖民地聽到，改為 Pompelmoes，傳去英國則簡成 Pomelo 了。日本名是文旦，也叫 Zabon。

中國在數千年前已經種植，最著名出於廣西容縣的沙田，成為貢品之後乾隆皇帝食之連聲叫好，賜名沙田柚。從此中國人一提起柚，就叫沙田柚，香港也有一個叫沙田的地區，還以為沙田柚是港產的呢。

在馬來西亞怡保生長的柚子，個頭最大，可達十公斤以上，過年時節，當成禮品，供奉在佛像前，叫成富貴柚。

柚子全身可食，肉分成瓣，每瓣有半邊香蕉那麼厚，多數帶酸，味有點苦，甜的較少數，一吃起來是令人愛不釋手的。它多汁，又可儲藏甚久，有的長達半年，而且是愈藏愈久愈甜的，但此時汁已消失，乾癟癟地，無甚吃頭。

皮很厚，通常用刀剖開四瓣，就能剝開，內有白瓤，須仔細除去，才見柚肉。肉分有核與無核的，前者甚多，呈長方形，有小角，吃後吐得滿地。後者是接枝變種後清除的，但無核之柚，吃起來不像柚。

蝦子柚皮，是廣東名菜之一，做法很繁複，蒸之後撒上蝦子，好此道者大為讚賞，但對於不熟悉粵菜的浙江人來說，花那麼多工夫去處理一種廢物，不應該。

南洋人也只吃其肉，不懂得用皮入饌，頑童們只把柚子皮當成帽子遮陰。

當今在國內也不只是廣西種植，四川也有，其他地區將之變種，長出又甜又多汁的柚子來。

泰國的紅肉柚子最甜，他們會做出一種柚子沙拉，深受香港人喜愛。

日本人也會把柚子皮用糖醃製，稱之為文旦漬 Buntan Tsuke，但生吃柚子，始終流行不起來。

韓國人則將柚皮糖漬後切絲，製成飲品，當今的柚子皮汁大行其道。

柚子葉還有避邪的功能，出席葬禮之後，母親就會準備柚子葉讓孩子沖涼，這是別的國家看不到的風俗。

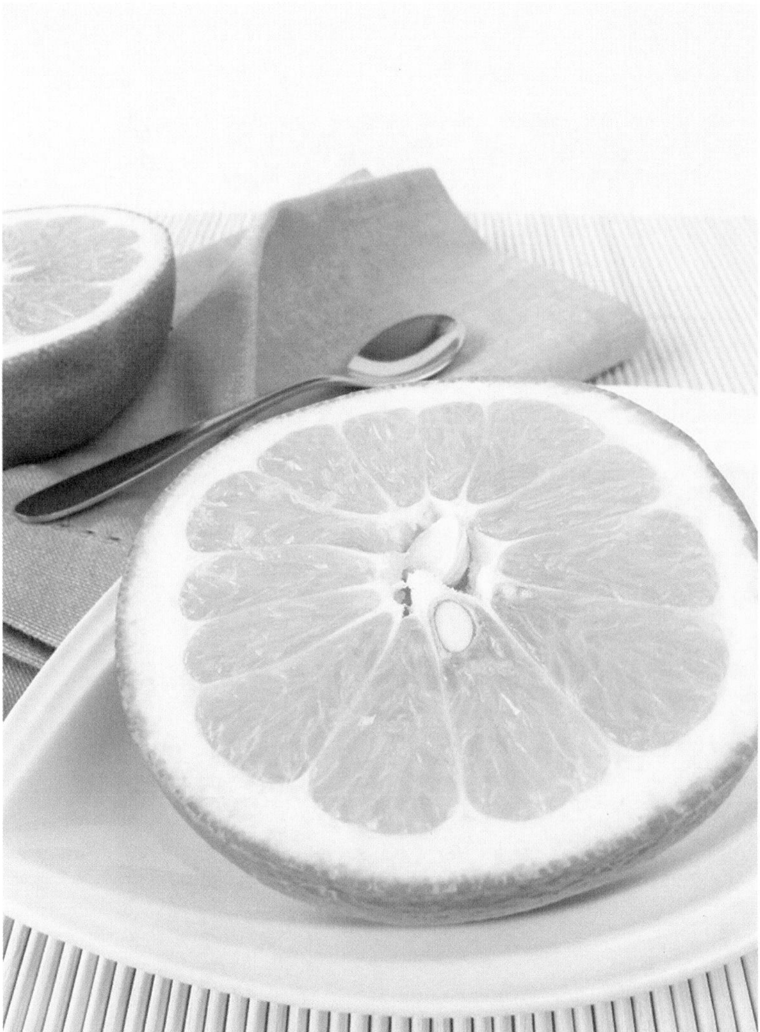

瓜果類

桔子

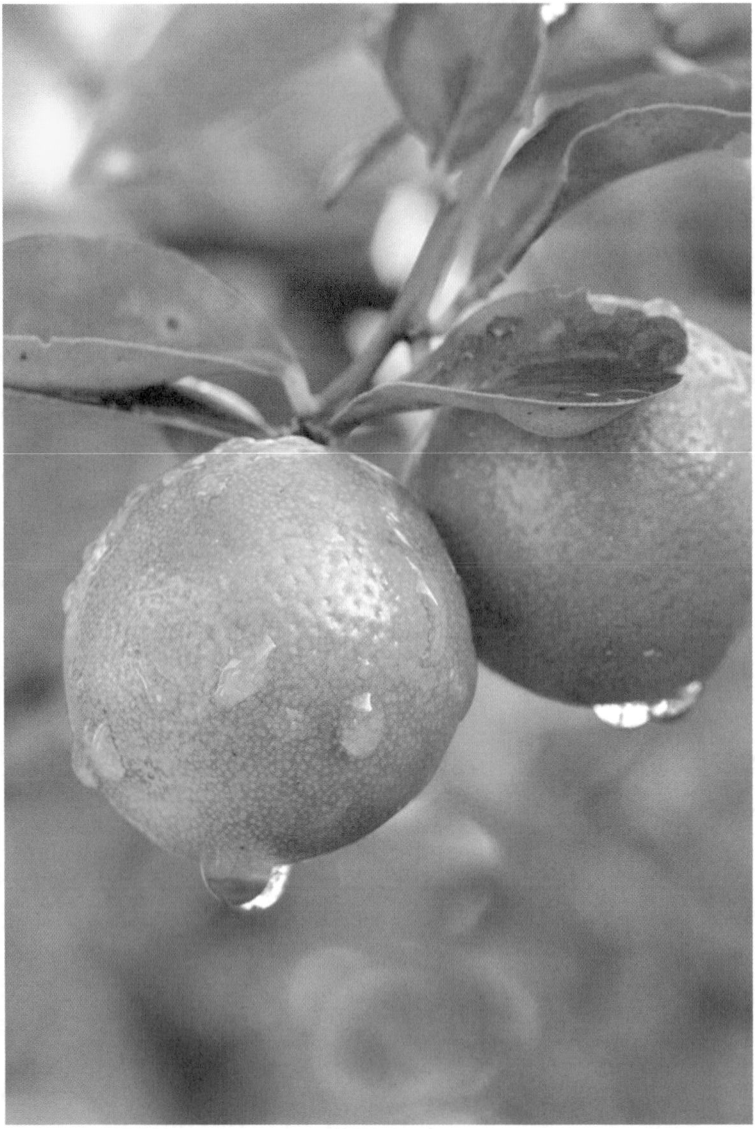

桔子，洋名為Calamansi，味道絕對與檸檬不一樣，也與賀年的金桔不同。圓形，像顆迷你台灣柳丁或泰國甜橙，魚蛋般大。

原產地應該是菲律賓，該國用桔子做菜的例子最多。從菲律賓傳到馬來西亞，馬來菜也很着重以桔子調味。馬來西亞一帶流行，新加坡人也跟著喜歡了。除了這些國家之外，沒見過其他地方人吃桔子。星馬人多移民到澳洲，到了柏斯和墨爾本，偶然也見桔子。

味酸，是桔子的特色，有一股清香，在檸檬之中找不到。它很粗生，鄉下人都在院子中種幾棵，下種子後由它自生自滅，一兩年後就長至三呎左右，生滿桔子，至少有上百粒之多。

外皮呈深綠色的，切開之後是黃色的肉，並有許多種子，擠出來的汁也是黃色。擠桔子汁時要橫切，依果實內瓣直切的話，就很難擠出汁來。

拿個小鐵網汁，把種子隔開，擠出來的汁加入冰水、白糖，就可以那麼喝了，是菲律賓和馬來西亞最普通的一種飲料。

很奇怪地，桔子並沒傳到泰國、寮國或柬埔寨去，所以在香港的泰國雜貨店中也找不到它，他們做的菜中也不見桔子，只有菲、馬、星等地採用，炒一碟貴刁或來碗叻沙，碟邊一定奉送半粒桔子，讓你擠汁。

凡是用到醋的地方，這些國家的人都會用桔子代替，它的酸性厲害，絕不遜於醋。

最佳飯前菜，是把蝦乾浸軟後剁爛，加蝦膏和舂碎的豬油渣和指天椒，最後撒白糖，淋大量的桔子汁進去，甜酸苦辣，聚在一堂。

桔子肉沒用，皮倒是上等的乾濕貨，有如李子乾般被當地人喜愛。

做法是摘下桔子，把一個陶甕倒翻，露出粗糙的缸底，抓住桔子在上面磨，磨去皮上酸澀的部分。這時，把整粒桔子剖四刀，壓扁，去掉肉和種子。加糖醃之，曬乾後便可進食，味道十分甜美，百食不厭。這種桔子乾可在吉隆坡的街頭巷尾買得到，價錢非常低廉，多數是在怡保製造的。

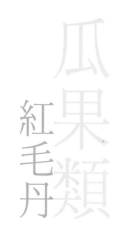

紅毛丹

個子有雞蛋那麼大，紅色，外殼生軟毛。英文名 **Rambutan**，源自馬來文的 **Rambut**，是毛髮的意思，原產於馬來西亞，其後移植到東南亞各國，尤其在泰國的 **Surat Thani** 省，更大量種植。每年八月，還舉辦紅毛丹節。

紅毛丹樹可長至很高，葉茂盛，花極多，可達千餘朵，在三個月後結果，初看綠色，成熟後轉紅。

剝開硬皮，就露出半透明的水果，壞的種很酸，肉又黏著核，只有野孩子才肯去摘取。目前吃到的紅毛丹，多已改良成優秀品種，樹較矮，以便採摘，果肉厚而甜，但有時也黏住了核子的外皮，很難除去，連著吃口感不佳，去皮又麻煩。

馬來西亞和泰國的紅毛丹罐頭，去了核，塞入一塊鳳梨，很奇怪地，二者配合得極佳。

一個是橢圓形，一個是圓形，紅毛丹和荔枝的肉，一看甚像，但吃入口是

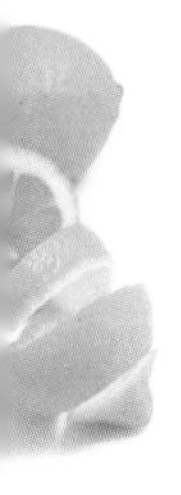

截然兩種不同味道，紅毛丹的肉質較硬較脆。兩者都是略微冰凍後更可口。當成甜品，可加上龍眼，三種不同的水果混合起來上桌，也甚有趣。

一棵果樹，成熟後可分數次摘取，摘時整穗，一共有十幾顆，也有個別摘下的，只要看見它們轉紅就是。通常三四天採收一次。各國品種的成熟期都不一樣，馬來西亞的在七月到十一月，印尼的十一月到二月，泰國的二月到九月，台灣的八九月到十、十一月。季節不對的時候，地球相反地區的澳洲也有生產，故一年從頭到尾都有紅毛丹，當今泰國已有冷凍技術，全年供應。

紅毛丹的種子沒有大樹菠蘿那麼好吃，但有脂肪，可當工業原料，也有人炒來吃，說味道有點像杏核。

在馬來西亞也可以看到另一種紅毛丹，殼長的不是細毛，而是一枝枝的深紅色軟角，當地人說是野生紅毛丹，吃起來味道甚甜，但肉薄，核也特別大。生產量很少，在外國不常見。

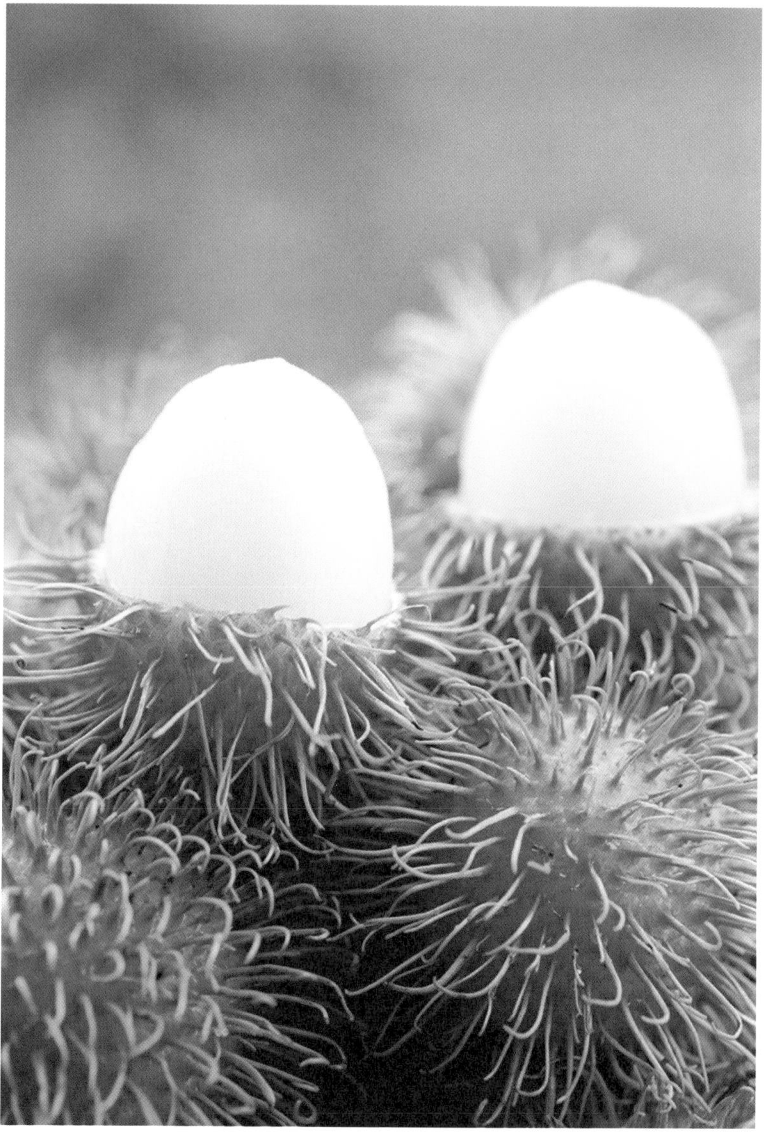

瓜果類

香蕉

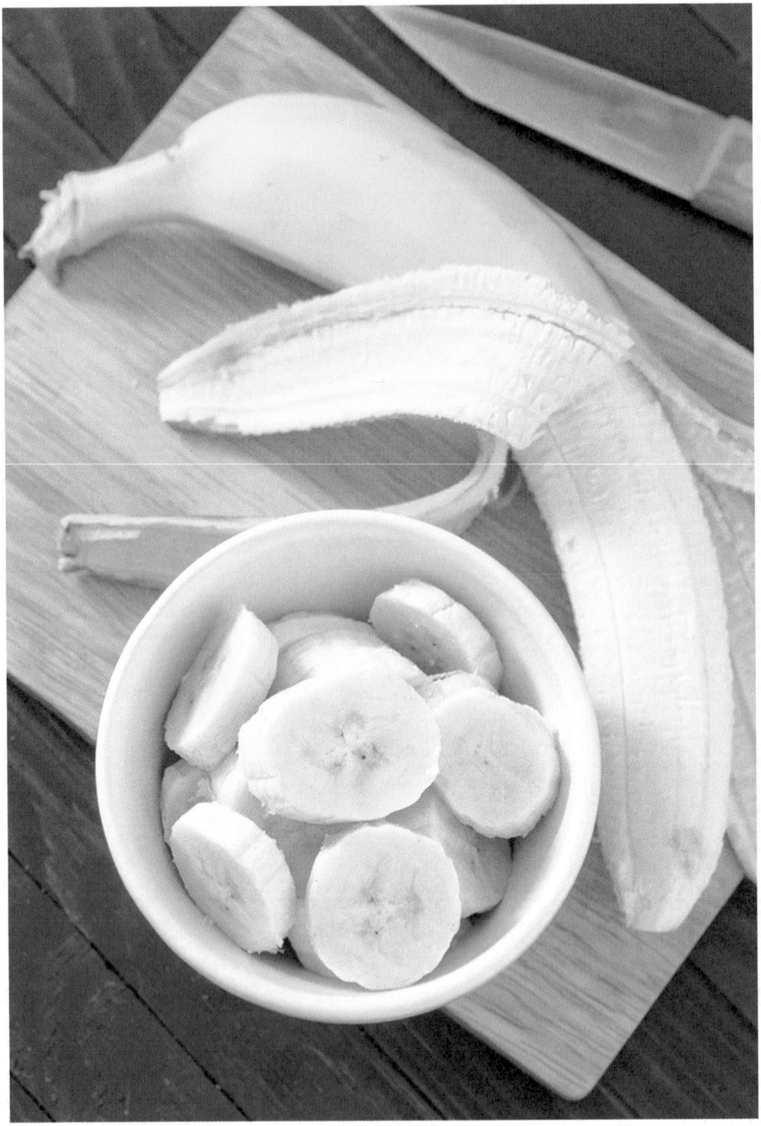

香蕉，原產於馬來西亞，現已傳到熱帶和亞熱帶的各個國家去，像印度、南美諸國、台灣的香蕉業更為茂盛。中國南方也產香蕉，珠江三角洲以北的地方，只生葉不結果，稱為芭蕉，觀賞居多。

當今已是貧窮國家當為主要糧食的香蕉，除了生吃，還可以煎、炸、煮，加糖曬了製為乾果，也可以脫水，像薯仔片當為零食。

葉子拿來包紮食物，越南的扎肉，馬來西亞的早飯 Nasi Lemak，都加以應用。包了烤魚，更為流行。印度人把蕉葉鋪在草地上，添了米飯和咖喱汁，就那麼進食，當為飯桌，用途多到不得了。

樹一般都長得十尺高，看到的幹，其實根與葉之間的連接物，稱為偽幹，又叫假幹，非常軟弱，用開山刀一斬，即斷，但它可以支撐整叢香蕉，耐力極強。

一軸香蕉可長十六至二十束，稱之為「手」，每手之中有十幾條長形的果實，就是香蕉了。

生時皮綠，熟後轉黃，有斑點的香蕉才是最熟最甜。有些香蕉還長紅色的皮，叫為紅香蕉 Red Banana，英文名為 Morabo。

台灣產的香蕉是北蕉種，閩南人和潮州人都叫香蕉為芎蕉，有一尺長。

小起來，只有肥人手指般粗，來自印度居多，非常甜美。印尼也有一丈長的香蕉，當地人用湯匙舀來吃，種子奇大，一顆顆像胡椒一樣從口中吐得滿地皆是。

每一軸香蕉的尖端，長著紫紅色尖物，抓起硬瓣，才見裡面黃色的花，趁它還沒有成熟之前，切成碎片，可當為香料，馬來人的沙拉叫羅惹 Rojak，少不了這種香蕉花，泰國人也喜歡拿它來做咖喱。

炸香蕉 Pisang Goreng，是南洋最流行的街邊小食之一，小販用一大鍋油，把香蕉剝了皮，沾上麵粉，就可以炸起來，香蕉炸後，更香更軟熟更甜。

有一傳說，伊甸園其實是在當今的斯里蘭卡，亞當和夏娃在樂園中生活，用來蓋下體的是香蕉葉。想想也有點道理，一片無花果葉，怎麼遮得了呢。

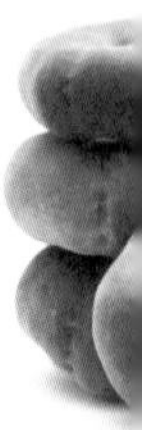

桃

夏天水果，最具代表性的還是桃。

桃很美，美得讓人覺得吃了暴殄天物，尤其是桃花，在三月下旬到四月初盛開，一大片才好看，中國詩詞之中，少了桃花，失色得多。

很少人知道桃屬於玫瑰科，它是百分之百中國土生土長的植物，在黃河上游的甘肅、陝西的高原地帶原產。古籍中早已有種植桃樹的文字記載。

桃子呈圓形，但中間像細胞分裂前的狀態，有一道淺痕是它的特徵，像嬰兒的小屁股。

到了七八月，大陸各省都見桃子，又紅又大，但是硬和酸的居多，應該小心挑選，才找到又甜又多汁的。

桃樹從中國傳到波斯，後來去了歐洲，當今連美國也長桃子，出產的蟠桃，著名牌子叫UFO，形狀像飛碟，故稱之。更像他們的甜甜圈Doughnuts，亦叫為甜圈桃，美國水果中，算是貴的了。

一般的桃子分表皮有細毛的和無細毛的。桃肉顏色也分白色、黃色和粉紅色。無細毛桃沒有粉紅色的，果實又硬又酸，加糖水煮之才能進食，味道全變，和生吃不一樣。只能入罐頭之故，英文名字叫為罐頭桃 Canning Peach。

用桃入饌，是個新鮮的想法，一般人只當它為水果，從不去想以它做菜，其實不太甜的可以用來加排骨燉湯，也是很好喝的。

遇到甜又多汁的桃子，切絲混在涼麵之中，也是消暑的好食材。當然，做起甜品來，變化就更多了。自製桃子果凍很容易，把魚膠粉溶解後，桃子切丁加入，冷卻即成。

有人曾經在礦泉水中加進百分之一的桃汁，不甜，但富有桃味，賣個滿堂紅。

自小聽說有種真正的水蜜桃，插一根吸管就可以把汁完全吸光。長年搜索，最後聽到一處生產，即刻趕去嘗試，果農採下一顆桃子，我用手一捏，很硬，絕對不可能吸汁。果農叫我等一等，然後用手拚命把桃子按摩，壓擠到軟了才叫我插管吸，我看了怕怕，就此作罷。

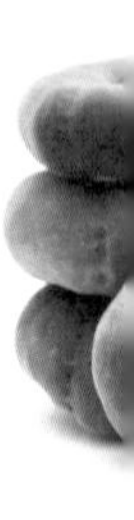

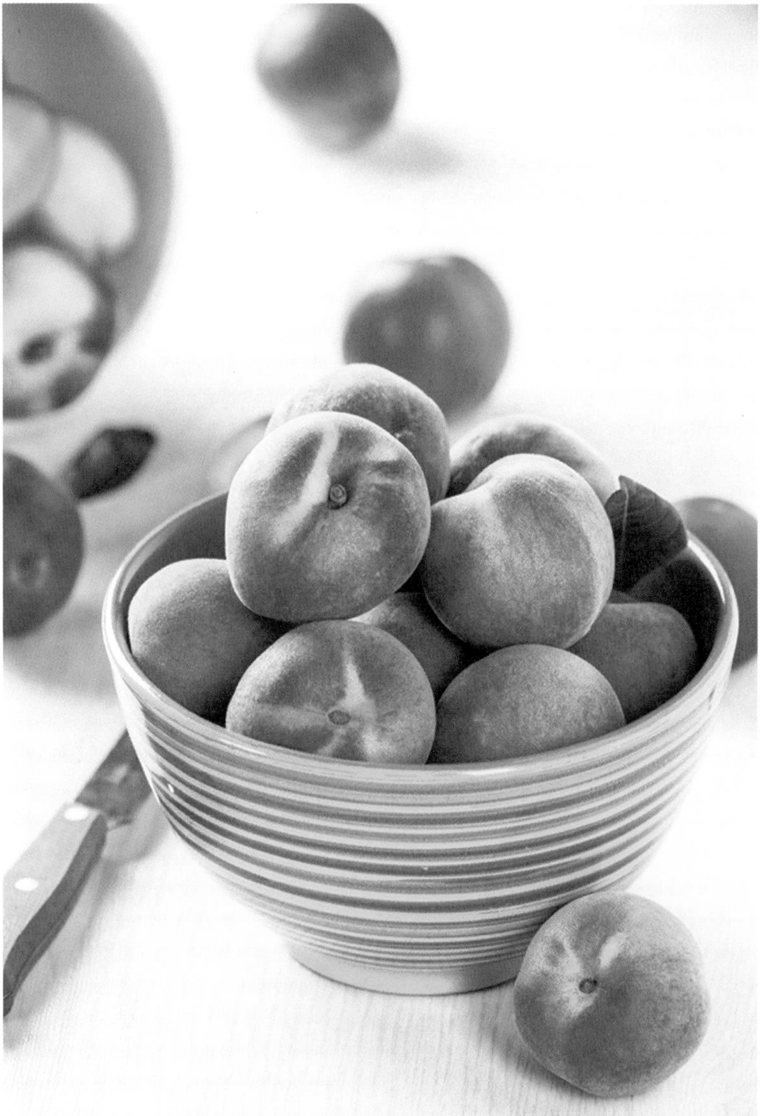

瓜果類

楊桃

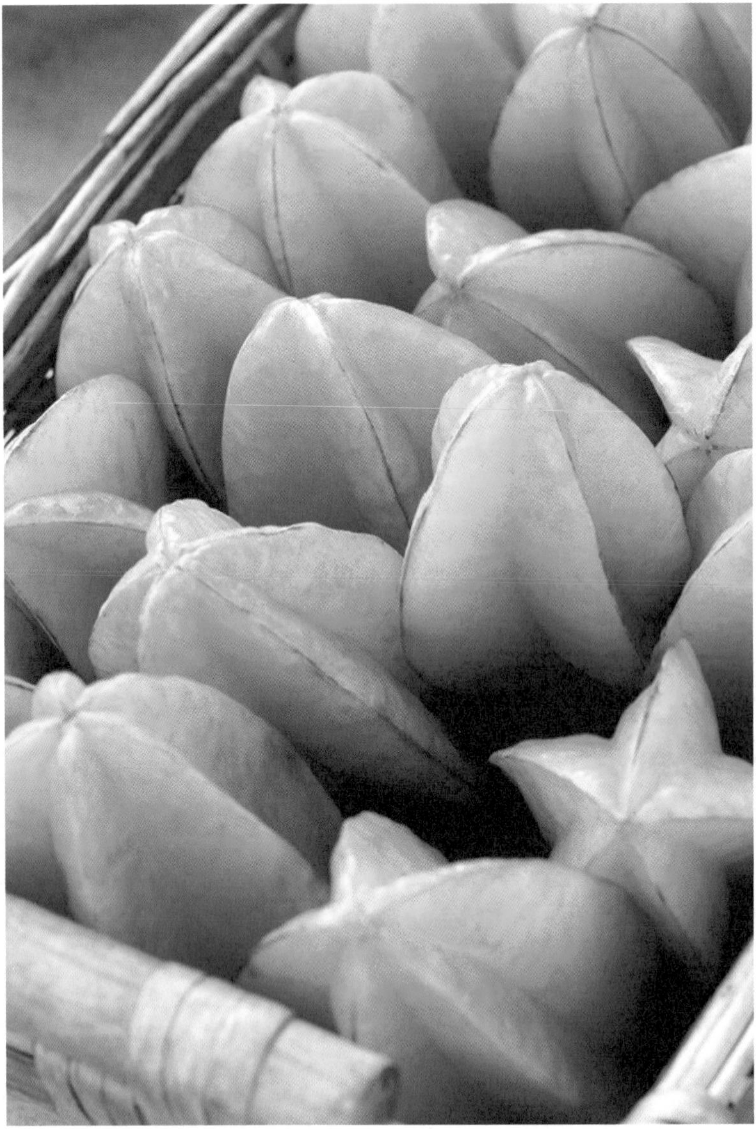

楊桃果實呈橢圓形，大如童鞋，初綠色，熟後呈金黃，有五條突起的稜脊，橫切之，如星狀，故洋人稱之為星果 Star Fruit，或叫為 Carambola。

原產地該是爪哇，當地人叫做 Belimbing Manis。

當今產量最多的是馬來西亞和台灣。

傳到中國，早在漢朝就有栽培記載，最初是在嶺南和閩中，但在雲南亦有種植，一名五釣子、五稜子、羊桃。楊桃是從陽桃的訛音演繹出來的。

李時珍云：「五斂子出嶺南及閩中，其大如拳，其色金黃潤綠，形甚詭異，皮肉脆軟，其味初酸久甘。」

大致上可以分為酸楊桃和甜楊桃兩大類，前者綠色，可長高至二三十尺，粗生。後者黃，樹矮小。種植方法多是接枝，在枝幹上用泥土包口，長出根後鋤下種之。楊桃有種子，如果用種子種出來，甜楊桃也會變種為酸楊桃。

今人研究又研究，本來只在中秋前最成熟的楊桃，已變為一年到尾都能生長，而且還有一些沒有種子的品種。

楊桃有薄皮，外層蠟狀，削去稜脊硬背即可切條生吃。有生津止渴、解毒醒酒的作用。根部可止血止痛，花白色帶有紫斑，煮之可治水土不服。

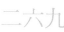

仔細閱之，楊桃有種獨特的香味，與佛手一樣，供奉神明亦為佳品。果實含有蔗糖、果糖、葡萄糖，另有蘋果酸、檸檬酸、草酸，以及大量維他命。在台灣是最受當地人歡迎的水果之一，自古以來已知用來煮湯或浸漬成汁當為飲品，到處可見小販叫賣：「新花不似舊花，舊花食落無渣。」

賣楊桃汁最著名的小販有個古怪的名字，叫「黑面蔡」。

楊桃在西方和日本韓國，都得不到接受，而香港人似乎也不當它是什麼好吃的東西，餐後的水果盤中，甚少楊桃出現。

印度人種植得普遍，多數是醃製了當成果醬來刺激胃口，煮咖喱的例子則無。

只有南洋人和台灣人愛之，酸楊桃是做蜜餞的主要材料，鹽漬和糖醃皆行，或曬成乾，也做罐頭和果醬。

新鮮榨的楊桃汁甚甜，果實煮後又另一番風味，兩者皆宜。楊桃性稍寒，多食傷脾胃，如果當成醫療，最好別冷凍或加冰，但是楊桃汁若不冷飲，就不會喝個不停了。

荔枝

荔枝是最具代表性的中國水果，外國人初嚐，皆驚為天人，大叫人間豈有此等美味。沒有洋名，他們只以音譯的 Lychee 稱之。

數不盡的傳說和詩歌讚美過荔枝，已不贅述。但不能忘記的是「一顆荔枝三把火」這句古語，不然要患荔枝病。荔枝病原來是種「低血糖症」，果實之中含有大量果糖，被胃血管吸收後，必須由肝臟的轉化酶變為葡萄糖，才能被人體利用。過量了，改造果糖的轉化酶負荷不起，不能變葡萄糖時，毛病就產生了。

醫治方法是糖上加糖，補充些葡萄糖則可，不必太過介懷。

荔枝的品種很多，最初出現的是妃子笑，出現於農曆三月，果實皮帶綠色，身價低賤，很多人以為都是酸的，但有些也很甜，核也小。

和妃子笑同時生產的，有種很大顆的，比普通荔枝大一兩倍，廣東人叫它為「掟死牛」，那麼大的一顆，擲向牛，致命的意思，此種荔枝才是真正的不好吃。

糯米糍跟著，最甜了，核子有時薄如紙，但有些人嫌它一味是甜，沒什麼個性。

讓人欣賞的是桂味，香味重，肉厚，核則時大時小。

最具盛名的是掛綠，產於增城，最老的那兩棵樹已用鐵欄杆圍在城壕般的水道之中，所長果實只是送給最高領導人吧。

此樹接枝出來的掛綠子子孫孫，用高級盒子裝載，兩個一盒，賣得很貴，但有些竟然是酸的。

荔枝可入饌，用豬肉牛肉炒之，皆宜。又能去核，塞之以碎肉，煎之蒸之。但一般都是當成水果吃，也裝進罐頭賣。

當今荔枝除了嶺南，也在海南島、福建、廣西、四川、雲南和台灣大量種植，東南亞則以泰國和台灣最為茂盛。孟加拉和印度皆產，分佈之處遠至夏威夷和佛羅里達。

從前只有夏天才看到荔枝，當今冬天也在水果店出現，來自地球另一面的澳洲，起初種植，皮易變黑，亦不甜，如今已變種，不會有這種情形，愈來愈美。

荔枝的特點是一年多，次年少。一年隔一年。當季的那年，生產過盛，熟了掉地，也沒人去撿，農夫養的走地雞食之。天下雞，以此種最美。

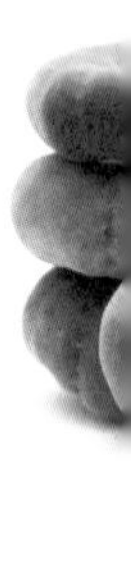

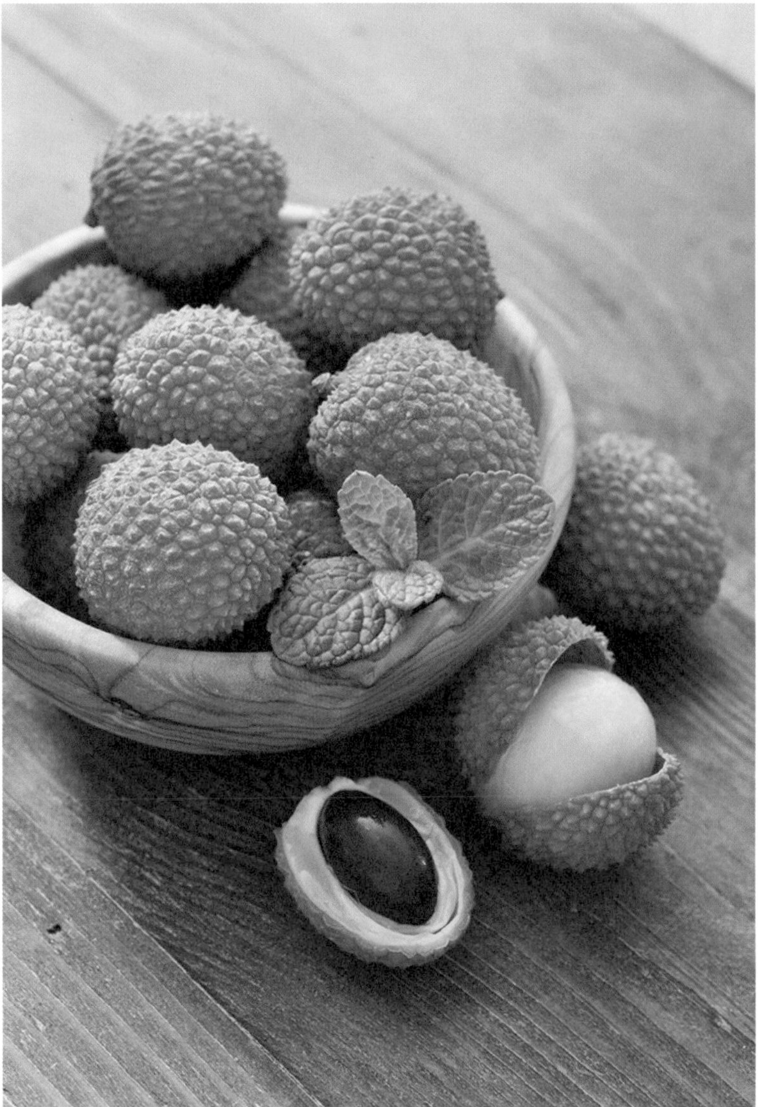

瓜果類

龍眼

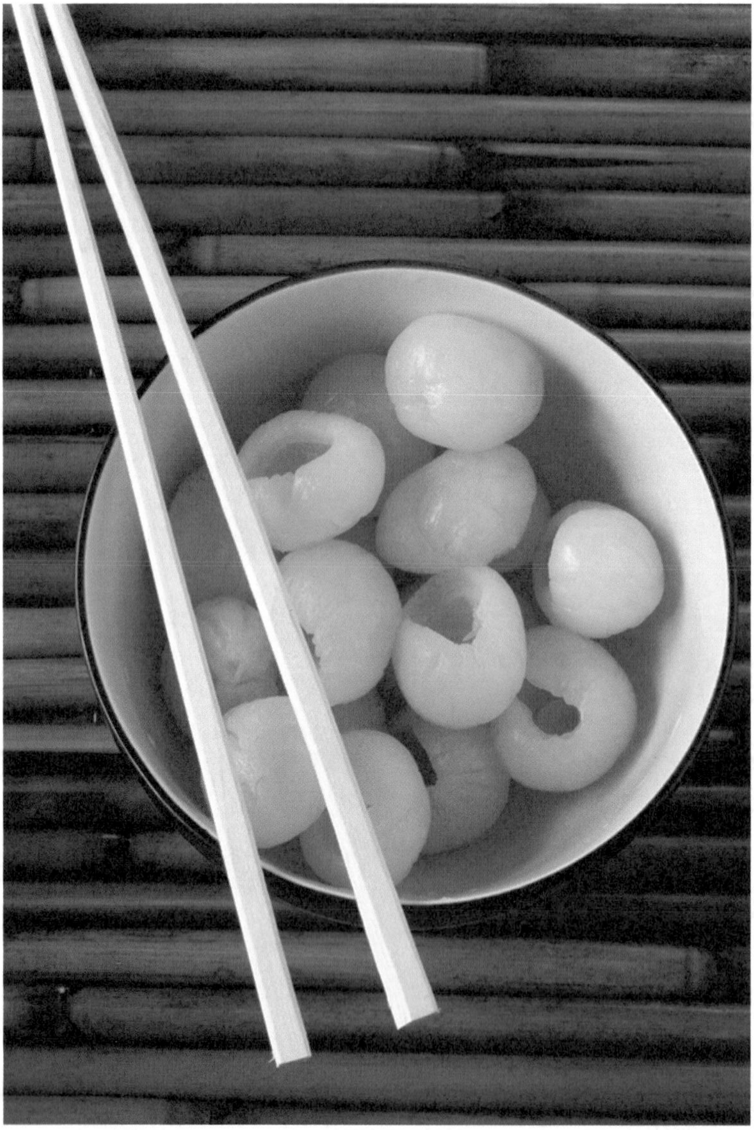

荔枝生產過後，接著的便是龍眼了。兩種果樹常種於同一個園子中，不是專家，分不出哪棵是荔枝，哪棵是龍眼。

龍眼櫻桃般大，肉半透明，有大核，極像眼珠，故名之。

和荔枝不同的是，龍眼很少有酸的，最多是味淡肉薄而已。一般的都很甜。像荔枝，也是中國獨有的果樹，無洋名，以音譯 **Longan** 稱之。

只要仔細觀察，就能分辨出荔枝和龍眼。龍眼的樹皮有細條裂狀，即使是年輕的樹，看起來是一副老態龍鍾的樣子。再往上看，荔枝葉子墨綠，龍眼黃綠。前者葉子尖長，像拖着一條尾巴，後者成鈍形或尖銳形，但沒有拖尾的現象。

龍眼於陰曆三、四月開花，花期也是引來蜜蜂來採，製成龍眼蜜。最遲到八月也能在市場中看到龍眼。

荔枝顏色會轉變，從綠到紅；龍眼則是始終如一的褐色，果實其實並不完全黐住種子的，有點離開，只在蒂頭才連在一起，所以剝肉很方便，剝出來的，曬乾，就是龍眼肉，也叫桂圓。

生龍眼和乾龍眼都能作為藥用，早在《本草綱目》中就記載生的具有補益心脾，養血安神的功效，桂圓的功能更加顯著。

龍眼性和平，但多吃也會糖分過高，對身體無益。

新鮮龍眼入饌，去核，塞進一粒小螺肉，有咬頭，味亦甚美。整盤炒出，更是好看。

曬成桂圓，入饌的例子更多，首先有桂園粥，用乾龍眼，加枸杞、大棗和糯米煮之，晨起和睡前服之，有養心安寧之妙處，老少皆宜，尤其適合久病體力消耗者。

龍眼湯是把蓮子、薏苡仁、芡實和桂圓，加上蜂蜜五種材料一齊小火煮一個鐘，連渣一塊吃。

桂圓雞則是用童子雞、桂圓、葱、薑、黃酒和鹽炮製。將雞去內臟，洗淨，出水，撈出，塞以配料，皮抹鹽，在蒸籠蒸一小時左右，即可食之，補血氣，味道又佳。

海底椰

我們在甜品店吃到海底椰，或用來煲湯，說是可以潤肺止咳，到底是什麼果實，樹形又是怎麼樣子呢？

從名字聽起來，是一種很大的誤會。

首先，海底椰根本不長在海底。真正的所謂海底椰，只長在非洲的塞舌爾群島。我們在菜市場找到的海底椰，只是扇葉椰子的果實，和塞舌爾海底椰也搭不上關係。

最初，馬爾代夫漁民出海，發現西印度洋上飄浮著像椰子的果實，以為是海中長出來的，法國名為 Coco de Mer，也是海中椰子的意思。到了一五一九年，才有文字記載，說同樣的果實在塞舌爾群島看到，才知道它長在樹上的。

屬於棕櫚科，樹高可長至六十至九十尺，葉子張開很大，寬六尺。果實生長緩慢，十幾年才有一個，通常分為兩份，所以也有雙椰 Double Coconut 之稱。

果實巨大，最重的可達二十五公斤。它雌雄異株，雄者的花序狀如男性生殖器。雌樹長的果，外殼像女性的臀部，中間部分如陰戶。在暴風雨晚上葉子被吹動，發出沙沙之聲，土人說樹在做愛，更蒙上神秘的色彩。

傳說歸傳說，真正的海底椰極為難得是事實。塞舌爾群島中也只有一兩個島，長出四千多株海底椰樹罷了，政府當成重點保護，嚴禁砍伐，不得擅自採摘果實，也不可出口。

遊客去到塞舌爾，要找到一個有許可證的海底椰也不易，每粒價高兩三百美金。

那麼我們買到的海底椰，絕對不是塞舌爾的了。它們來自斯里蘭卡、印度和泰國，一粒只有拳頭那麼大，帶著淡棕色的皮，剝開來半透明的果肉，吃了口感有點韌性，略甜，不是什麼值錢的東西。

為什麼廣東人認為它有藥性呢？老祖宗的《本草綱目》沒記載過呀。化驗結果，發現人體有需要的氨基酸，故能保健，這也是只有粵人研究出來的結果，不得不佩服。

塞舌爾的海底椰已經珍貴，有種專門剝開果實堅硬外殼的螃蟹更為難得，肉甚甜，到該島旅遊，不容錯過。

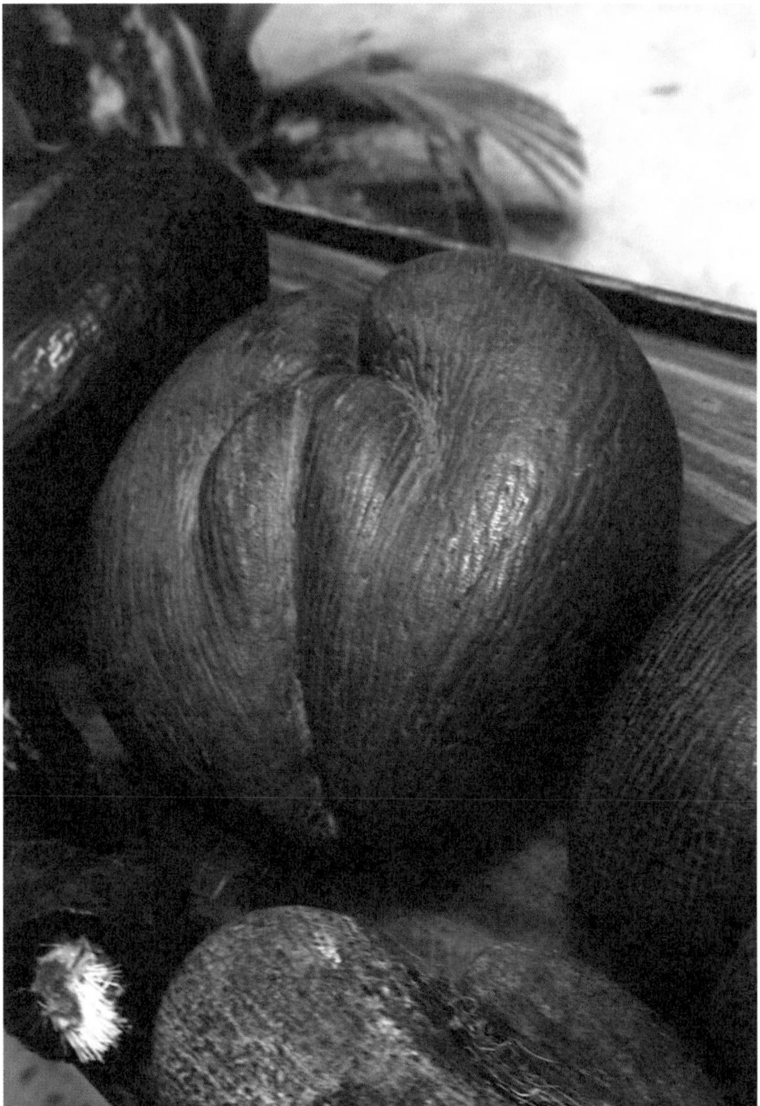

瓜果類

野莓

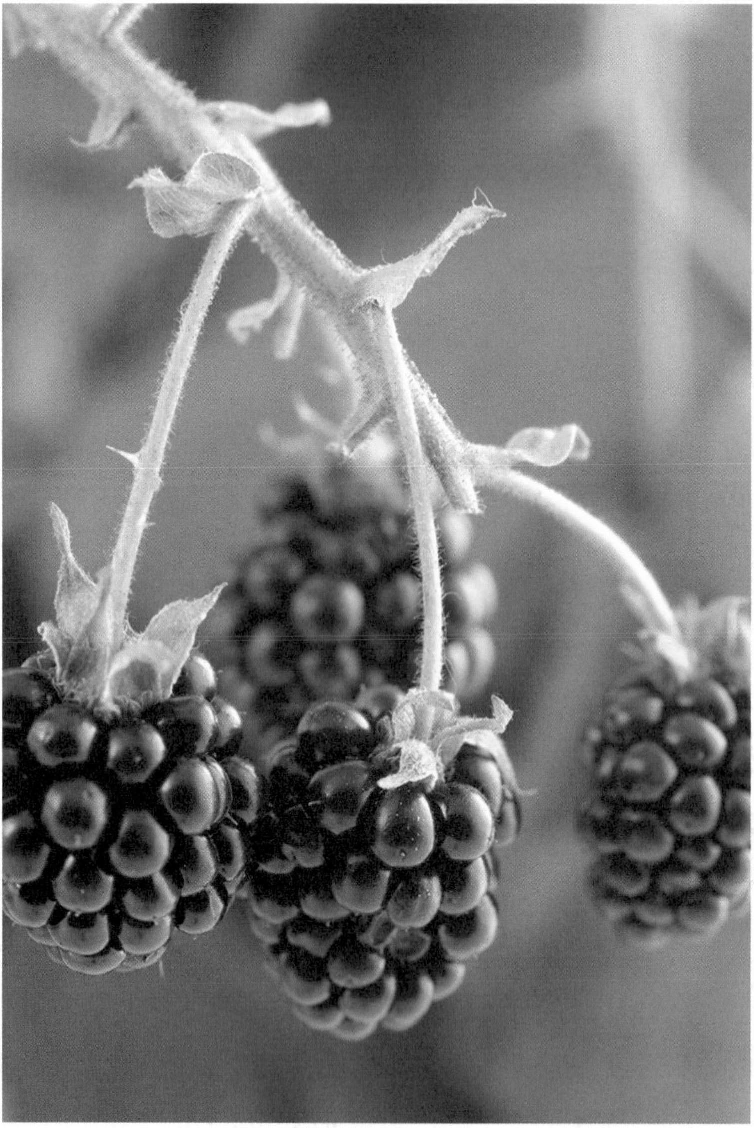

野莓，很難有定義，它並不屬於葡萄或番茄等大量生產的果實類。凡是野生的，肉薄多汁的莓類，都叫野莓吧。

最重要的野莓，當今也有人種植了，像最近大家認為有明目效能的「藍莓 Blueberry」，也有二十多種種類，經挑選和品種改良，當今生產的是小指指甲般大的果實，表面有一層白色的薄粉，果實帶酸，改種後已是非常香甜，在超級市場有新鮮的賣，可以生吃，但多用在冰淇淋、果醬和浸水果酒，做餅時也常加入藍莓。

「紅莓 Raspberry」最像「草莓 Strawberry」，但也有二十種以上的分別，雖說多為野生，但在古羅馬時代已有培植的紀錄，因易爛，從前很少在市場上見到。當今改良，在超級市場中已有販賣。

「黑莓 Blackberry」的栽培很遲，要到十九世紀初才在美國開始，品種改良後，本來帶刺的莖，變為平滑。黑莓的喜愛者不少，做成果醬的尤多。

「黃莓 Gooseberry」照名稱上看，是鵝吃的，它的樣子很怪，先有一個像燈籠一樣的罩，打開了才見黃色果實，成熟後很甜。當今在山東等地大量種植，當地人叫為寶寶。

「銀莓 Silverberry」的果實並不是銀色，是灰黃罷了，中國名為「茱萸」，是野莓中較大的。多數是生吃，但也用來浸酒，有藥性，可治肚瀉，並能止咳。

「苔桃 Cowberry」，並非桃色，而是赤紅。顧名思義，是牛吃的，從北歐到美洲，分佈極廣，酸性重，只有鳥類肯吃。

很多人不知道，「桑椹 Mulberry」也屬於野莓的一種，紫色的小粒結成的果實，非常甜。當今在廣東一帶已有人大量種植，做成果醬和果汁，能幫助消化，也據說有強精補陽之功能。

不是每一種野莓都能摘來吃，有些顏色鮮豔的，像「肥皂莓 Soapberry」和「雪莓 Snowberry」都有毒，在郊外散步，有專家做嚮導才可採摘，還是在超級市場買到安全。

無花果

無花果真的無花嗎？

有。看不見罷了。整粒的無花果，是個集合果實，裡面藏着一千五百個小實，大家誤以為是種子而已。

這個集合果實裡更分雌花和雄花，但並不互相交結，要靠無花果蠅來傳遞花粉，過程太複雜，在這裡也不一一說明了，如果你想當植物學家，便可進一步研究。

野生的無花果，果實較小，櫻桃般大，種植的很大，似個小梨。外國顏色有綠的或深紫的，集合果實體內也呈紫色。

一般人認為凡是無花果就是甜的，這也不然，近來種植的果樹有很多淡而無味，但體積大，商人加糖後曬乾，騙消費者。

天然的無花果可以很甜，甜到漏出蜜來，在西方菜市場中，見到蜜峰麇至的攤子，多數在賣無花果。

在白糖不是很方便得來的時代，無花果被人珍惜，凡是想把食物弄得甜一點，全靠無花果，鮮的或乾的，用途甚廣。

中國菜裡利用無花果，目的也是為了一個甜字，入饌熟炒罕見，多是用來煲湯，廣東人尤其喜歡，北方人不懂。

日本人更不會用無花果當食材，只有西方人最會做菜，凡是太鹹的東西，一定加了新鮮的無花果，像義大利的前菜生火腿，如果是無花果的季節，就不用蜜瓜了。

在餐廳，無花果是一種重要的材料，多種蛋糕布丁，都隨時添上些無花果，它的味道溫和，並不搶去別人的鋒頭。

有些人一直反對用味精，那麼為什麼不在無花果上動腦筋呢？素菜中，無花果更能發揮作用，將無花果乾剁碎，切粒，切成薄片，都能用來增加齋菜的甜味。

我試過在蒸肉餅時加了無花果茸，效果很好。做咕嚕肉時，要是不想加糖，用無花果汁也行。如果你認為糖是你的敵人，那麼乾脆用無花果、柿餅和羅漢果等來調味，這些都是天然的東西。但話說回來，蔗糖也是天然的呀，不必那麼害怕，少吃就是。

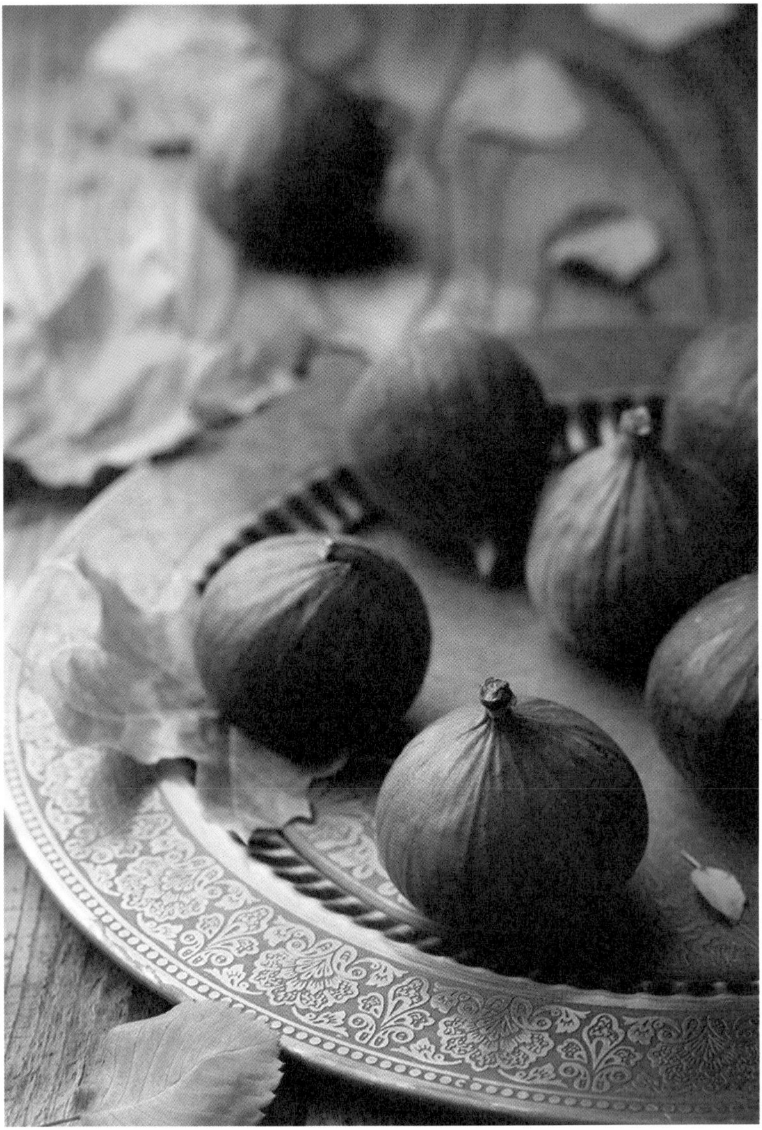

瓜果類

菠蘿（鳳梨）

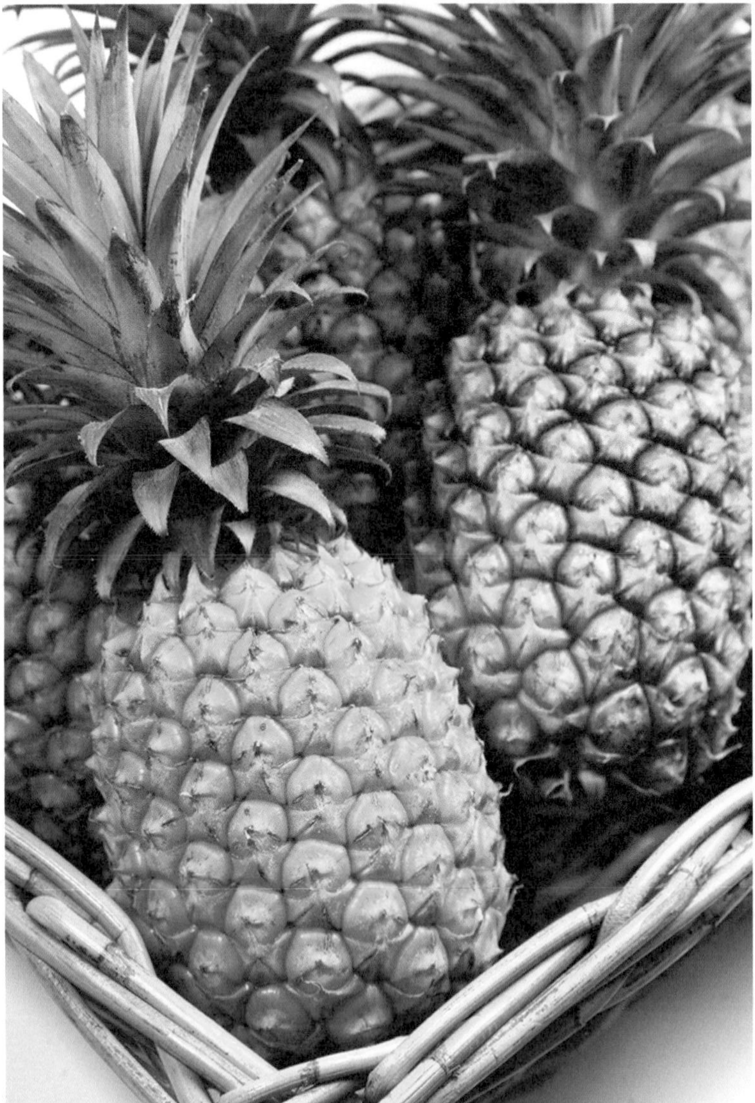

菠蘿是廣東人的叫法，閩南人稱為鳳梨，由哥倫布從南美帶回歐洲時，也不知叫什麼名字，樣子有點像松毬 Pinecone，但又是果實。兩者並取，叫為 Pineapple。

當今的空運和保鮮都很發達，菠蘿不再是什麼稀奇的水果，古時候的歐洲人覺得最珍貴，是帝皇級的人士才享受得到，許多繪畫和樓梯柱子，都以菠蘿為題材。

菠蘿傳到中國，只在珠江三角洲和海南島及福建一帶生長，其實它也耐寒，但天氣太冷果實帶酸，又長不大，多作為觀賞用。

尖刺般的葉像鳳尾，叫為鳳梨，其實比梨大出許多，有長形的柚子般大，上有豎起來尖葉的頭。菠蘿是由很多小果實組成，仔細觀察，會發現皮有很多六角形的模樣。

頭上的叢葉，熟了很容易拔掉，菠蘿無核，以頭葉種植，就可以長出果實來，很粗生。

一般都很酸，但品質優秀的菠蘿非常甜，原產地應是巴西或巴拉圭，當今已在南洋諸國普遍種植，夏威夷產量更多，入罐頭出售。

因為有種手榴彈的樣子也像菠蘿，東西方都叫炸彈為菠蘿。香港暴動時，就有請你吃菠蘿的俚語出現。

果實有粗糙的纖維，多吃了會割破嘴，它的酸性又重，時有引致墮胎的傳說，古時性知識不足，未婚女子懷了孕，拚命吃菠蘿。

因為由小果實組成，每顆果實上都有尖刺，洋人切菠蘿，很厚的一層完全除去，東方人手藝較巧，削成一道道的長坑，保留更多果肉，花紋又美。中間那條「心」較硬，好品種的菠蘿心很脆，特別甜，是最好吃的部分。

生吃最普遍，做成罐頭，口感就不一樣了。菠蘿也可以切成一圈圈，日曬後製成乾果，歐洲人更愛將它製成果醬。

中國人將菠蘿入饌，咕嚕肉這道菜少不了菠蘿，煮炒皆宜。泰國人則一面當為食材一面當為裝飾，把菠蘿肉炒飯後再塞入挖空的殼中焗之。印度人的咖喱中也用菠蘿，著名的咖喱魚頭中一定用上。馬來人的沙嗲，華人化之後，把菠蘿磨成細茸，加在沙嗲醬中，才算正宗。

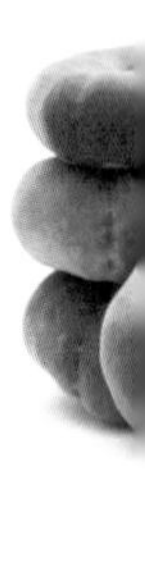

瓜果類

黃皮

和荔枝一齊出現的，是黃皮。

黃皮樹一般長得和荔枝樹一樣高大，當今兩種樹都變種，矮小了許多。

應該是完全中國的果樹，連東南亞各國也沒聽到種植過，莫說西洋了。

《本草綱目》記載：「出廣西横州，狀如楝子及小棗，而味酸。」

酸，是黃皮的特徵。樹上一串串長着拇指頭般大的果實，皮黃，故名之。近聞有一股清香，也是黃皮獨有的。

也有甜黃皮，酸味極少；酸黃皮，酸味頗重，還有苦黃皮，只當藥用。

所有酸的東西，中國人都認為生津止渴。藥用上，黃皮有清除胸腹脹滿的功能。黃皮肉白、核綠色、極苦。若要做為食療用途，據專家說，吃黃皮十餘個，連皮帶核，慢吞細嚼，自然氣順痰降，胸腹翳滯消除。平日有疝氣者，當病痛發生時，照這個方法亦行。

將黃皮醃鹽，變得漆黑，味道又鹹又酸，不是黃皮季節時，可在藥材店購入，

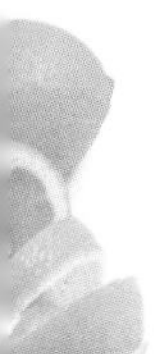

用碟載着，放在飯上，蒸後食之，效果與新鮮的相若。

黃皮為常綠喬木，嫩枝黃綠色，表面濃綠色，背面稍淡。葉面光滑具有透明小油胞；為奇數羽狀複葉。農曆三至四月開白色的小花，果實五月開始成熟，呈球形或卵圓形，表面黃色生褐色短毛茸。

古人傳說過，黃皮的葉可以用來洗髮，或作禿頭生髮劑。現在的藥劑師不妨追尋研究，說不定可能發生奇跡。

說到奇跡，古人想不到的，是當今種出無核黃皮來。

廣東鬱南縣建城鎮人曾乃禎，在一九三四開始在庭院中接枝，種出無核黃皮。僅存兩棵，至今仍在，每年均開花結果。

從這兩棵母樹，鬱南縣開始大量種植無核黃皮來，從九〇年代至今已有六萬多畝，經不斷變種，無核黃皮粗生易栽，病患害少，種植後三年即可生產，果實比從前的黃皮大。有種特甜的，很受海外水果商重視，紛紛下訂單，已供不應求。

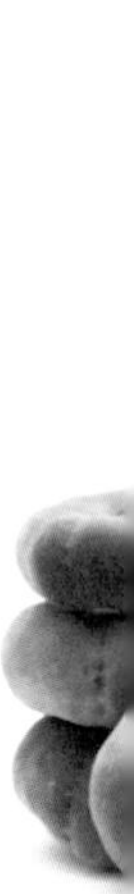

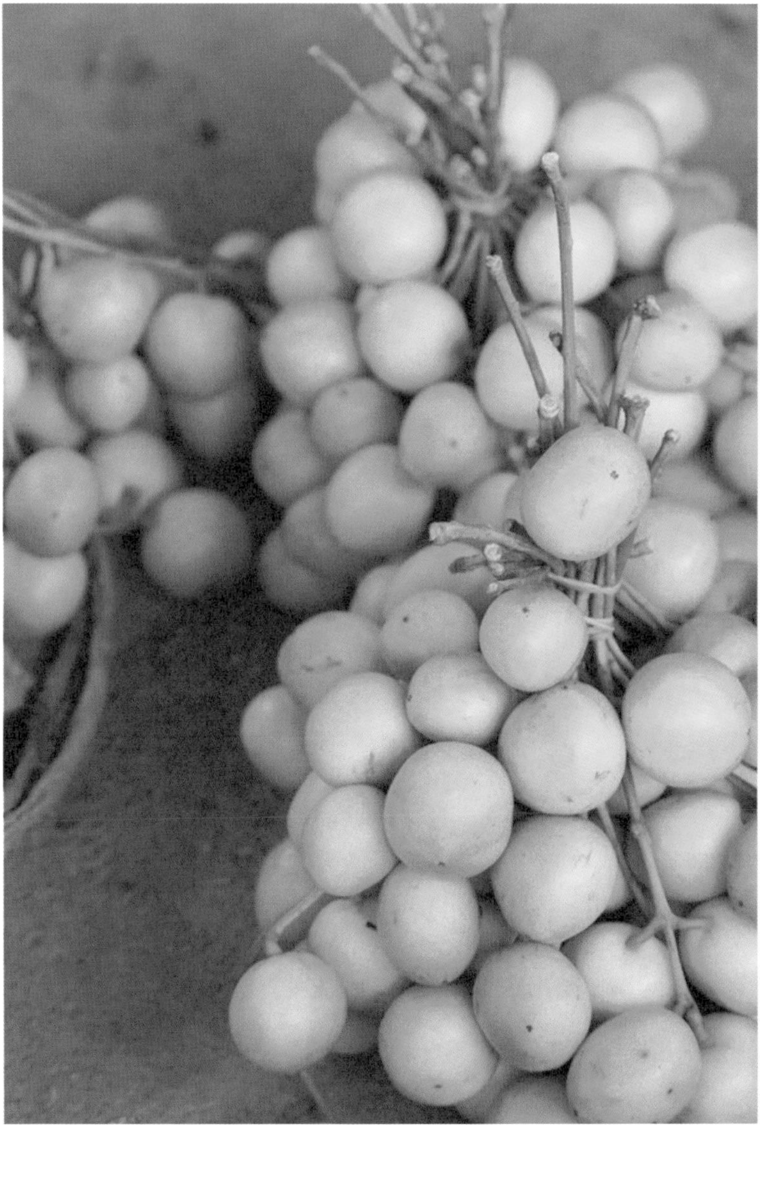

瓜果類

番石榴（芭樂）

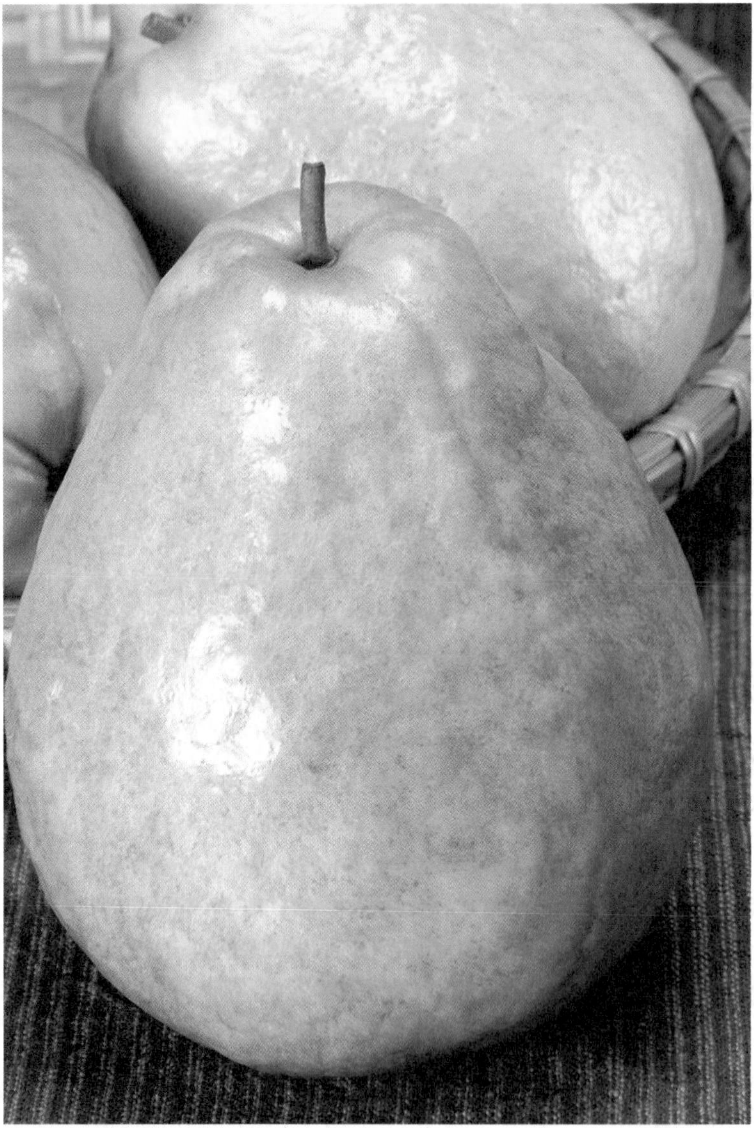

番石榴有個番字，當然是外國移植來的。早在公元前八百年，秘魯人已種番石榴，後來傳去西印度群島，再到夏威夷和南洋來，分佈區域甚廣，凡亞熱帶和熱帶，皆見此果。

英文名字為Guava，中國別名番稔，也有人稱之為番桃，台灣人叫為芭樂，南洋人則叫拔仔。

種植後一兩年就能結果，開白色花，葉對生，枝亦對生，故南洋小孩常鋸下後當彈弓。果實種類多，深綠色又很硬的，最為原始，核也多，味苦澀。放置久了果實會變黃，才較柔軟，這時發出獨特的香味，也甜了許多。

也有桃色和紅色的番石榴，切開了分兩層，內面全是核，外邊層方可食，核極難消化，吃下去後原狀排出來。

泰國種的番石榴肉極厚，核部很小，最為好吃，當今的已改造又改造，甚至已用接枝方法，生產出全部是肉，一點核也沒有的果實來。

有些種類一聞之下，有陣臭味，故名雞屎果，但吃下去卻香甜可口，連中國大陸也有人種植，華南和四川盆地均有栽培。

成熟的番石榴呈淺綠色，皮連在肉上，不必削去，即可食之，口感爽脆，味香甜。泰國人還嫌不夠，時而沾甘草粉和黃糖來吃，新加坡和馬來西亞人更把白糖放在濃醬油中，加紅辣椒絲點之，又甜又鹹。別的地方人看不慣，常取笑之。

番石榴所含維他命甚為豐富，屬於健康水果，榨了汁，據稱能止瀉。用它的葉子來煲茶，也說有止糖尿病的功效。

台灣人好食番石榴，經常做成蜜餞、果醬、醋和浸酒，但最流行的是芭樂汁了，當今製成罐頭，擺在食肆中。

二〇〇二年，日本益力多公司研究，證實它有控制血糖的功效，並獲日本衛生局批准為健康食品，但日本人覺得番石榴味道甚怪，至今流行不起來。

素食者把果實挖空中心，可當小碗。木耳、白果、松子炒後置於其中，再蒸熟，連碗嚼之，又好看又好吃。所有用梨來烹調的食物，都能以番石榴代替，變化無窮。

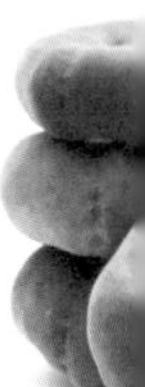

番荔枝（釋迦）

番荔枝，皮若荔枝，故名之。香港人的名稱加多幾個字，叫番鬼佬荔枝。因為果實表面由許多凸起的鱗目組成，樣子很像佛祖的頭髮小團，台灣人就乾脆把它叫成釋迦。同一種，表面較為平坦的，稱為鳳梨釋迦。

英文名字叫 Custard Apple 蛋撻蘋果，指的是鳳梨釋迦，而普通的番荔枝，英文名應作 Sugar Apple 或 Cherimoya 才對。有蘋果般大，呈心形，故時而稱之為牛心 Bullock's Heart。

原產於非洲，後來移種到東南亞，是最受華人歡迎的一種水果，歐美人不懂得欣賞。收成期一年二季，春天和秋天，但是當今一年從頭到尾有得賣，是因為來自澳洲，他們的季節和世界各地相反。

水果有些酸，有些甜，但番荔枝永遠是甜，從來沒吃過酸的，尤其是當今來自澳洲的改良品種，個子大，肉很厚，甜得像蜜糖。

原始的番荔枝比網球還小。樹不高，俯身可採，在樹上的番荔枝全綠色，

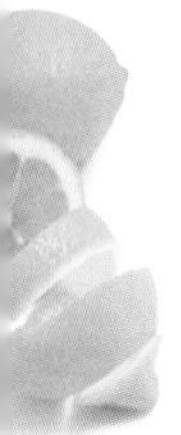

非常漂亮。看到鱗目之間發黃的時候，果實已成熟，可以摘下。從前的番荔枝不耐放，一下子就腐爛，當今的已變種，儲藏兩三個星期也行，但是日子一久，開始有黑斑，並長着白色蛀蟲，最後全部變黑，已不能食。

用手掰開，露出一顆顆雪白的果肉，中間有黑核。鳳梨釋迦整粒成一體，核分佈其中，吃時用刀切開。

番荔枝含有小量維他命和礦物質，故在藥療上起不了作用，它一味是甜，糖尿病患者反而要迴避之。

吃法一般都是由樹上摘下後，就那麼當水果吃。從前不能耐久，商人也會把它冰凍，運到歐美各地。

因為果肉所含水分不多，很少人用它來榨汁，可以把核取出，肉放於攪拌機內打碎，淋在刨冰上或製成冰淇淋。

製成果凍更是美麗，把魚膠粉溶解，加入玫瑰糖漿，呈紅色。置碗中，再拆番荔枝，去核，把一粒粒白色果肉置於糖漿中，凝結後翻碗入碟上桌，在西餐店拿出來，可成為高價甜品。

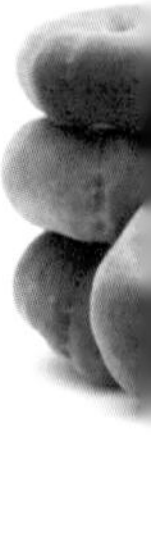

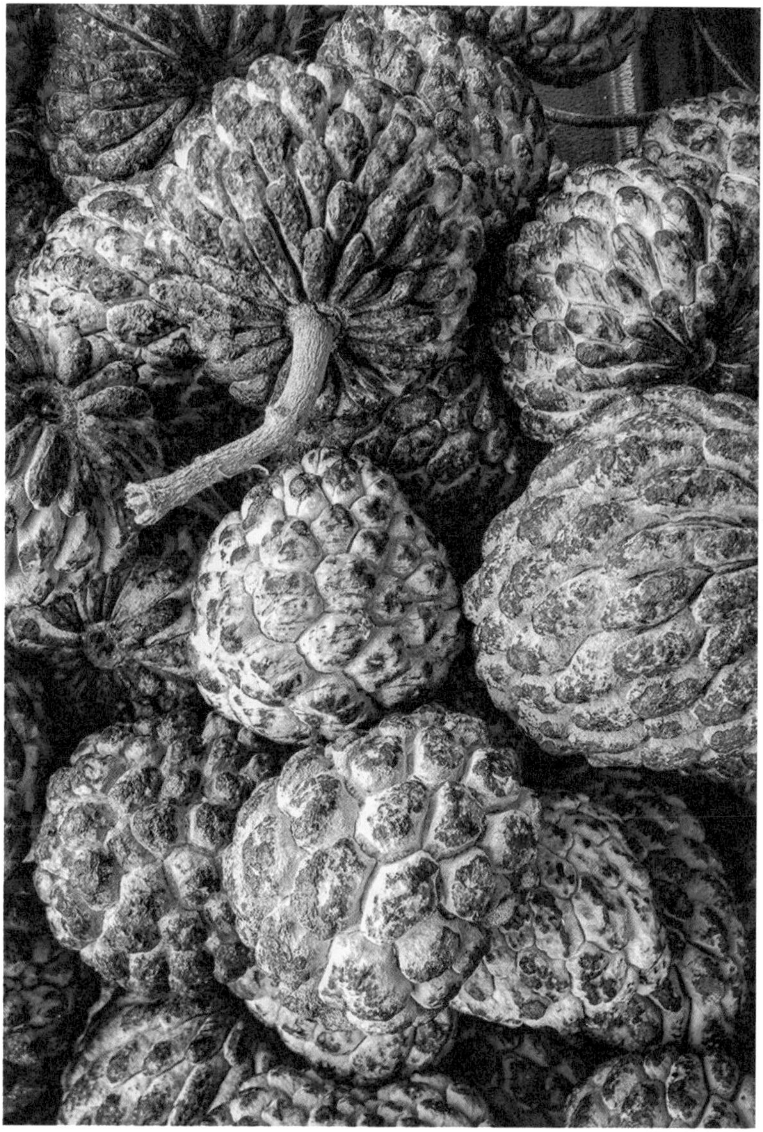

瓜果類

椰子

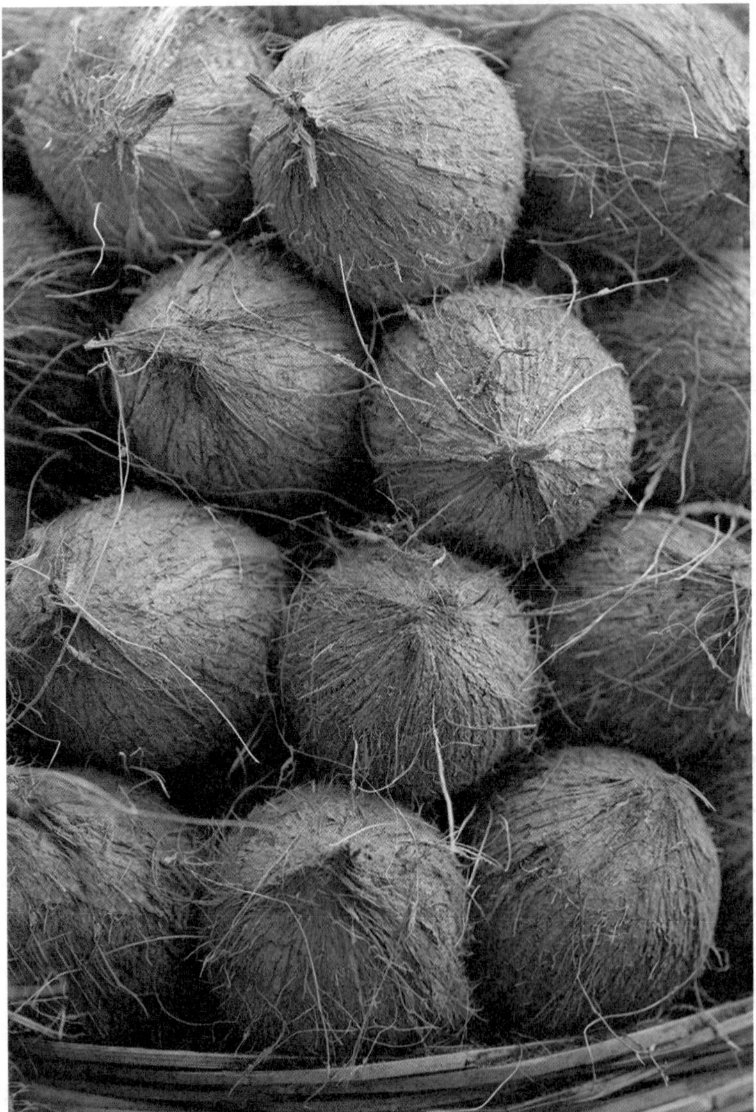

南洋椰樹多，生滿椰子，老了就掉下來。說也奇怪，從來沒聽過椰子打穿人家的頭顱。

印度咖喱有它的做法，但星馬人的咖喱，非用椰漿不可。椰漿又怎麼來的？在一堆堆的老椰子中拿出一個，地上豎起一管鐵枝，把老椰插入，就能剝開椰鬃。取出來的椰子打破它的硬殼，椰水流出。已老，不能喝。把分開兩半連殼的椰子拿到一枝鑿着齒紋的鐵片上磨，磨去椰絲，再放進布袋中，大力擠，就擠出椰漿來了。

椰漿用途也廣，做甜品也多數要椰漿，飲料也用它。

把椰肉曬乾，再擠，便見椰油了。製造肥皂不可缺少的原料。

年輕的椰子，就那麼削去頭上的硬皮，鑿個洞，插進一枝吸管，喝清醇甘甜的椰水，最適宜。但是，說什麼也不夠甜。

真正甜的椰子，是用一種較小粒的椰子做的。在它的殼剛剛硬，又還沒有老化之前拿到火上燒烤一番，這時候的熱度把椰汁糖化，椰水最甜，香港人稱之為椰皇。

把椰漿拿去煮，再滲入黃顏色的原始砂糖，就變成椰糖了。

印度小販頭上頂着一個大藤籃，拿下來把蓋子打開，裡面是把米粉蒸熟後捲成一卷卷的，比一團雲吞麵還小。在米粉上面撒上點椰糖，手抓着吃，是最佳的早餐之一。

另一種早餐 Nasi Lemak 也要用椰漿，把椰漿放進米中炊成香噴噴的飯。上面鋪個十幾條炸香的小江魚，再加很甜的蝦米辣椒醬，是天下美味。

由椰樹生產的食品數之不盡，但最精采的還是椰子酒。

印度人爬上樹，用大刀把剛長出來的小椰子削去。供應營養給小椰子的樹汁就滴了出來，一滴滴地掉進一個綁在尖端的陶壺之中，再把酒餅放入，自然發酵後隔日便能拿下來喝。

這時的椰子酒最為清甜。再讓它發酵個一兩天，酒精濃度增加，但變得有點酸，又有種異味，可是喝完之後椰子酒還在你胃中發酵生產酒精，一下子醉了。天下事，再沒有比它更過癮了。

鳳眼果

鳳眼果樹，屬梧桐科，可長至三十呎高，葉呈橢圓形，春季開小花，形似一頂小皇冠。花落後長出扁平的豆莢，初綠色，成熟後內外層逐漸轉為朱紅，內藏圓錐形的黑果，最後豆莢裂，呈現果實。人們走過，抬頭一看，好像一雙鳳眼在樹影中瞪着你，故名鳳眼果。

將果實煮熟，撈起後除去紫黑的皮。內還有幾層皮，所以鳳眼果亦叫「蘋婆」，是有其典故。《嶺南雜記》云：「蘋婆果，如大皂莢，莢內鮮紅，子亦如皂莢子，皮紫，肉如栗，其皮有數層，層層剝之，始是肉，被人罵厚顏者，曰蘋婆臉。」

原來鳳眼果也可以用來諷刺厚臉皮的人，外國人不甚了解此果，聽其名，叫為 Ping-pong，乒乓的意思。其他名字叫為 Horse Almond，馬吃的果仁。

中國別名為潘安果，也許鳳眼不只是女性專有，俊男亦得。

此樹在澳洲、印度、印尼、越南，甚至到非洲亦出現，但大多數人認為原產地是中國南部，台灣產量不多，在南部是栽培來遮陰，因其葉大，果實則甚少出現在市場中。

到了夏天，香港的蔬菜攤中就賣此種紫黑色的果實，但年輕人已不知這是何物。

老饕見到嘴饞，即刻買回來用滾水去掉其硬殼，取出果仁來，又剝掉半透明的衣，就呈現黃色的肉，煮個一小時，沾鹽吃鹹的，沾糖當甜品。剝皮後燒烤，更香，其味像蛋黃，但若嫌淡，那就要靠五花腩來吊味了。以豬肉紅燒，鳳眼果更是美味。栗子吃厭了，改用鳳眼果，引起食慾。

論營養，鳳眼果的蛋白質很高，又富有維他命，中醫說虛弱或食慾不振的人，最好吃鳳眼果，是補充體力的良品。

但一般人看到鳳眼果還是先考慮怎吃法，其實也可以用來煲湯，加蓮子、百合、雪耳、白菜和豬腱一起滾個兩三小時即成。吃素的可依上述之方，但不加肉。

當成甜品的話，把薑拍醉，加黃糖來煲，不遜番薯糖水。

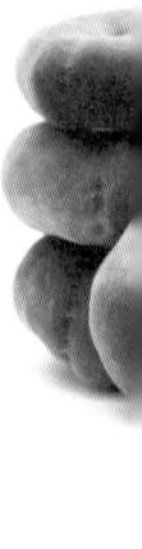

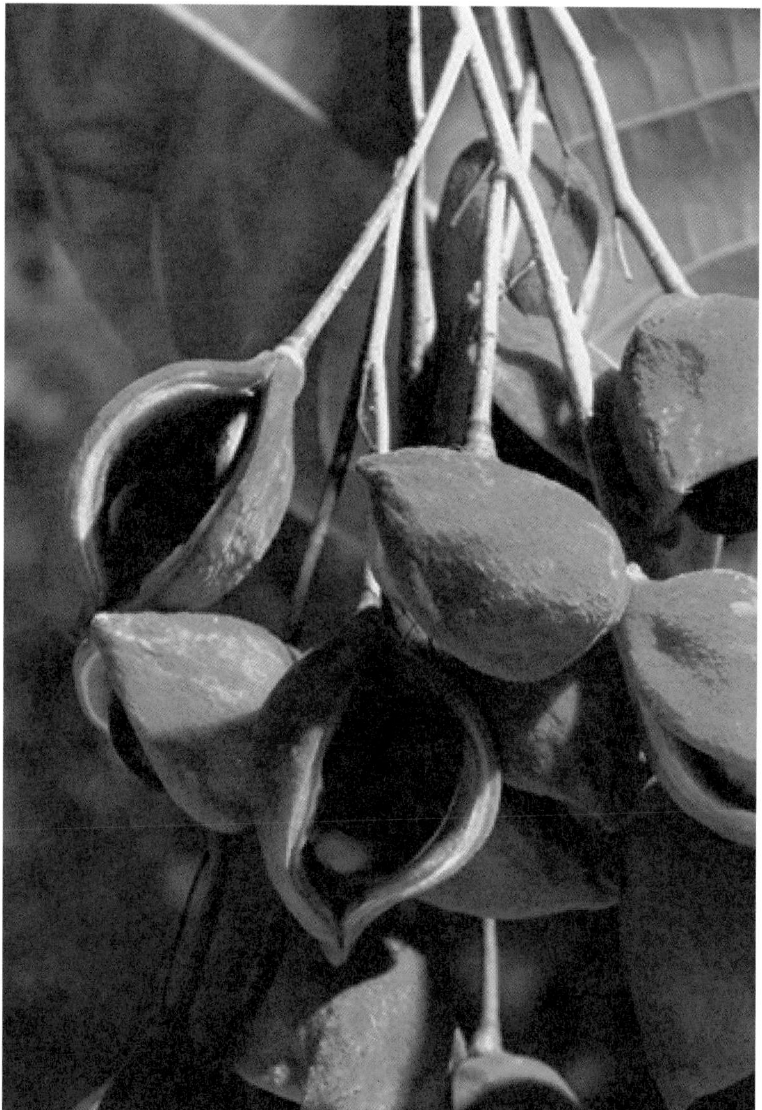

瓜果類

橙

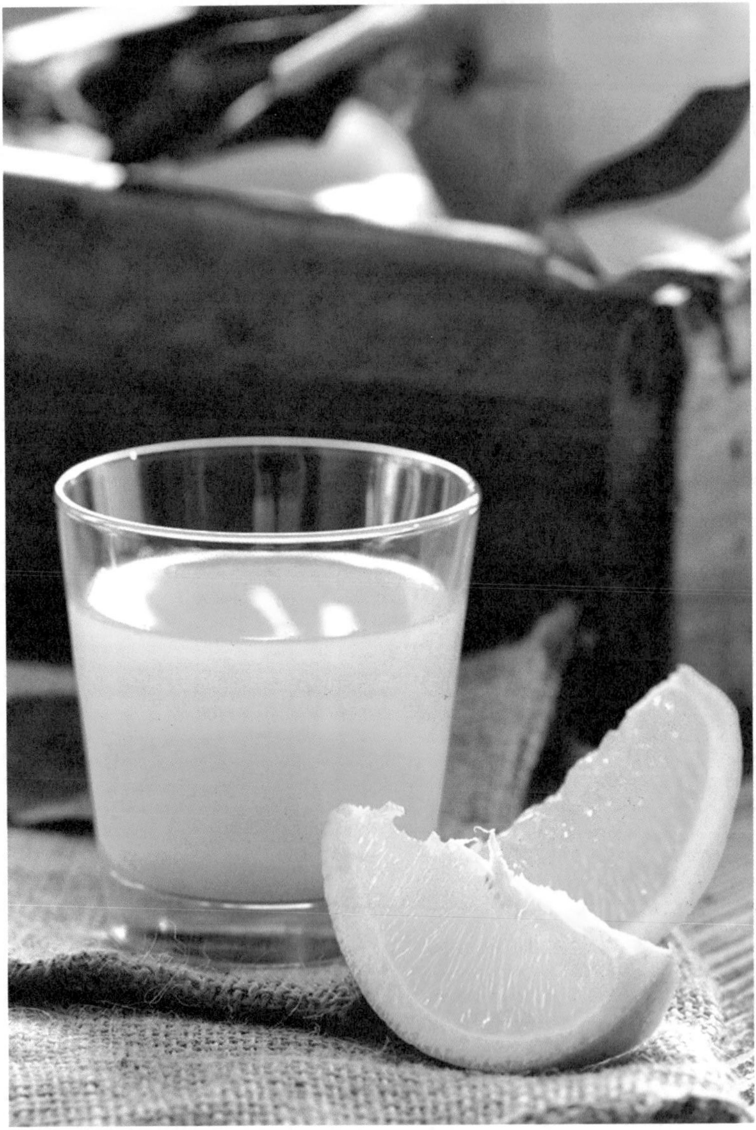

橙，已是不必多加解釋的食材。流行於天下，中西人士早餐的橙汁，已是生活中的一部分了。

當然有說不盡的好處和維他命，除了核，全身皆能吃，就連所開的白色橙花，也是做香水的一種重要的成分。陳皮不但用來燒菜和調味，亦能當藥。陳皮最重要的是那個「陳」字，愈老愈好，有些賣得比金子還貴，小販每年都曬陳皮，甚至於不要橙肉，也要其皮。

據考究，原本應產於東南亞，後傳入中國，更及歐美。當今熱帶沙漠也種起橙來，以色列的紅色像血一般的橙，就是一個例子。

很多人不能把橙和橘分辨出來，最簡單的是：能用手剝開皮，取肉來吃的叫橘；橙的肉和皮連在一起，需要刀剖開。

橙的種類極多，顏色和樣子也各異，主要分酸和甜的，香吉士橙由三會移植到加州去的，較甜。

甜如蜜的橙，也有台灣的柳丁。泰國的綠顏色橙也極甜，但水分很容易揮發，變成像柚子了。泰國的另一種又髒又醜的黃綠色橙，也很甜，反正是愈難看愈好，墨西哥種，也一樣的醜和甜。

製成甜品時，花樣更多，從果醬、蛋糕到果凍到冰淇淋。西方人照樣注重果皮，果醬中一定有果皮。雜果蛋糕中，糖漬的果皮，不能缺少。

凡是圓形，果皮又略微堅硬的，都能當成餐具。把肉挖出，橙皮就是一個很漂亮的小碗，中西菜式皆用。因為和蟹肉配合得極佳，有一道菜是將果肉挖去後，摻以蟹肉，塞了進去，再拿到焗爐去焗一小時。只要下點鹽，甚麼調味品都不加，又美麗又好吃。

同個做法，填入其他水果的冰淇淋或大菜糕，橙味由果皮中得到。

自古以來，已有人用橙來浸酒，有些加糖，有些只取其味，愈烈愈好喝。

橙的保存期很長，有些可達一兩年。一般採下後都噴上層蠟，蠟中有防腐劑，就算洗刷，也很難清除，建議食者避免接觸。陳皮則不用擔心，那層蠟早已被陽光曬掉了。

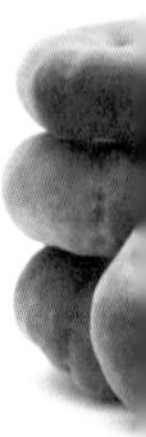

熱情果（百香果）

熱情果 **Passion-Fruit**，台灣人從英名的發音譯成百香果，也妙不可言。

大家都以為和情慾有關，有些人甚至以為能夠催情，這完全是一個大誤會，**Passion** 也有耶穌被釘在十字架的意思。

在南美洲，花朵的名稱為 **Flor de las cinco llagas**，是五傷之花，代表耶穌屍體的五個傷口。而花朵中有三枝花冠，代表了三枝釘在耶穌身上的釘。花瓣上還長了些長毛，象徵着在耶穌頭上的刺冠。

和熱情一點也拉不上關係。

原產於南美洲，當今種植到熱帶和亞熱帶各國去，在澳洲也大量生產，是種爬藤科的植物，年初種植，年尾便有水果收成。它不擇土質，耐熱耐寒、粗生粗長，又自授花粉，可以不必怎麼打理就一直長出果實來。

果實適合貯藏，放兩三個月都不壞，船運到任何地方去，世界每一個角落都有熱情果可食。

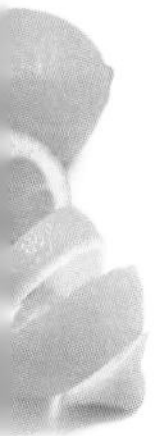

果汁含有多種對人體有益的元素，如蛋白質、多種氨基酸和維他命C等，還有排毒的作用，對喜歡喝酒的人來說是恩物，它不但能解酒，而且還防血壓高。

用手打開軟脆的果殼，裡面就露出一排排、一顆顆的種子。種子呈黑色，被一層透明的黃色軟膏包著，人們吃的就是這種果肉，連種子也一塊咬碎，味道酸的居多，也有特甜的，叫 Sweet Granadilla，種植於墨西哥和夏威夷，因為皮黃色，有時也被稱為水檸檬。

其實果實外表有多種顏色，有些是綠的，有些紅的，有些深紫。大小也不一，從荔枝般到蘋果，也有些很長，像香蕉，叫為香蕉熱情果 Banana passionfruit。核和果肉的結合，像石榴，應屬同科，西班牙名中也帶著石榴一字。墨西哥菜中，淋上白色的乳醬，上面撒些紅色的石榴子，非常漂亮，黃色的熱情果也可以同樣炮製。

大多數是榨汁喝，製成的分量少，可調大量的水，印尼有種熱情果汁叫 Markeesa，很受當地人歡迎。在澳洲，做他們最著名的蛋糕 Pavlova，也非熱情果不可。

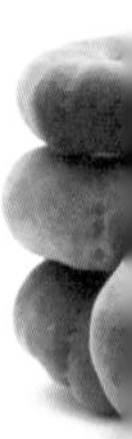

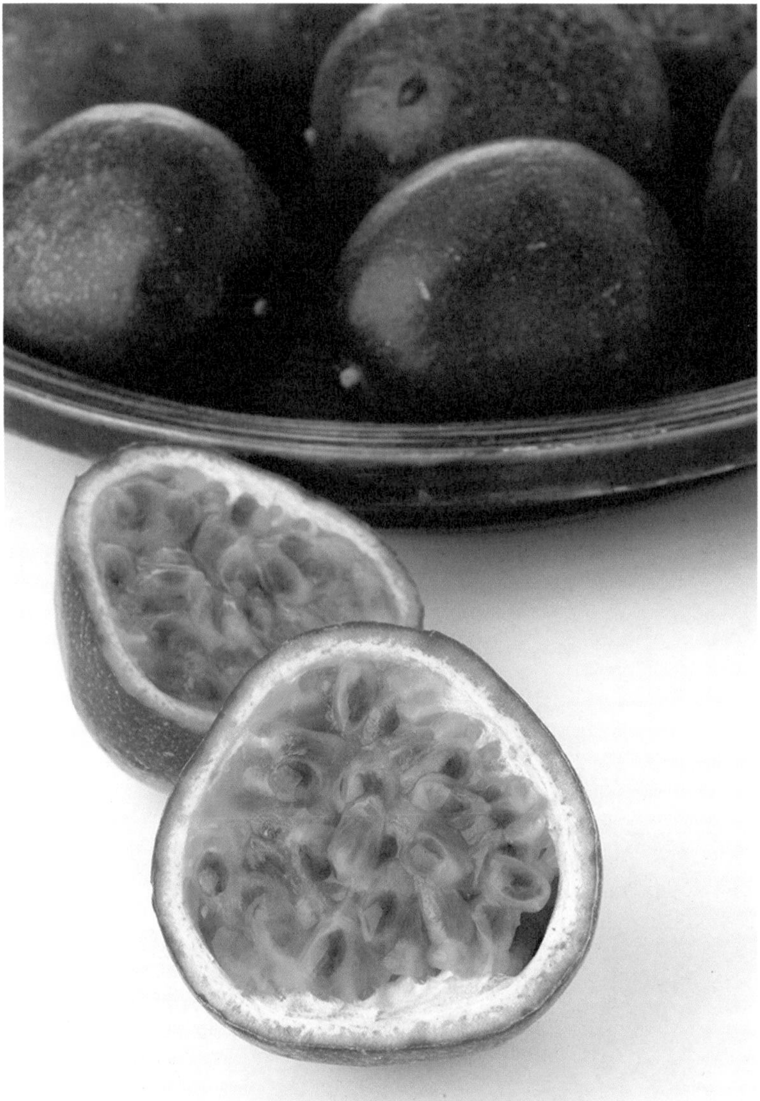

瓜果類

蓮霧

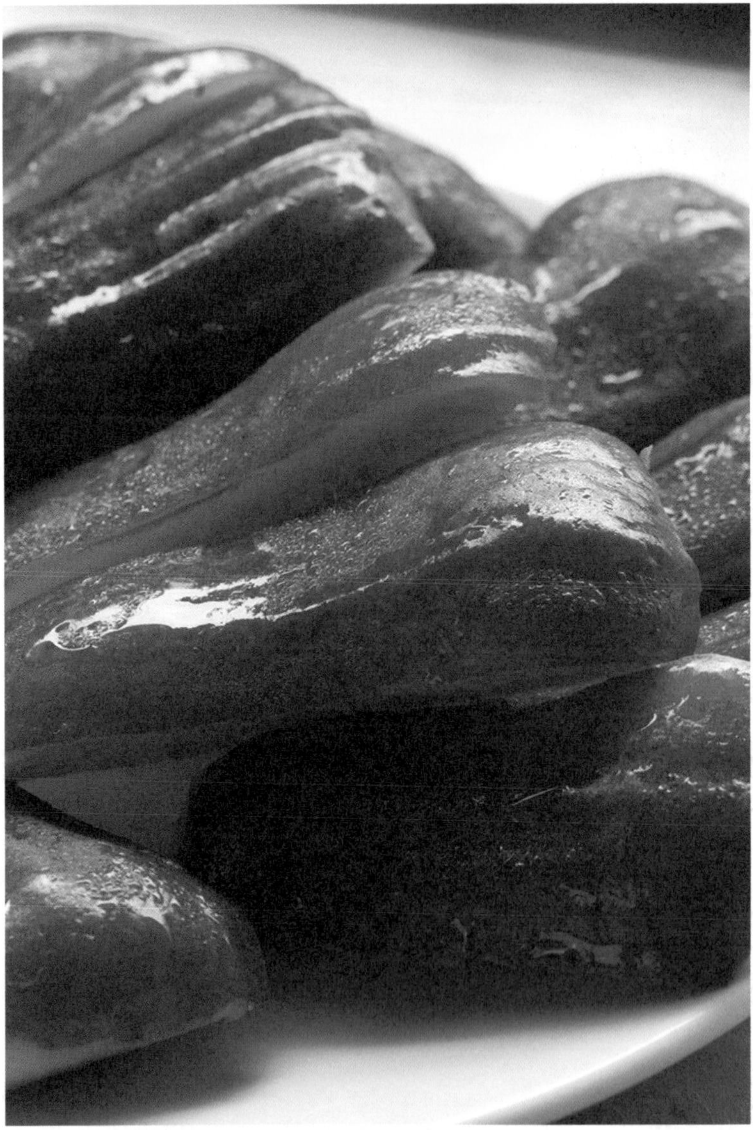

蓮霧原產於馬來半島，當地人叫為Jambu，十七世紀時由荷蘭人引進台灣，用它的原來發音按上蓮霧這個名字，甚淒美。

查台灣的農產品介紹網，說它的英文名為臘蘋果Wax apple，其實不對，俗名應叫為玫瑰蘋果Rose apple才正確。

中國南部氣候較熱的地方亦見，並非種植來收成，多是棄種子野生的，叫為蒲桃或番果，香港亦有零零星星的蒲桃樹，三月左右開白色的細絲花，有香味，到五六月結果，圓形，淡綠色，裡面有顆種子，搖晃起來咚咚有聲，氣味甚香，果肉甜，但經過果樹者皆不敢採摘，傳說生很多蟲，這都是生活水準漸高的現象，從前的小孩子照摘來吃。

蓮霧移植到台灣後，可發揚光大，當成水果工業來大量種植。本來，它的結果期短，又易爛，在原產地的南洋只摘野生者販賣，不成氣候。但是台灣農業改變它的生殖方法，使產期延長，花期增加，年達五六次，果實成長為五代同堂。

這時，果實從外狀到肉質都起了變化，本來粉紅色的，漸成深紅暗紅。肉的質地愈來愈脆，甜度逐漸增加。

到最後，出現了珍貴的「黑珍珠」品種，蓮霧的售價驚人。後來，在高雄縣更培植一些可以與「黑珍珠」匹敵的品種，稱為「黑鑽石」。但很少出口，多被台灣有閒階級吃光。運到外國的，外貌漂亮，已帶酸了。

還是原來長在馬來西亞或新加坡的Jambu可愛，不是一個個生，長起來一大串數十粒，粉紅色，外表幼滑得像初生嬰兒的皮膚。

十棵果樹之中有九棵長出來是酸的，偶爾吃到甜者，就那麼伸手上去摘來吃，味道天然，並非台灣的蓮霧可比。

遇到酸的，摘下後洗淨，切半，除去果肉的硬核，放在冰上。從廚房找到黑醬油，倒入碗中，再撒大量的白糖，若有紅色辣椒，切絲拌之，拿來沾蓮霧，甜酸苦辣。不懂得欣賞的外國人看到了，認為是野蠻人一個。

做西餐時，把蓮霧切絲，混在蔬菜之中當沙拉，有預期不到的效果，好吃得很。

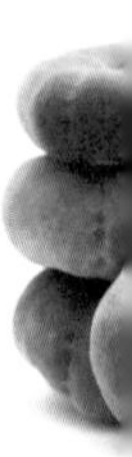

檸檬

檸檬，指的是黃色的果實，與綠色，較小的青檸味道十分接近，同一屬，但不同種。前者的英文名 Lemon，後者稱為 Lime，兩種果實，不能混淆。

可能由原名 Lemon 音譯，中國的檸檬是由阿拉伯人帶來的，宋朝文獻有記載，但應該在唐朝已有人種植。

據種種考究，檸檬原產於印度北部，在公元前一世紀已傳到地中海各國，龐貝古城的壁畫中有檸檬出現，火山爆發在公元七十九年，時間沒有算錯。

檸檬是黃香料柑桔屬的常綠小喬木，嫩葉呈紫紅色，花白色帶紫，有點香味。兩三年便能結果，橢圓形，拳頭般大。在義大利鄉下常見巨大的檸檬，有如柚子。

帶着芬芳的強烈酸性，是檸檬獨有的。一開始就有人用在飲食上，是最自然和高級的醋。具藥療作用，反而是後來才發現的。

航海的水手，最先知道檸檬能治壞血病，中醫也記載它止咳化痰、生津健脾，現代的化驗得知它的維他命C含量極高，對於骨質疏鬆，增加免疫的能力很強。當今還說可以令皮膚潔白，製成的香油，佔美容市場很重要的位置。吃法最普遍的是加水和糖之後做成檸檬汁 Lemonade，它是美國夏天的最佳飲品，每個小鎮的家庭都做來自飲或宴客，是生活的一部分了。

檸檬和洋茶配合最好，嗜茶者已不可一日無此君。說到魚的料理，不管煮或燒，西洋大廚，無不擠點檸檬汁淋上的，好像沒有了檸檬，就做不出來。

中菜少用檸檬入饌，最多是切成薄片，半圓形的在碟邊當裝飾而已。反而是印度人和阿拉伯人用得多。印度的第一道前菜就是醃製的檸檬，讓其酸性引起食慾。中東菜在肉裡也加檸檬，來讓肉質軟化。希臘人擠檸檬汁進湯中。有種叫 Avgolemono 醬，是用檸檬汁混進雞蛋裡打出來的。

做起甜品和果醬，檸檬是重要原料之一。香港人也極愛把它醃製為乾果，叫甘草檸檬。

檸檬的黃色極為鮮豔，畫家用的顏料之中，就有種叫為檸檬黃色 Lemon Yellow 的。用完整檸檬來供奉在佛像前面，又香又莊嚴，極為清雅，不妨試之。

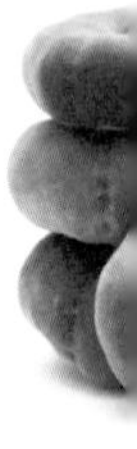

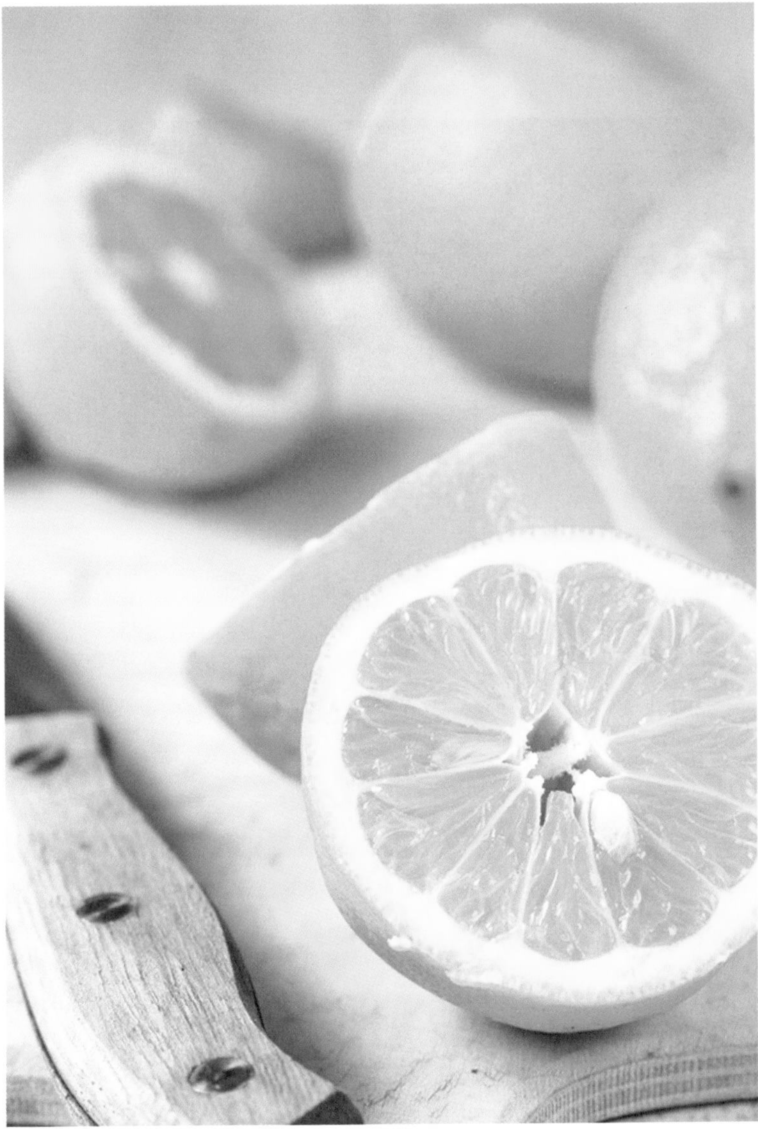

瓜果類

青檸（萊姆）

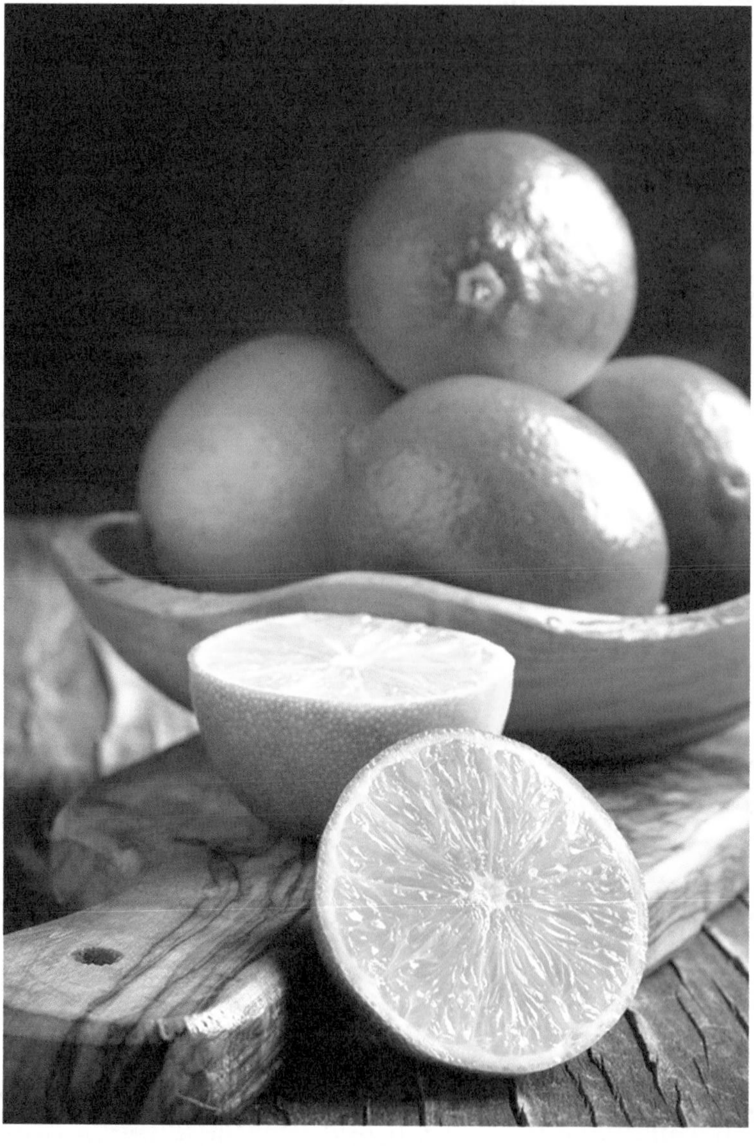

青檸Lime，原產於馬來西亞，台灣人音譯為萊姆。體積比黃檸檬小，呈圓形。無核，綠色皮薄，而較光滑。酸性則有黃色檸檬的一倍半之多。

青檸的芳香與檸檬有微妙的不同。檸檬多長於溫帶，而青檸則在熱帶和亞熱帶盛產。

長白色小花，洋人也有將青檸花曬乾加入紅茶的習慣，做法像我們的香片。種類變化極多，有些青檸還帶甜的呢。分佈也很廣，從中東到歐洲、印度和東南亞，最後在美洲落腳。墨西哥的產量最多，他們喝啤酒時流行把青檸切成四塊，擠一塊的汁進去，或者就那麼吸，然後灌一口特奇拉。

和檸檬一樣，富有維他命C，青檸可說是一種「治療水果」，據說能防癌，有降膽固醇之功效，但人們多數只注重其酸味，更是在東南亞料理中不可缺少的食材。

越南菜一定有青檸，先放入他們最喜愛的魚露之中，以中和它的鹽分。柑桔鳳梨雞的做法和中國的咕嚕肉一樣，不同的是以青檸汁代替了醋，豬肉改為雞肉而已。越南的酸湯，用香茅去熬海鮮或牛肉，加上一種叫白露的香料，再淋大量青檸汁而成。

泰國的冬蔭功異曲同工，也需青檸汁。煮起烏頭魚來，更非加不可。

最後別忘記檸檬蘇打這種最流行的飲品，用的不是檸檬而是青檸。

變種的青檸，叫為Calamansi，菲律賓最多，馬來人也最喜愛，反而在泰國和湄公河諸國中找不到。

馬來華僑叫Calamansi為桔仔，魚蛋般大，深綠色，肉黃。香味最為濃厚，通常就是那麼擠汁加糖加水加冰來喝。

也可以剖了四刀，擠出汁和取掉核之前，把一個陶缸翻底，用那粗糙部分把桔子皮的澀味磨掉，再加糖後曬成蜜餞，十分美味。

宴客時，先來一道開胃的前菜，做法簡單：把蝦米、豬油渣、爆香的花生及紅辣椒去舂碎，切青瓜絲和紅乾蔥片，放鹽和糖，最後擠大量的桔子汁去涼拌。酸甜苦辣，惹味到極點。當然，找不到桔子的時候，以檸檬汁代替亦可。

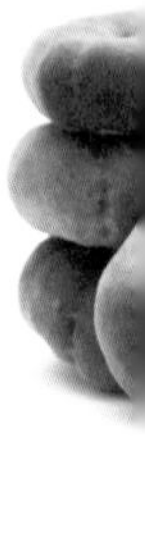

蘋果

我們什麼時候開始吃蘋果？如果你是信徒，當然認為有人類就有蘋果。

蘋果無處不在，除了熱帶和南北極，其他國家都長蘋果。最初的野生蘋果並不好吃，我們在歐洲旅行常看到一棵樹上長滿了紅色小點，是他們所謂的 Crabapple，只有金桔般大，摘下來試，又澀又酸。

改良蘋果的品種方法很多，有的接技，有的混合花粉，有的把種子殺開夾另一個種，愈來愈甜，愈大粒愈美麗。日本人最拿手，種出富士蘋果來，當今也在中國種，價錢便宜到不得了。日本還有一種叫「蜜入 Mitsuiri」的，傳統是把蜜糖用針筒打進心中，沒親眼見過，不知道是不是真的。

要說的是如何把蘋果變成佳餚，不管它的來源和種植。

一般而言，在歐洲的蘋果是分成就那麼吃的和燒菜用的，後者樣子較醜，多為青綠色，酸性也較大。

我們在市面上能看到的都是生吃的蘋果，已不分煮菜用了。在中餐上，

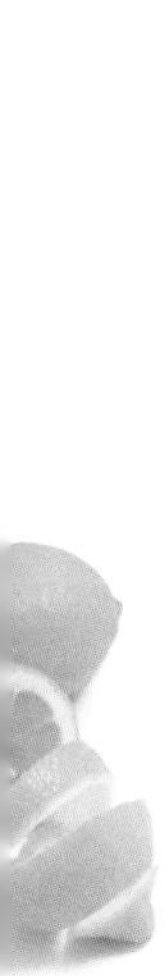

以蘋果入饌的例子很少，西方就多姿多采，通常是烤來做蘋果派 Apple Pie，熱吃的，最好的配方是加上一個冰淇淋同時上桌。

也常看到他們溶了一大桶紅色的糖漿，用枝像筷子的木條插著，浸在糖漿中，等凝固，再拿來咬，很受兒童喜愛。

自古以來，西方人明白蘋果能吸去肉類的脂肪，故他們煮肉湯常把蘋果切成方丁加進去。我們也能用同樣的方法炮製，在家中熬湯時可選肩胛骨，過一過滾水後撈起，洗淨，再放進鍋中和蘋果一齊煲。

街市中的水果攤裡，蘋果最賤價，也不必買什麼貴的，選一盤五個好了，把爛的部分削去就是。

買個電器慢煮煲 Slow cooker，臨睡之前將排骨和蘋果扔進去，加水，煮它一夜，到第二天那股香味會把你叫醒。單身女子一直抱怨沒有甚麼湯水喝，用這個調法又簡單又方便，就算你怎麼懶，也做得到吧？

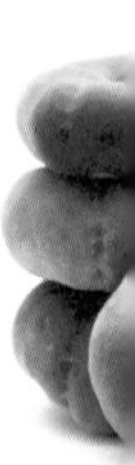

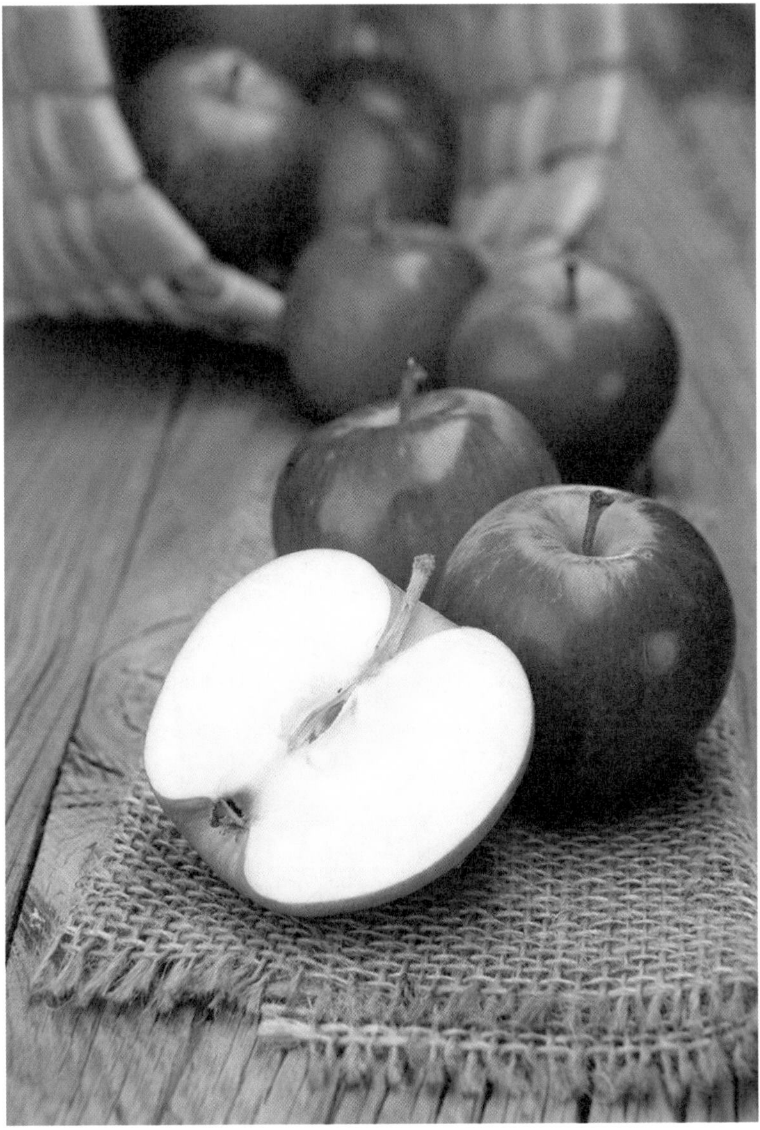

瓜果類

櫻桃

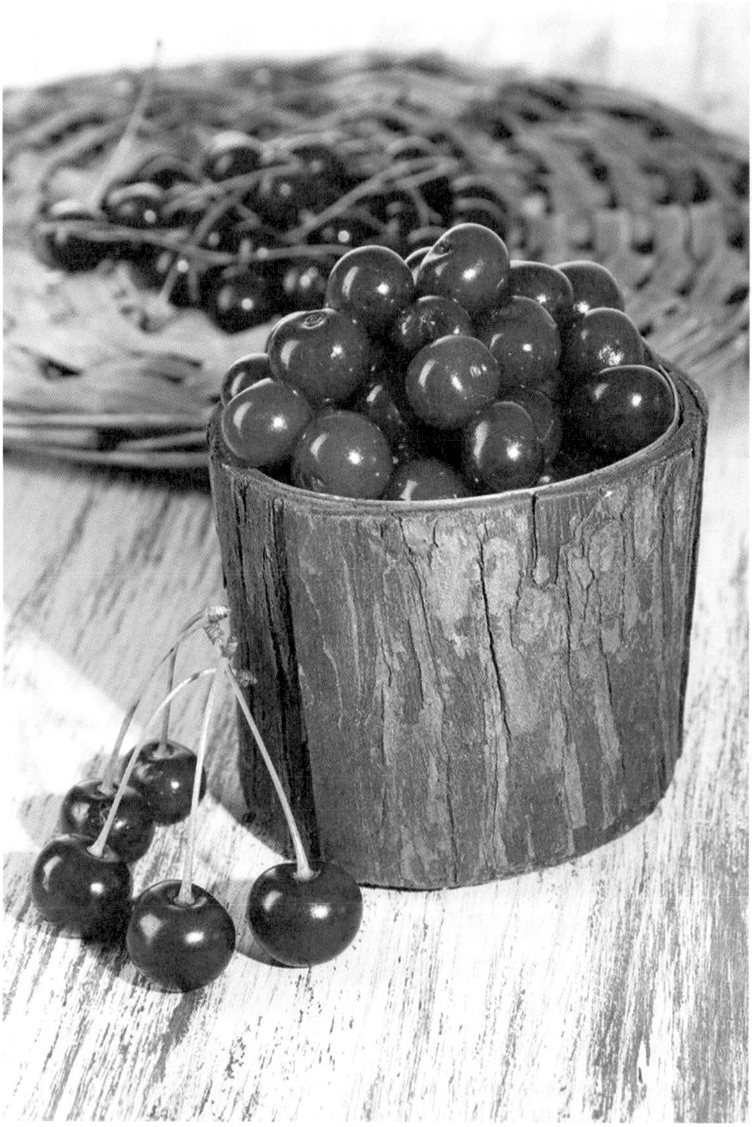

櫻桃，古稱含桃，為鸎鳥所含，故曰。又名果櫻、櫻珠和楔。英文名Cherry，港人音譯為車厘子，法名Cerise，德名Kirsche，釀成烈酒，和啤酒一塊喝的Kirsch，因此得來。

原產地應該在亞細亞西部，沒什麼正式的證實。公元前三百年，希臘已有文字記載過。

和梅、杏同屬玫瑰科，櫻桃可長至三四十尺高，但並非每一捆櫻都能結實，否則日本全國皆是，可以長出櫻桃的日名叫為「實櫻」。

最大分別是甜櫻桃和酸櫻桃，前者就那麼當水果生吃，後者味酸濃，多數用來加工，糖漬之後做乾果或糕點。

許多人以為日本應該是櫻桃的最大產出國，但剛好相反，數量極少，賣得也最貴，一盒三四十粒的櫻桃要賣到幾百塊美金，令歐洲人咋舌。

產量最大的是德國，接之是美國。美國種之中有叫Bing的，是紀念一個中國人的移植技術而命名。

歐洲種的櫻桃多數為深紫色，那邊的櫻樹和日本的不同，葉茂盛，長起櫻桃來滿枝皆是，很少看到的是粉紅的。

法國的 Montmorency 堪稱天下最稀有、最甜蜜。一上市已被老饕搶光，法國人說能夠嘗試到一粒，此生無悔。

日本的櫻桃多粉紅色，酸的較多，其中有高砂、伊達錦，但最高級的是佐藤錦。

當今澳洲來的櫻桃也不少，最好的是塔斯曼尼亞島上的黑魔鬼。個子很大，只比荔枝小一點，多肉多汁，最甜。

中東人也好吃櫻桃，乾吃或用來煮肉，伊朗有很多櫻桃菜。前南斯拉夫的 Zara，生產一種很酸，但味道強烈的櫻桃，叫它為 Maraschino。用來釀酒，義大利也做這種酒，特別之處是將櫻桃核敲碎，增加了杏仁味。

在食物用具舖子，可以找到了一枝鐵鉗，樣子像從前的巴士剪票員用來打洞的，那就是櫻桃去核器了。

把櫻桃用糖醃漬，裝進玻璃瓶中，做起雞尾酒來，和綠色橄欖的地位一樣重要。著名的曼哈頓雞尾酒，一份美國波本威士忌，兩份甜苦艾，最後加的一顆又大又紅的櫻桃，是不可缺少的。

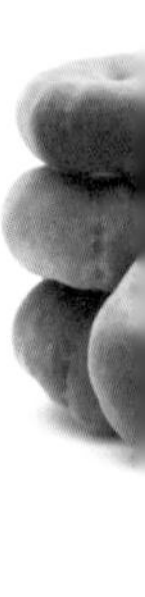

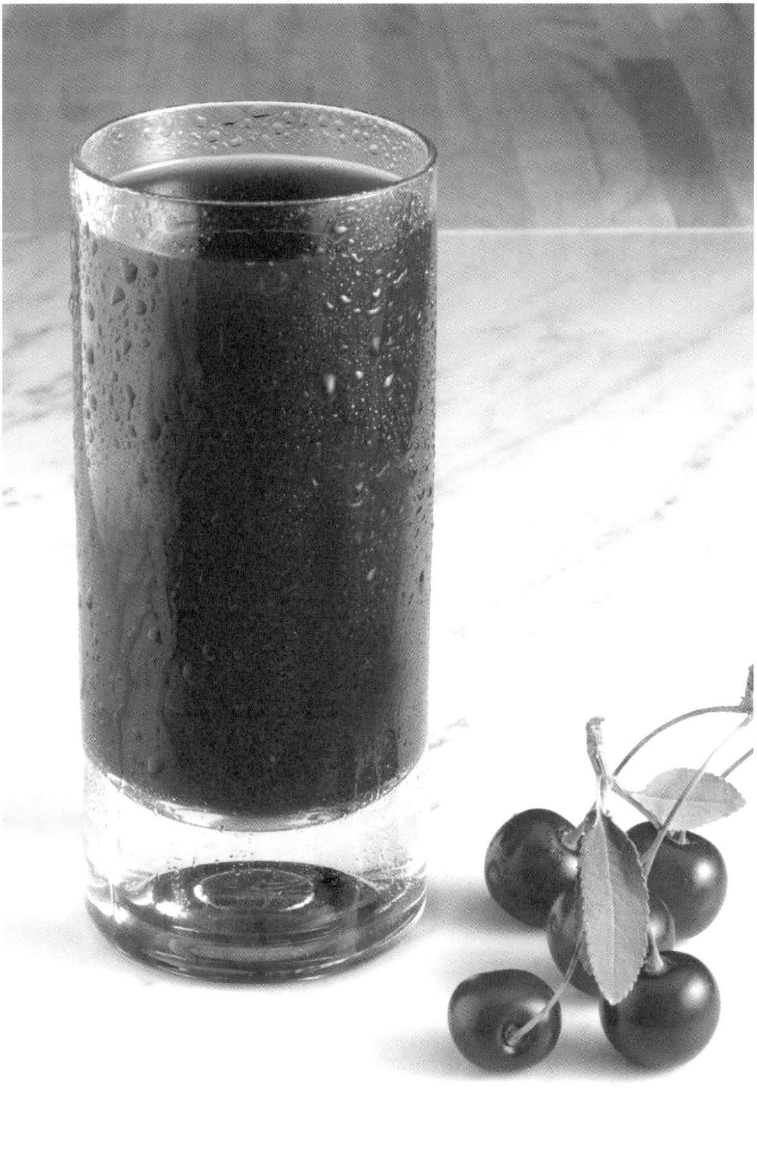

蔡瀾食材100海鮮肉類篇

食材是人類好友，味蕾是擇友標準，
嚐遍魚肉葷食後，令人憶苦思甜，是享受。

● 別小看義大利的蝦，那股香味和甜味，是東方吃不到的。
一生之中，說什麼也要吃一次。

● 據說氣象台的人，水箱裡都養了一群香魚，
因為牠們很敏感，地震來時，一定游得團團轉。

● 煮泡麵時，丟掉那包味精，
用一大把蝦米撒進鍋中代替，熬出來的湯麵又香又甜！

● 龍蝦，只有當早餐時吃，才顯出氣派；午餐或晚餐，理所當然，就覺平凡了。

● 吃火腿要大量吃才過癮，像香港餐廳那麼來幾片，不如不吃。

知名美食家蔡瀾深入介紹「魚類」、「蝦蟹貝類」、
「肉類」、「調味料及香料」與「麵食」，告訴你怎麼挑最鮮，怎麼吃最好。
看過後胃口大開，忍不住要呼朋喚友，一起下廚，大快朵頤！

【2014 年 11 月出版】

喜歡做菜的人，
應該從認識食材開始。
蔡瀾食材100
海鮮肉類篇
蔡瀾
玩味 S
蔡瀾食材100海鮮肉類篇
蔡瀾 著
皇冠叢書

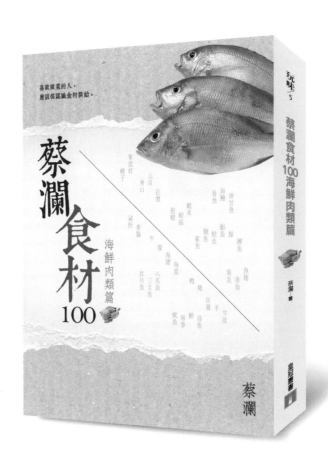

國家圖書館出版品預行編目資料

蔡瀾食材100蔬果篇／蔡瀾著
--初版.--臺北市：皇冠文化. 2014.10
面；公分（皇冠叢書；第4425種 玩味；04）
ISBN 978-957-33-3110-0 （平裝）

1.食物 2.果菜類 3.飲食風俗

411.3 103018117

皇冠叢書第4425種
玩味 **04**
蔡瀾食材100蔬果篇

作　者—蔡瀾
發行人—平雲
出版發行—皇冠文化出版有限公司
台北市敦化北路120巷50號
電話◎02-27168888
郵撥帳號◎15261516號
責任主編—盧春旭
責任編輯—許婷婷
美術編輯—程郁婷
著作完成日期—2014年
初版一刷日期—2014年10月

法律顧問—王惠光律師
有著作權・翻印必究
如有破損或裝訂錯誤，請寄回本社更換
讀者服務傳真專線◎02-27150507
電腦編號◎542004
ISBN◎978-957-33-3110-0
Printed in Taiwan
本書僅限台澎金馬地區銷售
本書定價◎新台幣480元

• 皇冠讀樂網：www.crown.com.tw
• 小王子的編輯夢：crownbook.pixnet.net/blog
• 皇冠Plurk：www.plurk.com/crownbook
• 皇冠Facebook：www.facebook/crownbook

皇冠60週年回饋讀者大抽獎！
600,000現金等你來拿！

參加辦法 即日起凡購買皇冠文化出版有限公司、平安文化有限公司、平裝本出版有限公司2014年一整年內所出版之新書，集滿書內後扉頁所附活動印花5枚，貼在活動專用回函上寄回本公司，即可參加最高獎金新台幣60萬元的回饋大抽獎，並可免費兌換精美贈品！

●有部分新書恕未配合，請以各書書封（書腰）上的標示以及書內後扉頁是否附有活動說明和活動印花為準。
●活動注意事項請參見本扉頁最後一頁。

活動期間 寄送回函有效期自即日起至2015年1月31日截止（以郵戳為憑）。

得獎公佈 本公司將於2015年2月10日於皇冠書坊舉行公開儀式抽出幸運讀者，得獎名單則將於2015年2月17日前公佈在「皇冠讀樂網」上，並另以電話或e-mail通知得獎人。

抽獎獎項

60週年紀念大獎1名：獨得現金新台幣60萬元整。

●獎金將開立即期支票支付。得獎者須依法扣繳10%機會中獎所得稅。●得獎者須本人親自至本公司領獎，並於領獎時提供相關購書發票證明（發票上須註明購買書名）。

讀家紀念獎5名：每名各得《哈利波特》傳家紀念版一套，價值3,888元。

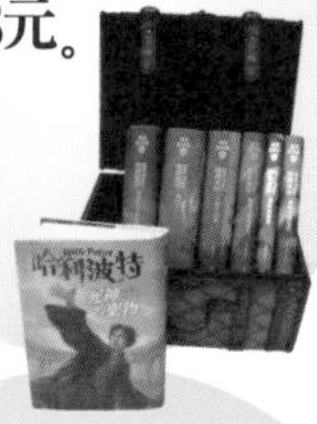

經典紀念獎10名：每名各得《張愛玲典藏全集》精裝版一套，價值4,699元。

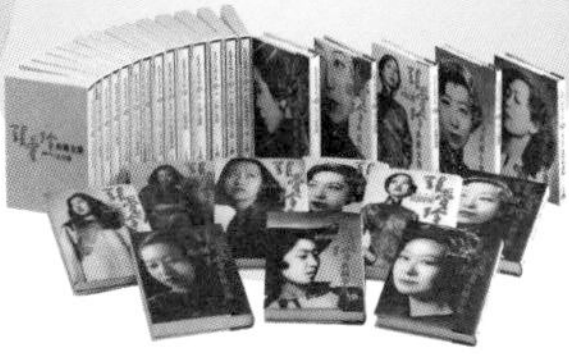

行旅紀念獎20名：每名各得 dESEÑO New Legend尊爵傳奇28吋行李箱一個，價值5,280元。

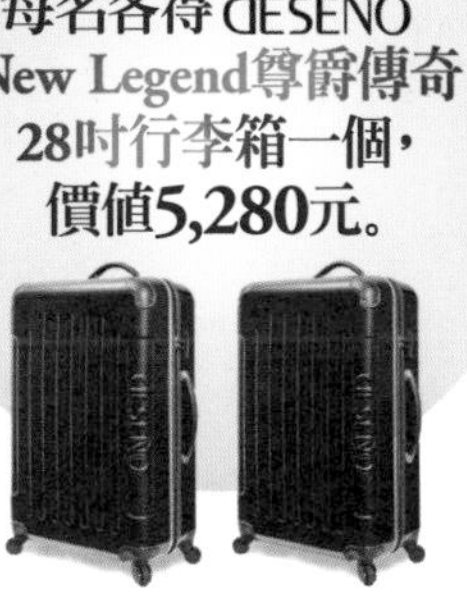

●獎品以實物為準，顏色隨機出貨，恕不提供挑色。
●dESEÑO 尊爵系列，採用質感金屬紋理，並搭配多功能收納內襯，品味及性能兼具。

時尚紀念獎30名：每名各得 dESEÑO Macaron糖心誘惑20吋行李箱一個，價值3,380元。

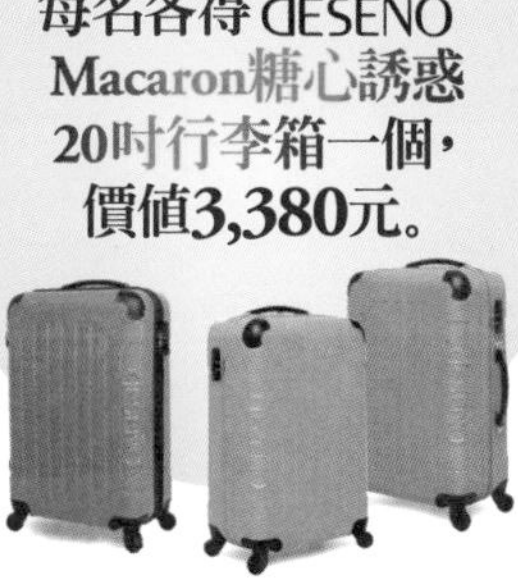

●獎品以實物為準，顏色隨機出貨，恕不提供挑色。
●dESEÑO 跳脫傳統包袱，將行李箱注入活潑色調與簡約大方的元素，讓旅行的快樂不再那麼單純！

詳細活動辦法請參見
www.crown.com.tw/60th

主辦：皇冠文化出版有限公司
協辦：平安文化有限公司
平裝本出版有限公司

慶祝皇冠60週年，集滿5枚活動印花，即可免費兌換精美贈品！

參加辦法 即日起凡購買皇冠文化出版有限公司、平安文化有限公司、平裝本出版有限公司2014年一整年內所出版之新書，集滿**本頁右下角**活動印花5枚，貼在活動專用回函上寄回本公司，即可免費兌換精美贈品，還可參加最高獎金新台幣60萬元的回饋大抽獎！

●贈品剩餘數量請參考本活動官網（每週一固定更新）。●有部分新書恕未配合，請以各書書封（書腰）上的標示以及書內後扉頁是否附有活動說明和活動印花為準。●活動注意事項請參見本扉頁最後一頁。

活動期間 寄送回函有效期自即日起至2015年1月31日截止（以郵戳為憑）。

贈品寄送 2014年2月28日以前寄回回函的讀者，本公司將於3月1日起陸續寄出兌換的贈品；3月1日以後寄回回函的讀者，本公司則將於收到回函後14個工作天內寄出兌換的贈品。

●所有贈品數量有限，送完為止，請讀者務必填寫兌換優先順序，如遇贈品兌換完畢，本公司將依優先順序予以遞換。●如贈品兌換完畢，本公司有權更換其他贈品或停止兌換活動（請以本活動官網上的公告為準），但讀者寄回回函仍可參加抽獎活動。

兌換贈品

●圖為合成示意圖，贈品以實物為準。

A 名家金句紙膠帶

包含張愛玲「我們回不去了」、張小嫻「世上最遙遠的距離」、瓊瑤「我是一片雲」，作家親筆筆跡，三捲一組，每捲寬1.8cm、長10米，採用不殘膠環保材質，限量**1000**組。

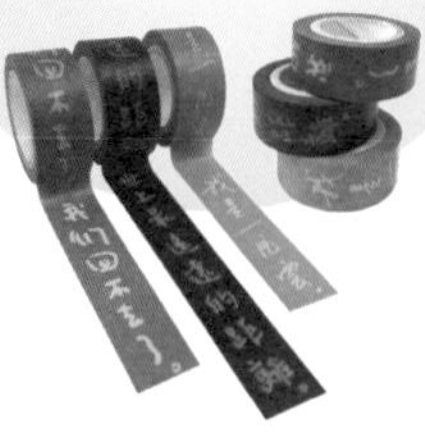

B 名家手稿資料夾

包含張愛玲、三毛、瓊瑤、侯文詠、張曼娟、小野等名家手稿，六個一組，單層A4尺寸，環保PP材質，限量**800**組。

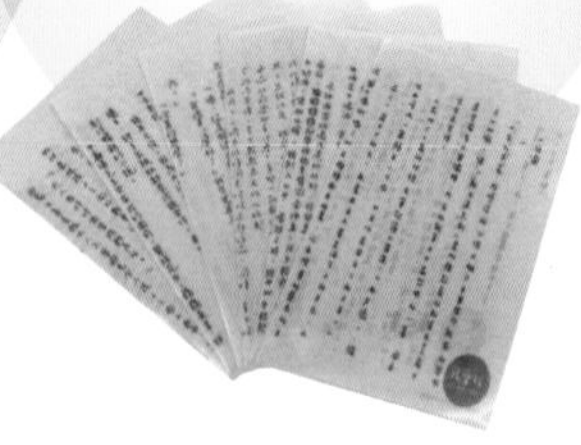

C 張愛玲繪圖手提書袋

H35cm×W25cm，棉布材質，限量**500**個。

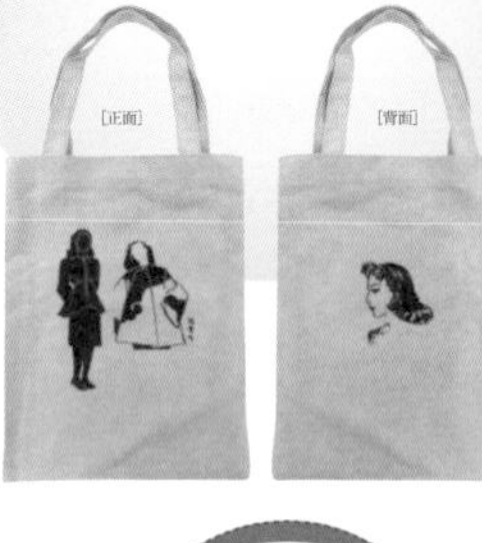

詳細活動辦法請參見
www.crown.com.tw/60th

主辦：皇冠文化出版有限公司
協辦：平安文化有限公司 平裝本出版有限公司

60 印花

皇冠60週年集點暨抽獎活動專用回函

請將5枚印花剪下後，依序貼在下方的空格內，並填寫您的兌換優先順序，即可免費兌換贈品和參加最高獎金新台幣60萬元的回饋大抽獎。如遇贈品兌換完畢，我們將會依照您的優先順序遞換贈品。

●贈品剩餘數量請參考本活動官網（每週一固定更新）。所有贈品數量有限，送完為止。如贈品兌換完畢，本公司有權更換其他贈品或停止兌換活動（請以本活動官網上的公告為準），但讀者寄回回函仍可參加抽獎活動。

1. ______________ 2. ______________ 3. ______________

●請依您的兌換優先順序填寫所欲兌換贈品的英文字母代號。

1　2　3　4　5

□（**必須打勾始生效**）本人______________（**請簽名，必須簽名始生效**）同意皇冠60週年集點暨抽獎活動辦法和注意事項之各項規定，本人並同意皇冠文化集團得使用以下本人之個人資料建立該公司之讀者資料庫，以便寄送新書和活動相關資訊。

我的基本資料

姓名：______________

出生：______年______月______日　　性別：□男　□女

身分證字號：______________（僅限抽獎核對身分使用）

職業：□學生　□軍公教　□工　□商　□服務業

□家管　□自由業　□其他

地址：□□□□□ ______________

____

電話：（家）______________　（公司）______________

手機：______________

e-mail：______________

□我不願意收到皇冠文化集團的新書、活動edm或電子報。

●您所填寫之個人資料，依個人資料保護法之規定，本公司將對您的個人資料予以保密，並採取必要之安全措施以免資料外洩。本公司將使用您的個人資料建立讀者資料庫，做為寄送新書或活動相關資訊，以及與讀者連繫之用。您對於您的個人資料可隨時查詢、補充、更正，並得要求將您的個人資料刪除或停止使用。

◎請沿虛線剪開、對摺、裝釘後寄出。

◎請沿虛線剪開、對摺、裝釘後寄出。

皇冠60週年集點暨抽獎活動注意事項

1. 本活動僅限居住在台灣地區的讀者參加。皇冠文化集團和協力廠商、經銷商之所有員工及其親屬均不得參加本活動，否則如經查證屬實，即取消得獎資格，並應無條件繳回所有獎金和獎品。
2. 每位讀者兌換贈品的數量不限，但抽獎活動每位讀者以得一個獎項為限（以價值最高的獎品為準）。
3. 所有兌換贈品、抽獎獎品均不得要求更換、折兌現金或轉讓得獎資格。所有兌換贈品、抽獎獎品之規格、外觀均以實物為準，本公司保留更換其他贈品或獎品之權利。
4. 兌換贈品和參加抽獎的讀者請務必填寫真實姓名和正確聯絡資料，如填寫不實或資料不正確導致郵寄退件，即視同自動放棄兌換贈品，不再予以補寄；如本公司於得獎名單公佈後10日內無法聯絡上得獎者，即視同自動放棄得獎資格，本公司並得另行抽出得獎者遞補。
5. 60週年紀念大獎（獎金新台幣60萬元）之得獎者，須依法扣繳10%機會中獎所得稅。得獎者須本人親自至本公司領獎，並提供個人身分證明文件和相關購書發票（發票上須註明購買書名），經驗證無誤後方可領取獎金。無購書發票或發票上未註明購買書名者即視同自動放棄得獎資格，不得異議。
6. 抽獎活動之Deseno行李箱將由Deseno公司負責出貨，本公司無須另行徵求得獎者同意，即可將得獎者個人資料提供給Deseno公司寄送獎品。Deseno公司將於得獎名單公布後30個工作天內將獎品寄送至得獎者回函上所填寫之地址。
7. 讀者郵寄專用回函參加本活動須自行負擔郵資，如回函於郵寄過程中毀損或遺失，即喪失兌換贈品和參加抽獎的資格，本公司不會給予任何補償。
8. 兌換贈品均為限量之非賣品，受著作權法保護，嚴禁轉售。
9. 參加本活動之回函如所貼印花不足或填寫資料不全，即視同自動放棄兌換贈品和參加抽獎資格，本公司不會主動通知或退件。
10. 主辦單位保留修改本活動內容和辦法的權力。

寄件人：

地址：□□□□□

請貼郵票

10547 台北市敦化北路120巷50號

皇冠文化出版有限公司　收